医改蓝皮书

BLUE BOOK OF
CHINA'S MEDICAL REFORM

中国医药卫生体制改革报告（2015~2016）

ANNUAL REPORT ON REFORM OF MEDICAL AND HEALTH SYSTEM IN CHINA (2015-2016)

主　编 / 文学国　房志武

社会科学文献出版社
SOCIAL SCIENCES ACADEMIC PRESS (CHINA)

图书在版编目（CIP）数据

中国医药卫生体制改革报告．2015－2016／文学国，房志武主编．－－北京：社会科学文献出版社，2016．11
（医改蓝皮书）
ISBN 978－7－5097－9618－4

Ⅰ．①中… Ⅱ．①文… ②房… Ⅲ．①医疗保健制度－体制改革－研究报告－中国－2015－2016 Ⅳ．①R197．1

中国版本图书馆 CIP 数据核字（2016）第 196694 号

医改蓝皮书
中国医药卫生体制改革报告（2015～2016）

主　　编／文学国　房志武

出 版 人／谢寿光
项目统筹／吴　敏　邓泳红
责任编辑／宋　静

出　　版／社会科学文献出版社·皮书出版分社（010）59367127
地址：北京市北三环中路甲 29 号院华龙大厦　邮编：100029
网址：www．ssap．com．cn
发　　行／市场营销中心（010）59367081　59367018
印　　装／北京季蜂印刷有限公司

规　　格／开　本：787mm×1092mm　1/16
印　张：17．5　字　数：232 千字
版　　次／2016 年 11 月第 1 版　2016 年 11 月第 1 次印刷
书　　号／ISBN 978－7－5097－9618－4
定　　价／98．00 元

皮书序列号／B－2014－401

权威·前沿·原创

皮书系列为

“十二五”“十三五”国家重点图书出版规划项目

主编简介

文学国 中国社会科学院研究生院副院长、教授，法学博士，博士生导师。毕业于中国人民大学哲学系和中国社会科学院研究生院法学系，长期从事经济法学、政府规制、私募股权基金的教学与研究工作，主要研究领域为：企业法、竞争法、政府规制、私募股权基金、医药卫生体制改革等。曾经作为主持人承担国家社会科学基金项目、中国社会科学院重点课题、重大国情调研课题、国家部委课题多项，出版专著两本，合著两本，译著一本，译著丛书一套，主编教材两部，公开发表中英文专业学术论文十多篇，主编系列蓝皮书《中国危机管理报告》与《中国医药卫生体制改革报告》。

房志武 男，西安交通大学管理学院特聘教授，曾任国务院第一届医改专家咨询委员会委员，房教授多年来深入参与中美两国的医疗管理和医改工作，是国务院医改办多项十二五医改重点研究课题的负责人，包括《中国公立医院评估体系研究》及《中国公立医院药品供应模式改革研究》等。房教授毕业于美国华盛顿大学商学院及西安交通大学医学院，在美国多家大型医疗集团及医药和医保相关产业工作近 20 年，曾在世界百强企业美国 Express Scripts（ESI）集团担任 5 年副总裁，并曾在国际权威的医疗认证机构——美国 JCI 委员会先后兼任亚太理事和中国总干事职务，广泛评估和研究了欧美亚太各地区医疗机构的优缺点与经验教训，多年来深入进行着中国医改研究与实践探索，是中国医药福利管理（PBM）领域的设计师和拓荒者。

摘 要

我国自2009年启动的新医改政策，经过6年多的艰辛探索后，已正式跨入“十三五”时期。在全国卫生总费用已经逼近4万亿元大关的今天，在大健康产业领军企业家们不断呼吁向10万亿元跃进的明天，新医改政策搅动的已经绝不是一个无关紧要的辅助产业了，而是一个巨无霸级的国家经济板块，真正关系到国计民生的基础和未来。

正因为如此，新医改中的一些重大改革，无论是实施的过程，还是实施的结果，都一直伴随着理论界和实务界的紧密关注和争议，甚至质疑。这是正常的，毕竟深水区的医改已经触及了巨大的多方利益的调整和博弈。接受质疑与批评是改革必然要付出的代价。

虽然目前还有一些研究者持悲观态度，认为医改链条太长，包袱太多，但是作为多年专注深入医改领域的研究者，我们认为，中国医改正迎来历史上最好的时机，那就是党中央和国务院坚定推行的“简政放权，依法治国”！在这样的大背景下，中国医改一些多年来久攻不下的难关和死结，就有了破解的希望。

本报告赞同积极务实的医改理念，在总报告中对医改提出了更高、更严、更理想的期望，并提出了具体的政策建议。在分报告中，简要分析了近两年来的医改政策，并对医改过程中出现的新的医疗现象进行了分析与研究，如医生集团的出现、药品价格规制政策的调整等；对地方医改模式进行了分析。同时，我们特意邀请了年轻一代新锐医改研究者们，撰写针锋相对的研究论文，鼓励争论，提倡兼听则明，偏听则暗，力求给医改政策制定者和行业从业者提供一些理论参考，通过学者们的研究成果，为中国医改建言献策。

Abstract

Since the start of 2009 China's new medical reform policy, after more than 6 years of hard exploration, has officially entered the "13th Five-Year" period. In the country's total health expenditure has been approaching 4 trillion mark today, in the health industry leading entrepreneurs continue to appeal to the 10 trillion leap forward tomorrow, the new medical reform policy has stirred not a vast industry was of no great importance but a big Mac, the national economic sector, the real foundation and future related to the beneficial to the people's livelihood.

For this reason, some of the major reforms in the new medical reform, whether it is the implementation of the process, or the implementation of the results, have been accompanied by the theoretical and practical circles of close attention and controversy, and even questioned. This is normal, after all, the health care reform of the deepwater area has touched a huge multi stakeholder adjustment and game. To accept the challenge and criticism is the price that must be paid for the reform.

Although some researchers hold a pessimistic attitude, that health care reform chain is too long too much burden, but as the years of research focus in the field of medical reform, we believe that the correct Chinese medicine ushered in the best moment in history, that is the Party Central Committee and the State Council to strengthen the implementation of the decentralization, the rule of law! In this context, Chinese reform some years Jiugong difficulties and had to break the deadlock, hope.

This report agrees with the concept of positive and pragmatic medical reform, in the general report on health care reform put forward higher, more stringent, more ideal expectations, and put forward the specific policy recommendations. In the report, a brief analysis of the past two years, the medical reform policy, and the new medical phenomenon in the reform process are analyzed and studied, such as doctors, group of drug price regulation policy adjustment; the local health care reform patterns are analyzed. At the same time, we have invited a young generation of cutting-edge medical research researchers, research papers, tit for tat encourage debate, advocates to both parties, in order to provide some theoretical reference for health policy makers and industrypractitioners, through the research achievements of scholars, and suggestions for Chinese reform suggestions.

目　录

Ⅰ　总报告

B.1　医改新寄望：超越部门博弈，迈向依法治国
…………………………………………………… 房志武 / 001
一　医改再难，得民心，其实不难 ………………… / 002
二　医改的法：立法保护患者五大基本权利是
破解既得利益的利器 ……………………………… / 005
三　医改的术：学学“包产到户”，打造
“健康包产到户” ………………………………… / 011
四　医改的道：澄清对“公益性”的
严重争议 ………………………………………… / 013

Ⅱ　专题报告

B.2　近两年来的主要医改措施 …………… 文学国　杨　芳 / 016
B.3　关于进一步深化医药卫生体制改革的几点思考
…………………………………………………… 韩晓芳 / 106

B.4 管制与反管制——政策博弈下的药品价格管制 …………………………………………………… 王耀忠 / 131

B.5 促进仿制药与原研药的有效竞争：美国反垄断制度的经验与借鉴 ……………………………… 苏　华 / 163

B.6 中国中药材价格问题 …………………… 王　诺　马　帅　臧春鑫　杨　光 / 177

B.7 我国历年药品降价效果及原因分析 …………… 侯昱微 / 204

Ⅲ　借鉴篇

B.8 “追根究底，止于至善”：长庚医院的合理化经营管理 ……………………………………………… 王　冬　黄德海 / 217

Ⅳ　附录

B.9 2010 年至 2016 年 3 月以来中国医改大事记 …… 侯昱微 / 254

皮书数据库阅读**使用指南**

CONTENTS

I General Report

B.1 New Hopes of Healthcare Reform: Transcend Interdepartmental Gaming, Rule the Country by Law *Fang Zhiwu* / 001

1. People can be Satisfied, even before the Reform Succeed / 002

2. Jurisprudence of Medical Reform: Legislation of Patient Rights is the most Powerful Weapon against Parties with Vested Interests / 005

3. Methodology for Medical Reform: Learn from the "Family-centered Solution" / 011

4. Philosophy of Medical Reform: Clarify the Confusion over "Public Welfare" in Healthcare / 013

II Special Reports

B.2 The Main Health Care Reform Measures in the Past Two Years *Wen Xueguo, Yang Fang* / 016

B.3 Several Reflections on Further Deepening Healthcare System Reform *Han Xiaofang* / 106

B.4 Control and Anti-Control -Drug Price Control under Policy Gaming *Wang Yaozhong* / 131

B.5 Promoting Effective Competition Between Generic Drugs and Innovator's Drugs: Experience and Reference of the American Antitrust System *Su Hua* / 163

B.6 Pricing Issues with Chinese Herbal Medicines *Wang Nuo, Ma Shuai, Zang Chunxin and Yang Guang* / 177

B.7 Analysis of the Effects and Causes of Drug Price Cut Over the Past Years in China *Hou Yuwei* / 204

Ⅲ Experience and Lessons

B.8 " Tracing to the Source, Striving for Perfection": Rational Management of Chang Geng Hospital *Wang Dong, Huang Dehai* / 217

Ⅳ Appendix

B.9 Memorabilia of Chinese Medical Reform in 2010-March 2016 *Hou Yuwei* / 254

总 报 告

General Report

B.1

医改新寄望：超越部门博弈，迈向依法治国

房志武*

摘 要：新医改八年以来，我国的医改进入深水区，相关利益集团的博弈也进入实质性的较量阶段。本文提出，医改再难，得民心，其实不难。针对现实难题，指出："顶层靠设计，中层靠法律，底层靠利益。"建议突破医改困境从以下几个方面着手：加强立法工作，以法律取代行政规定；精细梳理医患利益关系；立法保障患者的五大基本权利是破解既得利益死结的利器；学习与借鉴我国30多年来其他领域的改革经验，如健康包产到户；

* 房志武，西安交通大学教授。

建议澄清一些重大理论问题的争议，尤其是公立医院的“公益性”问题，明确对医务工作者的理性要求和尊重等，强调了对医改终能成功的信心所在。

关键词：　医患相生　患者权利　简政放权　健康包产到户

一　医改再难，得民心，其实不难

2009 年以来的新医改，在经过了六年多探索之后，正式跨入“十三五”时期。作为专注深入医改领域的研究者，我们认为，中国医改现在正迎来历史上最好的时机，这就是党中央和国务院坚定推行的“简政放权，依法治国”！在这样的大背景下，中国医改一些多年来久攻不下的难关和死结，终于有了破解的希望。

关于医改的无数研究、辩论、批评、报道，最后各方的共识通常都是一个：体制机制问题！然后言说者纷纷摇头，一声叹息，无奈散去。这意味着体制机制问题对他们来说，是一个无可奈何的问题。新医改以来的多项政策实施过程与结果，都或多或少地伴随着理论界的争议与实务界的质疑。目前，仍有不少研究者对医改如何推进持有不同意见，对今后医改的成效持有一定程度的悲观态度。理论界有些观点认为医改涉及的问题已经超越医疗行业本身，在国家的大体制问题没有解决之前，推进单个行业改革力不从心。实务界的一些观点认为，整个医药卫生产业利益链条太长，涉及太多的利益集团、太多历史包袱、太多跨界协同，宜静不宜动。

我们认为，医改固然艰难，医疗产业诚然落后封闭，但是困难永远伴随着机遇存在，在政策、法治、科技等条件逐步成熟的今天，“实干兴邦”不是一句口号，而是坚韧执着的改革者和实干家们难得的

“磨刀石”和历史机遇。实际上，现在破解体制机制难题的条件已经逐渐成熟，其关键就是两大新力量的加入：一是颠覆级科技力量（信息化、智能自动化等）；二是民众法律意识觉醒力量。产业变革在很大程度上就是考验我们对这两大力量的引导、驾驭技巧，逆用之则民怨沸腾，善用之则摧枯拉朽，完全可以冲破腐朽的陈规陋习和既得利益者的阻挠，建立起生机勃勃的产业新生态，获得老百姓的衷心认可。

医改再难，得民心，其实不难！

我们研究认为，医疗产业的现状是顶层设计煞费苦心，中层法律缺失诛心，底层利益内耗痛心。一个产业要追求繁荣兴盛、多方共赢，都需要在三个核心层面上建立起截然不同的关键依托，归结起来，可以用下面这句话来表达：顶层靠设计，中层靠法律，底层靠利益。

医改中最常被提起的热词之一正是“顶层设计”。从 2007 年集中反思医改开始到现在 2016 年正好是十年了，公正地说，改革各方在顶层设计方面的的确确是煞费苦心，下了极大的功夫，对国际、国内经验教训做出了非常广泛的研究思考和总结，现在的很多政策的确不是人们误以为的“拍脑袋”式决策，而是深思熟虑、反复权衡后的选择，或许有些无奈，有所取舍，但总体方向已经找准，若能真正落实，成效可期。

“十二五”期间，国家对医改的真金白银投入是实打实的。因为以打地基式的建设性工作为主，所以，老百姓的直观感受不深，有时学界也会有误解。其实，如果把中国医改与同样如火如荼的美国医改做个对比，可以说，“中国患寡，而美国患不均”，意思就是中国医改面临的国情难题是医疗资源严重不足和科技条件较低，所以，必须先抓紧建设，比如，医保覆盖、信息化、基层医疗机构、家庭医生培养等。到“十三五”，就是向这些投资要回报、要成果的时候了。

现在，中国医改已经公认进入深水区，每一条看似细微的政策的出台或调整，都会影响十亿甚至百亿级真金白银的得失，会促使成百上千家企业的繁荣或倒闭，更会造成百万甚至千万百姓家庭返贫致贫甚至人财两空。这时政策的落地落实，像前面顶层时期一样靠“设计”就力不从心了，中层必须要有更强大甚至强硬的法律保障，底层必须要有精细乃至巧妙的利益引导。

居于产业中层的是形形色色的相关“单位”，不只是医院、药厂、器械单位、药店等，也包括科技研发、金融投资机构等，这大医疗产业的几十万中层“单位”现在面临的主要困难是这个行业缺少长期稳定的国家“法律”，太多依赖各部门的短期“行政规定”。而行政规定的快速变化是难以避免的，会根据上级部门任务、国家经济周期、部门首脑调动等而随时发生，固然可以理解，对整个产业的中层单位而言却造成了巨大的发展难题，绝大多数只好选择短期逐利的所谓稳妥做法，这样就与顶层设计追求高瞻远瞩的战略规划形成巨大的冲突，从而国家宏观发展战略就难以实现。这里最诛心的是，中层的企业其实是最盼望能在一个稳定的政策法律环境下做长期发展规划，其中痛苦无奈之处，真是遗憾、可叹。

居于产业底层的是所有的个人，包括患者、家属、医生、护士、药剂师、保险销售员、软件工程师等。他们其实有一个共同的名字——“老百姓”。医生、护士和患者一样，都是中国老百姓的一员。而老百姓需要的其实很简单，一个字“利”，两个字“实惠”，三个字“获得感”。医疗产业不但不必羞于言利，反而因为极为贴近百姓民生而更应该注重这个“利”字。遗憾的是，我国医疗产业现在的底层利益现状是“医患相克”，而不是本应该的“医患相生”，结构粗放，运行粗暴，这样的冲突局面就造成了本就有限的医疗资源庞大的内耗，严重的浪费甚至互相伤害。其中，国家和个人经济利益损失巨大之处，早已超过每年万亿元的级别，真是痛心、可惜。

我们建议，第一，正面面对行业法规庞杂多变和权威不足的现实，加快建立国家大法，破除各地各相关主管部门又疲累又无奈的困境，破除医院、企业和潜在投资者等忧心忡忡无所适从的困境。中国医疗体系是存在若干巨大法律缺口的，立法工作已刻不容缓，只有在有了足够稳定、足够权威的国家大法的保障下，医院、企业和创业者才会不急功近利，才敢做长远打算，才会选择在科研和服务基础设施上做出重大投资，和国家一同成长，一同追求一个美好的未来。

第二，正面面对底层医患利益冲突已经脱轨的现实，理解包容、巧妙设计、大胆改革，善用科技大爆发时代的犀利武器，促成国家产业底层个人之间的利益关系回归“医患相生”的合理轨道。老百姓和医生护士们是没有时间去研究和理解国家政策的艰难取舍的，他们需要的只是一套科学合理的利益引导机制。要做到这一点，卫生部门与社保部门的精诚合作、在良性博弈中共赢是关键。

第三，在一线医改工作顺序上，我们建议“先保患者，再改医保，然后救医生”。这是完全基于对我国目前一线实际情况与现实条件进行了长期深入调研与改革实操后做出的分析，无关理论争辩，可行性考量最重要。先真正保住患者的权益，最大好处是能迅速促进社会稳定，获得老百姓拥护爱戴，为进一步深化内部体制改革赢得时间；同时又能借助患者的力量，从局外有效破除现有既得利益集团的阻挠，打破僵局。这一思路，虽然与先行改革公立医院的路径有些差异，但是殊途同归，见效可能更快。

医改再难，得民心，其实不难！

二　医改的法：立法保护患者五大基本权利是破解既得利益的利器

（一）关于医改涉及的体制机制问题

首先，我们斗胆来看看这个体制机制问题到底是个什么“大

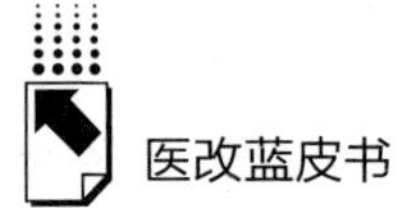

神”，居然让万众束手。既然体制与机制这两个词总是被同时提出来，并且总是并列表达，那么它们就应该是两个不能互相替代的词了，也就方便我们辨义了。据笔者观察，所谓“体制”，就是权力的分配；所谓“机制”，就是权力的执行。体制问题的解决要靠“简政放权”，机制问题的解决就要靠“依法治医”。因为中国今天医改的现实状况是“权太多、法太少”，所以，督促“放权”和加强“立法”是一体两面，不可或缺，只有同时落实才能真正解决问题。

所谓“体制问题”，就是涉及每一项医疗卫生工作的各种权力在各个部委、厅、局之间的分配问题，比如，医保的管理权、监督权、经办权等权力在人力资源和社会保障部门与卫生计生部门之间的分配安排。各个政府部门，不论出于国家工作任务安排，还是出于工作人员勇于任事担责的公心，现实状况是权力的分配安排已经是错综复杂、剪不断理还乱。对待这个“体制问题”，党中央、国务院的态度已经十分鲜明和坚决，就是“简政放权”。改革的方法是先做“减法”，那些纠结争议的管理权问题其实有很多已经落后于时代了，的确应该先大幅精简，放开束缚，只有这样才能释放出千千万万从业者的活力。

国家行政管理机构上下大大小小的行政权力，来源绝大多数是停留在“行政规定”层面上，远远不是“法律”的授权。有些行政规定没有经历完整的立法流程，甚至有些连基本的论证都没有，属于“拍脑袋”式的领导意志。这样的法规形成体系，固然在我国改革开放的前期发挥了更高的效率，一定程度上也避免了官僚主义的冗长拖拉作风，体现了建设发展的“魄力”和决心，但是，在国家发展到较成熟的阶段，就应该更多地建设更严谨、更科学的国家管理制度了，法律法规的出台、论证、定期检验评估等都应随着时代的发展而日趋完善。

行政权力的精简和下放，并不一定意味着对现在管理者的否定和批判，所以，他们完全不必认为这是“丢面子”，甚至自己的权威受到“威胁”，从而表现出紧张甚至消极对抗的情绪。其实，体制和权力的改革经常是时代进步的正常表现，有时由新的科学技术促成，比如，医疗信息化发展后，很多的监管工作就可以通过电脑和网络来完成，大量的人力和权力都可以合并精简了。一个典型的例子，就是当前由社保部门负责的门诊慢性病患者的资质认证工作，这无疑是一个巨大的权力，但其实对各地方社保部门来说也是巨大的工作负担，一个地级市通常只有几名专职工作人员，却要面对全市数十万符合要求的患者，累到吐血也不可能做到满意的效果，结果就可能是大量老百姓没有能够享受到国家本来已经赋予她（他）的福利保障，越发觉得看病贵。其实，随着信息技术的发展，这项审核工作完全可以交给公立医院自己完成，社保部门只要设定好信息平台上的审核指标和规则就好了，这样的简政放权就是患者、医院、社保的多赢，并不是对现在管理者的否定，反而是时代的进步。

（二）医改立法的紧迫性

在为简政放权欢呼之际，我们建议国家抓紧“医改立法”。在最高层级的源头上把医改基础夯实，既能正本清源，又能为医改在深水区前进保驾护航。

为什么这么强调立法的急迫性呢？因为无“法”有“规”，不如无“规”。首先，我们应理解“法与规”的区别：前者大，违者必究；后者小，弹性十足。国际法学和社会学中有一个几乎是常态的经验教训，在有“规”而无“法”的领域，极易出现劣币驱逐良币，导致产业凋亡，结果是甚至还不如没有“规”。中国医疗产业的一个典型例子就是 2016 年初沸沸扬扬的药品监管码事件。国家食药监总局在切实保障老百姓用药安全、探索药品溯源体系上的努力无疑是正确的，可惜，这项工作的监管当时还处于“行政规定”层级，导致一些企业和医院想方设法偷逃监管，降低成本，结果导致诚实、守信、守法的大型连锁企业和医院反而经营成本高于小型违规企业，难以为继。如果能够将这类问题充分论证后，提请全国人大等相关立法机关正式立法，全国实施时严格按照各项国家法律的标准来执法，那么，相信那些惯于偷鸡摸狗、违规经营的企业就没有胆量去违法了，那些良心经营的优秀企业也就会从抵制转变为支持了。这样的从“规”到“法”的转变，就是国家治理中从“劣币驱逐良币”到“优胜劣汰”的转变。

医改相关立法的核心要素包括以下几点。

（1）民主立法

为了实现医疗卫生领域利益相关方各自的合法利益保护，实现多方最大的共同利益，需要制定医改方面的法律规则。在制定规则时，需要广泛听取相关利益方的意见与建议，不应由任何一方自行设计医改规则。只有这样进行的顶层设计与改革规则，才能解决相关部门利益博弈的死结。

（2）权力清单

对每一项监管权力进行清晰的界定和授予。

（3）法律权威性

法律是严肃的，是由立法者综合各方信息后反复权衡而制定的，不容单方执行者随意解读甚至修改，更不能朝令夕改。

（4）执法能力

在医疗领域，执法的技术工具对法律法规的实施具有决定性作用。立法机构应避免制定没有实际执法能力的法律法规，否则违法者得不到惩罚时反而会变相刺激违法行为的发生，使改革的努力“流产”。“天下之事不难于立法，而难于法之必行。”医改新时代的重要任务之一是提高执法机构的执法能力，尤其是执法机构的技术能力。

（三）医改立法最紧迫的任务是保护“患者五权”

各种各样的医改模式都需要某个行政主管部门来研究制定改革规则，这本身没有什么问题，但是在当下医改立法严重不足的情况下，就很难要求任何一个行政部门制定相关规则时考虑其他部门的权力，更重要的是，这些医改规则严重忽视患者权利。实际情况就变成医疗卫生领域里的行政管理部门都尽可能地争取由自己来主导医改方案的制定与实施，却无意中把患者的权利保护问题忽略了。这就造成了一个非常令人遗憾的现实，在医疗领域，患者作为一个普通的消费者，其权利被大幅剥夺了。

我们近期频繁地看到重磅级的医改方案，很多都是改善患者“利益”的优秀改革方案。不过，这些方案还不是为患者争取“权利”，是给予式的“授人以鱼”，不是“授人以渔”。给予利益只能“授人以鱼”，给予权利才能“授人以渔”！

其实，笔者认为，围绕患者权利的医改立法可能是破解当前严重的部门利益博弈死结的绝妙钥匙。以患者为中心的医改是最不易出错的改革方向，虽慢但稳。当“主人”站起来以后，各个争当“代理公仆”的部门才能接受自己正确的定位。

笔者认为，患者有五项基本权利应得到保护与尊重，①财产权，凡是患者付费购买的，就是患者受法律保护的合法私有财产。包括处方和治疗方案等有形与无形资产。②知情权，医院、医生、社保机构、药店等必须给患者提供其所应掌握的所有信息，拒绝提供者违法。③选择权，患者有说“要”的权利。比如，社保定点机构的选择权。④拒绝权，患者有说“不”的权利。我们不妨头脑风暴一下，患者是否可以对公立医院或者公立社保说不？如果不允许，是为什么不允许？⑤监督权，患者有参与对医院、药厂等部门和人员的评估考核的权利。

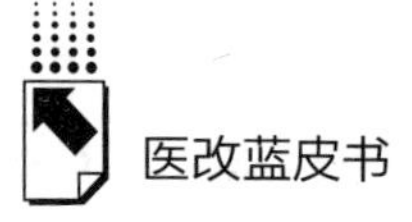

如果我们能够深入理解并处理好这些权利，很多改革难题就迎刃而解了。

比如，“处方垄断”问题。这个难题困扰了无数业内企业，也阻碍了数不清的创业公司和投资进入医疗和大健康领域。处方被“锁死”在大医院里，难以外流，院外的各类企业（IT、药店、电商等）只好想方设法去对大医院进行公关来获取处方，甚至催生了许多不法行为。其实，这一切甚至有些可笑，因为“处方”本来就应该是患者的私有财产，是患者支付了诊疗费后购买来的有价值的信息，与买了一个软件或者 CD 没有任何区别。这个财产的属性是十分清晰的，是神圣不可侵犯的。可笑亦可悲的是，我们没有任何法律法规去保障患者的这个私有财产的产权，也没有人去提醒患者伸张其合法权利，反而是看到各地医院都能够自行出台内部规定禁止处方外流，医院习以为常，患者也逆来顺受。如果我们能够将这个问题论证清楚，取得共识，提请全国人大立法委正式立法，明确患者对处方的产权，从法律高度上禁止医院自行规定不给患者处方，那么，这个著名的“处方垄断”难题是不是就迎刃而解了呢？

再如“社保对接”难题。这也是一个阻碍无数投资和热血创业者进入医疗产业的难题，绝对可以称为医改界的“哥德巴赫猜想”。几乎每一个有志于投身大健康产业的创业者，都会被质疑“你们能和社保对接吗？”而这些创业者通常都很无奈。这个难题有没有根本的解法呢？其实是有的。我们如果能够论证清楚“患者五权”中的“选择权与拒绝权”，就可以发现，所谓的“社保对接难题”其实和“处方垄断难题”一样是个伪命题和“纸老虎”。我们甚至可以大胆地设想一下，患者是否可以有权拒绝社保呢？患者是否可以有权要求社保把本人应得的福利变现返还或转入自己指定的其他保障项目呢？社会学研究表明，在一个国家的任何领域，没有“拒绝权”的社会关系最可能的后果就是两败俱伤，于国于民都是最大的悲剧。

综上所述，医改任重道远，在简政放权、依法治国的大好环境下，应抓紧推进医改相关的立法工作，尤其是以保障患者权利为中心的立法工作。同时，我们强烈呼吁国务院法制办、全国人大立法委等机构深入参与医改研究，引领医改立法。

三　医改的术：学学“包产到户”，打造“健康包产到户”

从中国国家改革史的角度来看，今天医疗卫生行业的困境似曾相识：医院动机扭曲，医保有心无力；商保越卖越赔，基层越忙越亏；患者无人可信，市长无计可施……这多么像十一届三中全会前的农村生产问题啊。那么，我们能不能从国家改革30多年的历史经验中找到医改的出路呢？我们认为，今天医改的难题也可以借鉴30多年前的国家重大选择，借鉴“包产到户”的改革精髓，抛开部门职能等思维枷锁，以每一位患者的得失利益为每一项医改措施的根本设计指针，以“户”为唯一单位进行测算、考核和改革。这样，才能让顶层设计拥有底层的基础，也许能够为我们打开一扇新的窗户，有希望走出今天的困局。

医改的“术”是战术的术、技术的术。抛开体制机制的争论，纯从技术、战术的方向来深入分析，我们会发现，现在医改的很多（如果不是所有）难题，其实根子上都指向一个令人尴尬的现实：在中国，没有一个强大的专业机构真正为患者的“长期”健康状况操心。目前的状况，必须承认相关医疗机构基本是只关注患者的“短期”治疗行为，没有多少“长期”的成分。对此，社保是有动力没实力，医院是有实力没动力。

所谓医改的“健康包产到户”，指的是一定要找到一个强大的专业机构为患者这个“户”的“长期”整体健康状况负责，而且，这个负责不能是口头上的、道义上的，必须是真金白银的法律锁定的“负责”！无论我们把患者看作一个个“用户”还是“账户”，都应该把所有的生产力的落实细化到每一个“户”，而不是现在的每一个“单位”（如医院、药店）。或许社保会觉得委屈，觉得我们已经实现了社保服务到“户”，但现实是，我们仅仅实现了财务管理层面的到户，在更重要的个人健康促进工作和个人医保费用合理化管理方面还差得很远。

真正的“健康包产到户”实现时，每一户老百姓的医疗、药品、花费都有强大的专业机构围绕着她（他）服务。患者越健康、吃药越少、住院越少、花钱越少，整体健康状况越稳定无忧，这些机构越高兴，越会给负责治疗的医生和药厂更多报酬。乍一看这就应该是社保的定位，可惜的是，在我们现实的国情下，社保部门的法定职能主要是基金的收缴支付和监管，并不具有完成这一重任的人力物力，因为，这个重任的核心就是“到户”，管理和服务要到户，监督也要到户。目前，社保经办机构人员配置是以医院、药店等大小单位为管理目标，远远没有能管理细化深入每一户参保人。在发达国家，这一职能要么是由从业人员数以百万计的商业保险机构承担，要么通过建立更加庞大的政府经办协作网络来完成。无论采取哪种国家战略，这个职能是不可或缺的，否则国家社会保障基金就会被巨额浪费，危害社会稳定。

从国际经验来看，这个机构必须是强大的，同时必须是高度专业的，因为它需要巨额的投资去开发各种各样的工具来监督医疗机构的服务，它的监督能力必须是达到“主动”和“精准”的程度。监督能力不是从天上掉下来的，是依靠对软件、硬件的实打实地引导开发来实现的，就像交通秩序管理中的十字路口的摄像系统一样，既需要摄像头等硬件的突破，也需要海量影像分析等软件的突破，而这些技术的突破性进展，就使更精细的管理交通秩序成为可能，进而促进了驾照评分体系等政府交通法规的升级改良，完美实现了市场经济与政府工作的和谐共赢。

四 医改的道：澄清对“公益性”的严重争议

在涉及公立医院改革中，公立医院的“公益性”问题争议很大。这里有两个问题需要澄清：一是公益性行业就不要创造财富吗？二是公益性行业里的工作人员就必须要做出自我牺牲吗？否则就是不讲职业道德吗？

首先，公益性是财富的“分配”属性，财富的“创造”与公益性是不冲突的。一个坚持公益性的医院，只要它创造财富的过程是合法的，而且所创造的财富是分配给社会和大众的，那么它就是一个合格的公益性医院。在这两个前提满足时，它的管理越有效率，成本和浪费控制得越好，创造出的结余越多，它对社会、对老百姓的贡献就越大，它的公益性就体现得越好。

其次，各类医疗机构尤其是公立医疗机构出问题的主要是创造财富的“过程”。其主要原因在很多政府文件里已经清晰指出，就是它的“逐利机制”，具体说就是我们没设计好各个层级的逐利机制问题，不幸造成了医生个人、科室小集体、医院大集体三个层级对利益的追逐形式，形成了十分扭曲的利益集团，这些利益集团经常与患者和国家的利益相违背。为了体现公立医疗机构的公益性，必须要破除这样的“逐利机制”。最大的难题和挑战在于如何巧妙设计一个符合国情、承认现实、尊重人性、合乎情理、利益一致的生产关系，探索出一条医生、医院、患者、药企、社保、国家等多方共赢的行业发展路径，改变这个行业似乎永恒难解的“利益冲突”困境。

最后，医生也是普通人，是专业技术人才的一个分支；医师是一个工种，和软件工程师、律师、教师等没有区别。如果一定要站在道德高地上去居高临下地批判和要求这个行业，那么最现实的后果就会是没有多少人愿意当医生了，毕竟养家糊口是每一个人最基本的生存所需。而“生存权”是最基本的人权，没有任何人有权利去要求另一个人牺牲基本人权。尊重基本人权是一个国家和社会现代文明发达程度的重要指标。

在哲学领域著名的“三生论”中，世界上所有人的追求可以分为三个层次：生存、生活、生命！用中文可以解读为“生存的危机、生活的质量、生命的意义”。在芸芸众生对三个层次的追求中，绝大多数的人都是在前两个层次中，极少的人能够在人生的不惑或知天命之年终于超越，晋入对生命意义追求的境界，对改善“生活质量”的追求是世界常态、人生常态。

对医师这个职业来说，“努力工作、提升手术技艺、升职加薪”等都是追求改善“生活质量”的现象，是第二层次人生追求的体现，是正常的、良性的。而这个职业的一些进阶追求，如“济世、救民、大爱、无私、奉献”等，是人生第三层次（也就是最高境界）的追求，本来就是全世界极少人能真正做到的。我们当然可以把它作为一种理想期许来反复宣传，但是否应作为国家治理体制机制和单位绩效考核的具体标准，十分值得怀疑和警惕。

尤其应注意的是，如果我们是自己站在岸边要求其他人做出牺牲，那更不公平。如果我们一味地要求他人去牺牲生活质量来追求生命的意义，甚至还对其拒绝牺牲的行为大声斥责，给他（她）们扣上“不道德”的帽子，那么，真正不道德的反而是我们自己，尤其需要我们警惕和自省。

真实情况是，中国的医务工作者们已经为我们这个国家和社会做出了非常巨大的牺牲！而且已经几代人都是如此。这一点，从几个简单的数字对比就可以看出来。我国每年的卫生总花费大约在 4 万亿元的水平，14 亿人口，人均年花费 3000 元。而美国的卫生总花费在 3

万亿元左右，3 亿人口，人均年花费约 6 万元，是我国的 20 倍。而美国国民和中国国民所购买到的医疗产品与服务的差距并没有这么大，我们医院的硬件、设备、药品已与美国医院相差无几，医生护士们更是同样经验丰富训练有素。今天，买汽车、电脑、苹果手机等产品时都愿意付出与美国差不多的费用，而且入住五星级酒店时也完全能接受和美国同等的服务价格，而购买医疗产品和服务时为什么会一下子差了 20 倍呢？造成这个巨额落差的主要原因就是国家几十年来对医疗服务价格的强行行政命令性压制，就是中国医生、护士、药师们几十年来的巨大牺牲！她们（他们）是以美国同行们不到 1/8 的收入，承担着几倍的工作量和压力。最令人难过的是，即使付出了如此大的牺牲，百姓不知道，不理解。而且，我国百姓尚不富裕，即使是美国 1/20 的人均支出也仍难承受，这个压力，又自然转给了医生们。毕竟，医疗是个太特殊的行业，老百姓不会指责五星豪华酒店定价贵，自己会选合适的酒店，可是一碰到有病恐慌时，心理上都是要追求尽量好的医院医生和药品的，费用压力自然就总是被推到个人承受能力的极致，紧张焦虑之下，对医生的不耐烦不理解不满意也就自然增加。

在其他各行各业（银行、程序员、律师、餐饮等）的收入与工作环境都一年年更加接近发达国家水平，无论我们对医改有多大不满，无论我们觉得看病有多么难多么贵，实事求是地说，我们应该向中国的医疗卫生工作者们致敬！他（她）们太委屈了！

医疗健康是国计民生的大事之一，一个过于理想化的、脱离现实的方案会给国家造成非常大的损失，毕竟，患者的痛苦永远是最现实的，这种痛苦是不会因为我们理论争辩的崇高倾向而消失的。国家财政的浪费也是现实的，不会因为对理想的大力宣传而减少。追求崇高和理想无疑是令人尊敬的，但承认现实奋力改革却需要更大的勇气！

实干兴邦！这是我们对医改终能成功的信心所在。

专题报告

Special Reports

B.2

近两年来的主要医改措施

文学国 杨 芳*

摘 要： 本文回顾了近两年来医改的主要措施和重要事件，包括城市公立医院改革、药品集中招标制度改革、社会办医政策、药品价格改革、医保支付制度改革、整合城乡基本医疗保险制度、建立城乡居民大病保险制度、推进平安医院建设、控制公立医院医疗费用不合理增长、互联网医院的兴起、医生多点执业与医生集团的兴起、医联体与医疗资源的整合、化解儿科医师荒、制定中医药发展规划纲要、山东疫苗事件与疫苗监管制度改革、三明医改模式的推广等，并对下一步改革

* 文学国，中国社会科学院研究生院教授；杨芳，中国社会科学院研究生院政府政策与公共管理系博士研究生。

进行展望。

关键词: 医改政策 公立医院改革 医保制度改革

一 引言

开始于2009年的新医改，先经过了第一个五年的探索实践，完成了新医改的总体设计和攻坚阶段的规划设计，以切实解决“看病难、看病贵”为改革目标，初步建立了公共卫生服务体系、医疗服务体系、医疗保障体系、药品供应保障体系，建立了协调统一的医药卫生管理体制、高效规范的医药卫生机构运行机制、政府主导的多元卫生投入体制、科学合理的医药价格形成体制、严格有效的医药卫生监管体制、可持续的医药卫生科技创新机制和人才保障机制，还建立了实用共享的医药卫生信息系统，建立健全了医药卫生法律制度等①；尤其是公立医院改革试水、县级公立医院改革试点、城市公立医院改革、加快形成多元办医格局，推进基本医疗保障制度建设、扩大基本医疗保障覆盖面、提高基本医疗保障水平、规范基本医疗保障基金管理、完善城乡医疗救助制度、提高基本医疗保障管理服务水平，初步建立国家基本药物制度、建立国家基本药物目录遴选调整管理机制、初步建立基本药物供应保障体系、制定基本药物零售指导价格、建立基本药物优先选择和合理使用制度，健全基层医疗卫生服务体系、加强基层医疗卫生机构建设、加强基层医疗卫生队伍建设、转变基层医疗卫生机构运行机制，促进基本公共卫生服务逐步均等化、

① 文学国、房志武:《中国医药卫生体制改革报告（2014～2015）》，社会科学文献出版社，2014。

增加国家重大公共卫生服务项目、加强公共卫生服务能力建设、保障公共卫生服务所需经费等方面①，均取得较明显成效。

2014 年是新医改的第二个五年的开局之年。两年来，新医改任务十分繁重，改革涉及了加快推动公立医院改革，积极推动社会办医，扎实推进全民医保体系建设，巩固完善基本药物制度和基层运行新机制，规范药品流通秩序，② 以及完善公共卫生服务均等化，加强卫生信息化、人才培养、行业监管、考核评估、科技和产业支撑、组织领导等领域建设③。进入 2015 年，新医改的重点任务是：全面深化公立医院改革；健全全民医保体系；大力发展社会办医；健全药品供应保障机制；完善分级医疗体系；深化基层卫生医疗机构综合改革；统筹推进各项配套改革④。因此，第二个五年的头两年，新医改内容广泛，涉及利益格局深刻调整的深层次改革任务艰巨，改革的难度大。但在中共中央、国务院领导下，新医改亮点频现，成效显著，改革稳步推进。

二　公立医院改革取得新进展

公立医院改革，是 2009 年中共中央、国务院《关于深化医药卫生体制改革的意见》中名列的五项重点改革之一。2010 年 2 月，卫生部等五部委联合发布《关于公立医院改革试点的指导意见》，公立医院改革开始试水。两年后，2012 年 3 月，国务院印发《“十二五”期间深化医药卫生体制改革暨实施方案》，明确县级公立医院与城市

---

① 卫生部：《医药卫生体制改革近期重点实施方案（2009 ~2011）》。

② 蔡美密：《试论医保监管工作的现状及对策——关于浙江省温州苍南县医保监管的思考》，《经济师》2016 年 3 月 5 日。

③ 国务院：《深化医药卫生体制改革 2014 年重点工作任务》。

④ 国务院：《深化医药卫生体制改革 2015 年重点工作任务》。

公立医院改革分列推进。随后，2012 年 6 月，国务院办公厅印发《关于县级公立医院综合改革试点意见的通知》。2015 年 5 月，国务院办公厅印发《关于全面推开县级公立医院综合改革的实施意见》，继而发布《关于城市公立医院综合改革试点的指导意见》。因此，公立医院改革基本上包括公立医院改革试水、县级公立医院改革、城市公立医院改革三个步骤。

公立医院改革的总体思路从内增活力、外加压力、上下联动三个方式入手①。为此，国家制定了涵盖一个目标、三个领域和九项任务，比较全面、系统、完整的公立医院改革政策框架，即“以促进公立医院切实履行公共服务职能，为群众提供安全、有效、方便、价廉的医疗卫生服务为目标，推进完善服务体系、创新体制机制、加强内部管理三大领域的九项改革试点主要任务。一是改革公立医院服务体系；二是改革公立医院管理体制；三是改革公立医院法人治理机制；四是改革公立医院内部运行机制；五是改革公立医院补偿机制；六是加强公立医院内部管理；七是改革公立医院监管机制；八是建立住院医师规范化培训制度；九是加快推进多元化办医格局”。②

（一）公立医院改革试点

在新医改阶段中，公立医院改革的起点，以发布《关于公立医院改革试点的指导意见》为标志。该意见用 4 个部分、18 条内容的篇幅，对公立医院改革的指导思想、基本原则、总体目标、主要任务和主要内容，以及试点改革的实施步骤、组织领导等进行了全面论述和部署。③

1. 指导思想

“推进体制机制创新，调动医务人员积极性，提高公立医院运行

① 朱之鑫：《坚定信心迎难而上　扎实推进医药卫生体制改革》，《求是》2010 年第 12 期。

② 《卫生部等五部委部署公立医院改革试点工作》，国家卫计委网站，http://www.nhfpc.gov.cn/。

③ 卫生部等五部委：《关于公立医院改革试点的指导意见》。

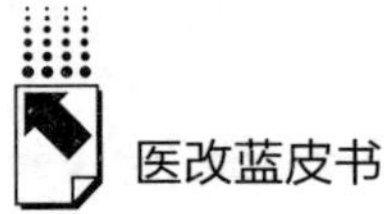

效率，努力让群众看好病。按照‘适度规模、优化结构、合理布局、提高质量、持续发展’的要求，坚持中西医并重方针，统筹配置城乡之间和区域之间医疗资源，促进公立医院健康发展，满足人民群众基本医疗服务需求，切实缓解群众看病贵、看病难问题。”①

2. 基本原则

文件制定了“五坚持”原则，即“坚持公平与效率统一，政府主导与发挥市场机制相结合；坚持公立医院的主导地位，鼓励多元化办医，推动不同所有制和经营性质医院协调发展；坚持发展、改革和管理相结合，完善服务体系，创新体制机制，加强内部管理；坚持总体设计，有序推进，重点突破，系统总结；坚持中央确定改革方向和原则，立足我国国情，鼓励地方解放思想，因地制宜，大胆探索创新”。②

3. 总体目标

“构建公益目标明确、布局合理、规模适当、结构优化、层次分明、功能完善、富有效率的公立医院服务体系，探索建立与基层医疗卫生服务体系的分工协作机制，加快形成多元化办医格局，形成比较科学规范的公立医院管理体制、补偿机制、运行机制和监管机制，加强公立医院内部管理，促使公立医院切实履行公共服务职能，为群众提供安全、有效、方便、价廉的医疗卫生服务。形成公立医院改革的总体思路和主要政策措施，为全面推动公立医院改革奠定基础。”③

4. 主要任务

该意见明确了试点的五项主要任务：强化区域卫生规划；改革公立医院管理体制；改革公立医院补偿机制；改革公立医院运行机制；

---

① 卫生部等五部委：《关于公立医院改革试点的指导意见》。

② 卫生部等五部委：《关于公立医院改革试点的指导意见》。

③ 卫生部等五部委：《关于公立医院改革试点的指导意见》。

健全公立医院监管机制；形成多元化办医格局。

5. 主要内容

该意见明确了试点的九项主要内容：“完善公立医院服务体系；改革公立医院管理体制；改革公立医院法人治理机制；改革公立医院内部运行机制；改革公立医院补偿机制；加强公立医院管理；改革公立医院监管机制；建立住院医师规范化培训制度；加快推进多元化办医格局。”①

（二）县级公立医院改革

公立医院改革包括县级公立医院改革和城市公立医院改革。在公立医院改革试水之初，县级公立医院改革问题就受到关注和重视，2010 年 11 月 2 日，全国县级医院改革发展现场会在陕西省子长县召开；2011 年 1 月 19 日，国务院医改领导小组第八次会议明确提出“优先发展县级医院，并将县域医改作为公立医院改革的重要突破口，做好对口支援、上下联动和信息化工作”，由此确立了县级公立医院改革在公立医院改革中的地位。随后，2011 年 2 月 28 日，《2011 年公立医院改革试点工作安排》明确了优先建设发展县级医院的思路和工作重点；3 月 23 日，国务院医改办召开了县级医院综合改革试点工作座谈会；4 月 2 日，启动县级医院综合改革试点省份申报工作。2012 年 3 月 14 日，国务院印发《“十二五”期间深化医药卫生体制改革规划暨实施方案》，该方案明确提出，全面推进县级公立医院改革、拓展深化城市公立医院改革。这个阶段的工作，为全面、系统地推进县级公立医院综合改革打下了坚实基础。2012 年 6 月 7 日，国务院办公厅正式发布《关于县级公立医院综合改革试点的意见》（简称《意见》）。

① 卫生部等五部委：《关于公立医院改革试点的指导意见》。

1. 改革试点

总体要求是："按照保基本、强基层、建机制的要求，遵循上下联动、内增活力、外加推力的原则，围绕政事分开、管办分开、医药分开、营利性和非营利性分开的改革要求，以破除'以药补医'机制为关键环节，以改革补偿机制和落实医院自主经营管理权为切入点，统筹推进管理体制、补偿机制、人事分配、价格机制、医保支付制度、采购机制、监管机制等综合改革，建立起维护公益性、调动积极性、保障可持续的县级医院运行机制。坚持以改革促发展，加强以人才、技术、重点专科为核心的能力建设，统筹县域医疗卫生体系发展，力争使县域内就诊率提高到90%左右，基本实现大病不出县。"① 据此，《意见》从明确功能定位、改革补充机制、改革人事分配制度、建立现代医院管理制度、提高基本医疗服务能力、加强上下联动、完善监管机制、积极稳妥推进改革试点八个方面，对县级公立医院改革试点进行了全面部署。

关于功能定位，《意见》提出："县级医院是县域内的医疗卫生中心和农村三级医疗卫生服务网络的龙头，并与城市大医院分工协作。"②

关于补偿机制，《意见》提出："改革'以药补医'机制，鼓励探索医药分开的多种形式。""取消药品加成政策，将试点县级医院补偿由服务收费、药品加成收入和政府补助三个渠道改为服务收费和政府补助两个渠道。"③ 为保证改革实施，要从发挥医疗保险补偿和控费作用、调整医疗服务价格、规范药品采购供应、落实和完善政府投入政策、禁止县级医院举债建设等多个方面综合施策。

人事分配制度改革主要从创新编制和岗位管理、深化用人机制改

① 国务院：《关于县级公立医院综合改革试点的意见》。
② 国务院：《关于县级公立医院综合改革试点的意见》。
③ 国务院：《关于县级公立医院综合改革试点的意见》。

革、完善医院内部收入分配激励机制三个方面入手。重心在于编制备案、动态调整机制；用人机制灵活，突出临床技能考核；收入分配向临床一线和关键岗位倾斜，严禁医务人员收入与医院药品和检查收入挂钩。

建立现代医院管理制度主要从建立和完善法人治理结构、优化内部运行管理、完善绩效考核三方面入手。重心在于推进政事分开、管办分开；建立决策、执行、监督的分工制衡机制；界定政府和医院在权限、责任、人员安排方面的关系，建立院长负责制及任期目标责任考核制；建立成本和质量管理模式；强调绩效考核以公益性和运行效率为核心。

提升基本医疗服务能力主要从合理配置医疗资源、提高技术服务水平、加强信息化建设、提高县域中医药服务能力、加强人才队伍建设、开展便民惠民服务六个方面入手。重点在于合理确定县域内医院的数量、布局、功能、规模和标准，完成县级医院标准化建设，完善县域急救服务体系；编制县级医院重点专科发展规划，制订实施适应基本医疗需求、符合县级医院实际、采用适宜技术的临床路径，病种数量不少于50个，规范医疗行为；建设以电子病历和医院管理为重点的县级医院信息系统，发展面向农村基层及边远地区的远程诊疗系统，建设医疗健康信息网；促进中医药进基层、进农村，为群众防病治病，落实对中医医院的投入倾斜政策；引导经住院医师规范化培训的医生到县级医院就业，规范执业资格要求，积极培养或引进县域学科带头人，医护比不低于1∶2，建立城市三级医院向县级医院轮换派驻医师和管理人员制度，鼓励和引导城市大医院在职或退休的骨干医师到县级医院执业，吸引和鼓励优秀人才到县级医院长期执业，支持县级医院设立特岗；以病人为中心，优化流程，改善服务，提供优质护理，实行基本医疗保障费用即时结算。

加强上下联动主要是明确县级医院、基层医疗卫生机构与城市三级医院的分工协作。完善监管机制主要在于加强卫生行政部门对医疗质量、安全、行为等的监管，及时查处过度用药、过度用材和过度检查等行为；建立专业化医院评审体系；建立健全县级医院医疗质量安全控制评价体系；建立医保对医疗机构激励与惩戒并重的约束机制。

试点两年后，2014 年 3 月 26 日，国家卫计委等五部门发布《关于推进县级公立医院综合改革的意见》，对县级公立医院改革提出了一些硬约束性要求，比如：强调县级公立医院的公益性；明确提出医院去行政化，逐步取消医院行政级别，同时行政部门负责人不得兼任县级公立医院领导职务；[①] 严控县级公立医院床位规模和建设标准，严禁县级举债建设或购置大型医疗设备；已贷款或集资购买的大型医疗设备原则上由政府回购，回购有困难的，2015 年前限期降低价格；[②] 强调政府责任，落实政府对中医的投入倾斜政策；细化药品供应保障办法等。

2. 改革推开

经过三年两批次改革试点，县级公立医院在明确功能定位、理顺管理体制、改革运行机制、提高能力以及明确分工等方面取得积极成效，改革具备了全面铺开的条件。2015 年 5 月，国务院发布《关于全面推开县级公立医院综合改革的实施意见》，县级公立医院综合改革全面铺开。这场覆盖全国所有县级公立医院的改革，坚持了如下导向或做法。

一是始终坚持公立医院公益性的基本定位。改革“将公平可及、群众受益作为出发点和立足点”，[③] 切实缓解群众“看病难、看病贵”的难题。

二是注意处理好改革中政府和市场的关系。其中，政府的责任主

① 国务院办公厅：《关于城市公立医院综合改革试点指导意见的通知》。

② 国务院办公厅：《关于城市公立医院综合改革试点指导意见的通知》。

③ 国务院：《关于全面推开县级公立医院综合改革的实施意见》。

要体现在“领导责任、保障责任、管理责任和监督责任”①；同时注重充分发挥市场配置资源的作用，使公立医院改革提高运行效率，保障更多的公益性的体现。

三是进一步突出改革的重点。即“县级公立医院改革就是要破除以药补医，以管理体制、运行机制、服务价格调整、人事薪酬、医保支付等为重点”。②

四是强调覆盖全国的改革联动性。即县级公立医院改革“更加注重改革的系统性、整体性和协同性，统筹推进医疗、医保、医药改革”。③

与改革试点相比，全面铺开的改革具有如下特点。

一是改革的范围从局部推向全局。“试点阶段，全国共分两个阶段，分别遴选了 311 个、700 个，总计 1011 个县（市）作为改革试点区；从 2015 年 5 月《实施意见》发布到 2015 年 8 月 6 日，全国已有 1463 个县（市）启动改革，占 74.9%，其中 13 个省份已实现全部县（市）全覆盖。在上述铺开改革的县（市）中，共有 3297 家县级公立医院启动改革，占 78.3%，其中 8 个省份已实现全覆盖。2015 年 10 月，此项改革必须全面铺开。”④ 改革呈现全局性、系统性和复杂性。

二是有关改革时间节点的规定，时间更明确、内容更具体、方案更具可操作性。如提出“2015 年底前，医保支付方式改革要覆盖县域内所有公立医院，覆盖 30% 以上的县级公立医院出院病例数”；“所有县（市）全面实施城乡居民大病保险制度和疾病应急救助制

① 国务院：《关于全面推开县级公立医院综合改革的实施意见》。

② 国务院：《关于全面推开县级公立医院综合改革的实施意见》。

③ 国务院：《关于全面推开县级公立医院综合改革的实施意见》。

④ 国家卫计委：《2015 年 8 月 6 日国家卫生计生委例行新闻发布会文字实录》，国家卫计委网站，http：//www. nhfpc. gov. cn/。

度；年底前基本完成以医院管理和电子病历为重点的医院信息系统建设，逐步实现医院基本业务信息系统的数据交换和共享”；2015 年全国所有县（市）全面铺开县级公立医院综合改革，明确到 2016 年，严控医药费用不合理增长取得成效，即到 2016 年，实现县级公立医院门诊、住院患者人均费用和总收入增幅下降，医疗服务收入（不含药品、耗材和大型设备检查收入）占业务收入比重提升，自付医疗费用占总医疗费用比例下降。到 2017 年，全面实行以按病种付费为主，按人头付费、按床日付费等复合型付费方式；2017 年底前实现居民电子健康档案、电子病历、公共卫生、新农合等系统的互联互通和信息共享，积极推进区域内医疗卫生信息资源整合和业务协同；积极推动远程医疗系统建设，提高优质医疗资源可及性；县级公立医院医药费用不合理增长的趋势得到有效遏制。到 2017 年，现代医院管理制度基本建立，县域医疗卫生服务体系进一步完善，县级公立医院看大病、解难症水平明显提升，基本实现大病不出县，努力让群众就地就医。①

三是重申了试点改革的有益举措。在此阶段，全面落实县级公立医院的功能定位，全面落实补偿机制改革、人事分配制度改革，建立现代医院管理制度，提高基本医疗服务能力，加强上下联动，完善监管机制。

四是对试点阶段的一些原则要求具体化和明晰化。经过各试点地区和试点医院三年的实践探索，试点期间一些原则性规定被具体化，进而成为本阶段的规定动作。例如，试点阶段建立和完善法人治理结构时提出，“明确县级医院举办主体，探索建立以理事会为主要形式的决策监督机构”，② 改革获得全面推广时，县级公立医院理事会则

---

① 国务院：《关于全面推开县级公立医院综合改革的实施意见》。

② 国务院办公厅：《关于县级公立医院综合改革试点的意见》。

明确，“各县（市）可组建由政府负责同志牵头，政府有关部门、部分人大代表和政协委员，以及其他利益相关方组成的县级公立医院管理委员会，履行政府办医职能，负责医院发展规划、章程制定、重大项目实施、财政投入、院长选聘、运行监管、绩效考核等”，[①] 与此同时，明确县级公立医院要去行政化，推进院长职业化、专业化建设。试点阶段，规范药品采购供应，提出“降低成本”、“探索”、“积极探索”和“治理商业贿赂”；到全面推开阶段，明确提出“完善药品供应保障制度”，分别从“降低药品和高值医用耗材费用”、“加强药品配送管理”和“加强药品采购全过程监管”[②] 三个方面，对相关要求和做法进行了详细乃至详尽的规范、规定。关于医保支付制度改革，试点阶段无系统规定和做法；推开阶段，除了重申深化医保支付方式改革，还提出“总结推广支付方式改革经验”，“充分发挥各类医疗保险对医疗服务行为和费用的调控与监督制约作用”，“逐步提高保障绩效”[③] 等。其中关于支付方式，明确提出：“实行按病种付费的，要制定临床路径，规范操作方式，根据前三年病种实际费用和临床路径实施情况，兼顾费用增长因素，合理确定病种付费标准。实行按人头和按床日付费的，要在科学测算的基础上合理确定付费标准，加强出入院管理。”[④] 此外，对社会资本办医等的规定和要求比试点阶段更加具体、更具可操作性；对全面推开阶段的中央、省、县（市）以及各县级公立医院的具体职责、职责完成的时间节点等也进行了具体规定。

五是进一步推出一些落地举措。如将关于公立医院改革区域规划的要求具体化，明确提出和实施“编制县域医疗卫生服务体系规

---

① 国务院：《关于全面推开县级公立医院综合改革的实施意见》。
② 国务院：《关于全面推开县级公立医院综合改革的实施意见》。
③ 国务院：《关于全面推开县级公立医院综合改革的实施意见》。
④ 国务院：《关于全面推开县级公立医院综合改革的实施意见》。

划”，提出“各县（市）要根据《国务院办公厅关于印发全国医疗卫生服务体系规划纲要（2015～2020年）的通知》（国办发〔2015〕14号），依据各省（区、市）制订的医疗卫生服务体系规划以及卫生资源配置标准，编制县域医疗卫生服务体系规划，合理确定县域内医疗卫生机构的数量、布局、功能、规模和标准。县级人民政府是举办县级公立医院的主体，每个县（市）要办好1～2所县级公立医院。在此基础上，鼓励采取迁建、整合、转型等多种途径将其他公立医院改造为基层医疗卫生机构、专科医院、老年护理和康复机构等，也可以探索公立医院改制重组。强化规划的刚性约束力，定期向社会公示规划执行情况，对未按规划要求落实政府办医责任或超规划建设的，追究相关人员责任”①。还对县级公立医院床位规模、建设标准和设备配置标准做出安排，要求“床位规模按照功能定位、当地医疗服务需求等情况予以核定。严禁县级公立医院自行举债建设和举债购置大型医用设备，鼓励县级公立医院使用国产设备和器械。省级卫生计生行政部门和中医药管理部门要筛选包括中医中药技术在内的一批适宜医疗技术在县级公立医院推广应用。严格控制超越县级公立医院功能定位或疗效不明确、费用高昂的医疗技术、大型医用设备的引进和应用”。② 这为防止县级公立医院举债搞建设筑牢了防火墙。

（三）城市公立医院改革

和县级公立医院改革不同，城市公立医院的改革起步更早，与新医改基本同步，而且国家确定的16个联系试点城市开启了公立医院改革序幕。近六年的改革探索，单从16个试点城市取得的结果来看，改革成效主要体现为以取消药品加成为切入点，推进补偿机制改革，

① 国务院：《关于全面推开县级公立医院综合改革的实施意见》。

② 国务院：《关于全面推开县级公立医院综合改革的实施意见》。

但其改革核心——回归公立医院公益性本质、破除公立医院的逐利机制仍在进行中；外部治理和内部管理水平有待提升，符合行业特点的人事薪酬制度有待健全，结构布局有待优化，合理的就医秩序还未形成，人民群众的就医负担依然较重等。[①] 在此背景下，2015 年 5 月，国务院办公厅出台了《关于城市公立医院综合改革试点的指导意见》，表明新医改进入“啃最硬的骨头”的阶段，在该阶段，该指导意见明确了三大改革重点领域：取消药品加成，破除以药补医机制，建立公立医院运行新机制；以公益性为导向，改革公立医院管理体制，建立符合医疗行业特点的人事薪酬制度；推动建立基层首诊、双向转诊、急慢分治、上下联动的分级诊疗模式。截至 2015 年 8 月，城市公立医院综合改革试点已由最初的 16 个扩大到 100 个，其中 61 个城市已出台实施方案，764 家城市公立医院已启动改革。[②]

总体而言，新医改以来，公立医院改革试点、城市公立医院和县级公立医院等的改革，都坚持了新医改的指导思想、基本原则、整体思路和实现目标，但在不同环节和上述诸方面或基本操作层面，仍有不同之处，这凸显了各环节改革的特殊性。城市公立医院综合改革试点的改革与已经推开的县级公立医院综合改革相比，其特殊性体现在以下八个方面。

1. 主要目标

根据城市公立医院改革实际，其改革目标更加稳妥，提出：“2015 年进一步扩大城市公立医院综合改革试点。到 2017 年，城市公立医院综合改革试点全面推开，现代医院管理制度初步建立，医疗服务体系能力明显提升，就医秩序得到改善，城市三级医院普通门诊就诊人次占医疗卫生机构总诊疗人次的比重明显降低；医药费用不合

① 国务院办公厅：《关于城市公立医院综合改革试点指导意见的通知》。

② 国家卫计委：《2015 年 8 月 6 日国家卫生计生委例行新闻发布会文字实录》，国家卫计委网站，http：//www. nhfpc. gov. cn/。

理增长得到有效控制，卫生总费用增幅与本地区生产总值的增幅相协调；群众满意度明显提升，就医费用负担明显减轻，总体上个人卫生支出占卫生总费用的比例降低到30%以下。”①

2. 基本原则

在改革遵守的基本原则问题上，城市公立医院改革更注重改革的系统性和全局性，提出了坚持改革联动、坚持分类指导、坚持探索创新三原则。“推进医疗、医保、医药联动，促进区域内公立医疗机构同步改革，强化公立医院与基层医疗卫生机构分工协作，与社会办医协调发展，营造良好的公立医院改革环境，增强改革的系统性、整体性和协同性。”“坚持从实际出发，针对不同地区、不同层级、不同类型的公立医院，在医保支付、价格调整、绩效考评等方面实行差别化的改革政策。”“鼓励地方发扬首创精神，大胆探索、锐意创新，突破政策障碍和利益藩篱，建立符合客观实际的体制机制。”②

3. 基本路径

和县级公立医院改革不同，城市公立医院改革遵循的基本路径是：建立现代医院管理制度；建立公立医院科学补偿机制；构建协同发展的服务体系；将管理体制、运行机制、服务价格调整、医保支付、人事管理、收入分配等改革作为重点任务，国家、省级相关部门要加强指导，给予政策支持，并将相关权限下放给试点城市。即以破除以药补医机制为关键环节，加快政府职能转变，降低药品耗材费用、取消药品加成、深化医保支付方式改革、规范药品使用和医疗行为，综合运用法律、社保、行政和市场手段，优化资源配置，引导合理就医。③

① 国务院办公厅：《关于城市公立医院综合改革试点指导意见的通知》。

② 国务院办公厅：《关于城市公立医院综合改革试点指导意见的通知》。

③ 国务院办公厅：《关于城市公立医院综合改革试点指导意见的通知》。

4. 强化监管

国家主要通过四个环节加强城市公立医院监管："一是强化卫生计生行政部门（含中医药管理部门）医疗服务监管职能；二是强化对医院经济运行和财务活动的会计监督，加强审计监督；三是加强医院信息公开，建立定期公示制度，二级以上公立医院相关信息每年向社会公布；四是发挥行业协会、学会等社会组织作用，加强行业自律。发挥人大、监察、审计机关以及社会层面的监督作用。探索对公立医院进行第三方专业机构评价，强化社会监督。"①

5. 优化布局

优化布局是解决看病难的重要一环，改革要求从四个方面入手：一是增加规划约束力，定期向社会公示规划执行情况，把落实规划情况作为医院建设、财政投入、绩效考核、医保支付、人员配置、床位设置等的依据；二是从严控制公立医院床位规模、建设标准和大型医用设备配备，对超出规模标准的公立医院，要采取综合措施，逐步压缩床位。且要优先配置国产医用设备；三是严禁公立医院举债建设和超标准装修；四是控制公立医院特需服务规模，提供特需服务的比例不超过全部医疗服务的10%。②

6. 社会力量办医

鼓励社会力量办医，是弥补城市公立医院资源不足的重要举措。一是鼓励企业、慈善机构、基金会、商业保险机构等社会力量办医；二是鼓励采取迁建、整合、转型等多种途径，将部分城市二级医院改造为社区卫生服务机构、专科医院、老年护理和康复机构等；三是鼓励社会力量以出资新建、参与改制等多种形式投资医疗；四是公立医院资源丰富的城市，可选择部分公立医院引入社会资本进行

① 国务院办公厅：《关于城市公立医院综合改革试点指导意见的通知》。
② 国务院办公厅：《关于城市公立医院综合改革试点指导意见的通知》。

改制试点。[①]

7. 分级诊疗

分级诊疗主要在两点：一是到 2015 年底，预约转诊占公立医院门诊就诊量的比例要提高到 20% 以上，减少三级医院普通门诊就诊人次；二是完善与分级诊疗相适应的医保政策。至 2015 年底前，试点城市要结合分级诊疗工作推进情况，明确促进分级诊疗的医保支付政策。对没有按照转诊程序就医的，降低医保支付比例或按规定不予支付。适当拉开不同级别医疗机构的起付线和支付比例差距，对符合规定的转诊住院患者可以连续计算起付线。[②]

8. 队伍建设

专业人才队伍建设方面，城市公立医院要比县级公立医院要求更高，措施更细，主要做法是推进医教研协同发展，即通过实施住院医师规范化培训、积极扩大全科及儿科与精神科等急需紧缺专业的培训规模、推动三级综合医院设立全科医学科、推动建立专科医师规范化培训制度，加强骨干医生培养和临床重点专科建设。增强继续教育的针对性和有效性，强化职业综合素质教育和业务技术培训；加强院长职业培训；探索建立以需求为导向，以医德、能力、业绩为重点的人才评价体系。[③]

此外，城市公立医院综合改革试点还提出 2015 年具体任务：试点城市必须出台医疗服务价格改革方案；医保支付方式改革要覆盖区域内所有公立医院，并逐步覆盖所有医疗服务机构；试点城市实施临床路径管理的病例数要达到公立医院出院病例数的 30%，同步扩大按病种付费的病种数和住院患者按病种付费的覆盖面，实行按病种付费的病种不少于 100 个；试点城市要实施住院医师规范化培

---

① 国务院办公厅：《关于城市公立医院综合改革试点指导意见的通知》。

② 国务院办公厅：《关于城市公立医院综合改革试点指导意见的通知》。

③ 国务院办公厅：《关于城市公立医院综合改革试点指导意见的通知》。

训；到年底，预约转诊占公立医院门诊就诊量的比例要提高到20%以上，减少三级医院普通门诊就诊人次；试点城市要结合分级诊疗工作推进情况，明确促进分级诊疗的医保支付政策；实现行政区域内所有二级以上公立医院和80%以上的基层医疗卫生机构与区域平台对接；[①] 实现与国家药品电子监管系统对接，积极开展药品电子监管码核注核销；各试点城市基本完成所有二级以上医院信息化标准建设，60%的基层医疗卫生机构与上级医院建立远程医疗信息系统。[②]

同时，与县级公立医院以“公益性+医院运行绩效”为核心的评价标准不同，城市公立医院改革突出了以公益性为导向的考核评价机制；还通过落实三级公立医院总会计师制度，推进后勤服务社会化等措施，强化医院精细化管理。

三　药品集中招标制度改革

药品集中招标制度改革始于地方实践：1993年2月，河南省卫生厅发布《关于成立河南省药品器材采购咨询服务中心的通知》。随后，此项举措受到关注，并最终成为全国性动作，到药改时期的2000年初，国务院提出药品集中招标采购工作试点，该项改革启动。此后，2001年卫生部提出《医疗机构药品集中招标采购工作规范（试点）》，为此，国务院纠风办颁布《医疗机构药品集中招标采购监督管理暂行办法》等。在新医改开局之年的2009年，卫生部会同有关部门发布《关于进一步规范医疗机构药品集中采购工作的意见》，[③] 该意见明确了全面实行以政府为主导、以省为单位的网上药品集中采

① 国务院办公厅：《关于城市公立医院综合改革试点指导意见的通知》。

② 国务院办公厅：《关于城市公立医院综合改革试点指导意见的通知》。

③ 国务院办公厅：《关于全面推开县级公立医院综合改革的实施意见》。

购办法，并对减少药品流通环节、药品采购评价办法、规范集中采购药品目录和采购方式、规范医疗机构合理用药等提出要求。2010 年，卫生部发布《医疗机构药品集中采购工作规范》，对涉及集中采购的机构、制度建设、医疗机构、药品生产经营企业、采购目录和采购方式、采购程序、评价办法、专家库建设和管理、监督管理与申诉、不良记录管理等进行了规范。[①] 同年，国务院纠风办颁布《药品集中采购监督管理办法》，对药品集中采购的监督管理机构及职责，监督管理的对象、内容和方式，违法违规问题的处理等做出明确规定。2010 年底，国务院颁布《建立和规范政府办基层医疗机构基本药物采购机制指导意见》，围绕基本药物的质量、价格和供应三大核心要素，在采购方式、采购管理、采购支付以及药物配送等方面进行了安排。该指导意见的出台，标志着药物集中招标制度改革框架确立。同时，公立医院改革试点、县级公立医院综合改革试点、县级公立医院综合改革、城市公立医院综合改革试点等方案对集中采购也提出了明确要求。改革对治理药品流通领域商业贿赂、解决药价虚高问题、破除以药补医机制等发挥了有效作用。

2015 年是药品集中招标采购改革的重要一年，2 月 9 日，国办发〔2015〕7 号文《关于完善公立医院药品集中采购工作的指导意见》出台，6 月 11 日，国家卫计委出台《关于落实完善公立医院药品集中采购工作指导意见的通知》，改革进入新阶段，该指导意见指出："药品集中采购工作是深化医药卫生体制改革的重要内容和关键环节，对于加快公立医院改革，规范药品流通秩序，建立健全以基本药物制度为基础的药品供应保障体系具有重要意义。"[②] 并从总体思路和改革的主要内容两个方面进行了具体安排，其中改革的主要内容包

① 卫生部：《医疗机构药品集中采购工作规范》。

② 国务院办公厅：《关于完善公立医院药品集中采购工作的指导意见》。

括：实行药品分类采购、改进药款结算方式、加强药品配送管理、规范采购平台建设、强化综合监督管理、切实加强组织领导。

（一）总体思路

总体思路主要体现在三个方面：一是处理好政府与市场的关系，即实现市场的决定性作用和更好地发挥政府作用的有机统一；二是采购工作坚持以省（区、市）为单位的网上药品集中采购方向，实行一个平台、上下联动、公开透明、分类采购，采取招采合一、量价挂钩、双信封制、全程监控等措施，加强药品采购全过程综合监管，切实保障药品质量和供应；[①] 三是鼓励地方结合实际探索创新，进一步提高医院在药品采购中的参与度。[②] 破除以药补医机制，加快公立医院特别是县级公立医院改革。

（二）改革的主要内容

1. 实行药品分类采购

药品分五类采购，一是基本药物和非专利药品，医院是采购主体，采用双信封制，省级集中批量采购，并对带量采购和双信封评价办法提出具体举措或标准；并规定了以市为单位在省级药品集中采购平台上自行采购具体适用情形。二是部分专利药品、独家生产药品，建立采用公开透明、多方参与的价格谈判机制，医院按谈判结果采购药品。三是妇儿专科非专利药品、急（抢）救药品、基础输液、临床用量小的药品和常用低价药品，实行集中挂网、医院直接采购的办法。四是临床必需、用量小、市场供应短缺的药品，由国家招标定点生产、议价采购。五是麻醉药品、精神药品、防治传染病和寄生虫病

① 国务院办公厅：《关于完善公立医院药品集中采购工作的指导意见》。
② 国务院办公厅：《关于完善公立医院药品集中采购工作的指导意见》。

的免费用药、国家免疫规划疫苗、计划生育药品及中药饮片，按国家现行规定采购。[①]

该指导意见同时对汇总医院上报采购计划和预算、省际和跨区域联合采购、采购周期，以及新药上市采购等做出明确规定。

2. 改进药款结算方式

结算方式主要从加强药品购销合同管理、规范药品货款支付两个方面做出具体安排，做到合同采购、依法采购、足量采购；货款支付则鼓励省级集中采购、医院直接结算的方式。

3. 加强药品配送管理

明确药品生产企业是保障药品质量和供应的第一责任人。提出对偏远、交通不便地区药品配送的“远近结合、城乡联动”原则，统筹医院与基层医疗卫生机构的药品供应配送管理工作；鼓励探索县乡村一体化配送。对配送不及时、拒绝提供偏远地区配送服务的企业，该指导意见也提出原则性规定。

4. 规范采购平台建设

采购平台主要从人、财、物的支撑，数据共享，服务能力建设三个方面进行了安排，指出人、财、物的支持主体是省级人民政府；数据共享机制建设主要包括平台规范化建设标准，采购编码标准化，实现国家平台、省级平台以及医院、医保机构、价格部门之间数据互联互通、资源共享；平台应具备招标采购、配送管理、评价、统计分析、动态监管等能力以及药品流通环节信息分析能力等。

5. 强化综合监督管理

综合监督管理主要包括：加强医务人员合理用药培训和考核、发挥药师的用药指导作用，规范医生处方行为，切实减少不合理用药；选择短缺药品监测点，及时收集分析药品供求信息，强化短缺药品的

① 国务院办公厅：《关于完善公立医院药品集中采购工作的指导意见》。

检测和预警；将药品集中采购情况作为医院及其负责人的重要考核内容；加强对药品价格执行情况的监督检查，强化药品成本调查和市场价格监测，规范价格行为，保护患者合法权益；严格执行诚信记录和市场清退制度；全面推进信息公开，确保药品采购各环节在阳光下运行。

6. 切实加强组织领导

强调从落实各方责任、精心组织实施、加强廉政风险防范、做好舆论宣传引导四个方面，加强药品集中采购管理。

国家卫计委发布的《关于落实完善公立医院药品集中采购工作指导意见的通知》，对国务院的规定进行了细化，具体内容包括以下几点。

（1）合理确定药品采购范围

“由医院按照不低于上年度药品实际使用量的80%制订采购计划，药品采购预算一般不高于医院业务支出的25%～30%，报省级药品采购机构统一汇总。”①

（2）细化药品分类采购措施

省级药品采购机构根据全省（区、市）上一年度公立医院所有药品采购总金额，按照每个品规采购金额的百分比排序，将占比排序累计不低于80%且有3家及以上企业生产的基本药物和非专利药品纳入招标采购范围。对专利药品和独家生产药品实行谈判采购，建立公开透明、多方参与的价格谈判机制，② 实行国家和省级谈判联动。直接挂网采购药品包括妇儿专科非专利药品、急（抢）救药品、基础输液、常用低价药品以及暂不列入招标采购的药品，由省级药品采购机构将具备相应资质条件的企业集中挂网，医院直接与企业议

① 国家卫计委：《关于落实完善公立医院药品集中采购工作指导意见的通知》。

② 国家卫计委：《关于落实完善公立医院药品集中采购工作指导意见的通知》。

价采购。[①]

（3）坚持双信封招标制度

药品招标采购由生产企业直接投标，按照商务标书报价由低到高选择中标企业和候选中标企业。根据仿制药质量一致性评价技术要求，科学设定竞价分组，促进有效竞争，从严控制中标企业数量。明确各地开标时间统一集中在每年 11 月中下旬。

（4）改进医院药款结算管理

鼓励医院公开招标选择开户银行，通过互惠互利、集中开设银行账户，由银行提供相应药品周转金服务，缩短医院付款时间，降低企业融资成本和药品生产流通成本。医院将药品费用支出纳入预算管理，逐步实现药占比（不含中药饮片）总体降到 30%以下。

（5）完善药品供应配送管理

兼顾基层供应，鼓励县乡村一体化配送。加强考核督导和纠偏整改，建立和完善药品配送约谈、退出、处罚制约机制。强化短缺药品监测和预警。

（6）加快推进采购平台规范化建设

提高省级平台在药品招标采购、配送管理、在线支付结算、评价、统计分析、动态监管等方面的能力，为生产经营企业和医疗卫生机构提供全方位的服务，2015 年内所有省级平台与国家药品供应保障综合管理信息平台互联互通，为推进医院与药品生产企业直接结算药款、生产企业与配送企业结算配送费用创造条件。

（7）规范医院药品使用管理

要求各级公立医院基本药物使用要达到一定比例，重点跟踪监控辅助用药、医院超常使用的药品，明确医师处方权限，处方涉及贵重

---

① 国家卫计委：《关于落实完善公立医院药品集中采购工作指导意见的通知》。

药品时，应主动与患者沟通，规范用量，努力减轻急性、长期用药患者药品费用负担。开展以基本药物为重点的临床用药综合评价。探索药师网上药事服务。

（8）加强公立医院改革试点地区药品采购指导

试点城市要发挥示范作用，统筹推进医疗、医保、医药改革联动，实行阳光采购，在省级药品集中采购平台采购药品、在线交易。试点城市以市为单位自行采购的具体办法应上报国务院医改办备案。

（9）加强综合监管

对医院、药品生产配送企业分别明确监管要求。对于通过招标、谈判、定点生产等方式形成的采购价格，医院不得另行组织议价；对医院直接挂网采购药品的价格，要加强市场监测和跟踪，维护公平竞争的市场环境和秩序。规范和净化药品在医院内部的流通渠道，定期向社会公布在医院设立结算户头的药品经营企业名单。

四　大力提倡社会办医

社会办医与政府办医相对，被定位为政府办医的有益补充，是伴随着 1978 年国家改革开放政策发展起来的。从改革开放前十年的初步放开，允许个体开业行医合法存在；到后来近二十年的提倡发展，提出允许多渠道筹措社会资金用于卫生建设，允许部分企业医院改制为民营医院，允许采取股份制、股份合作制等形式兴办医院。[①]

新医改以来，国家在《关于深化医药卫生体制改革的意见》中，对推动公立医院改革等领域，均明确提出鼓励和引导社会资本发展医疗卫生事业；2010 年 9 月，国务院发布《关于进一步鼓励和引导社

① 金春林、王贤杰等：《我国社会办医政策回顾与分析》，《中国卫生政策研究》2014 年第 1 期。

会资本举办医疗机构意见的通知》；2013 年 9 月，国务院在《关于促进健康服务业发展的若干意见》中，将社会投资作为健康服务业发展的核心领域之一；2013 年 12 月，国家卫计委发布《关于加快发展社会办医的若干意见》。这些政策措施，从多角度鼓励和引导社会资本发展医疗卫生事业，形成投资主体多元化、投资方式多样化的办医体制，支持特许经营、公建民营、民办公助，并从社会办医规划、准入、财政投入、监管、扶持等方面出台优惠政策，促进社会办医事业发展。

2015 年 6 月，国务院发布《关于促进社会办医加快发展若干政策措施的通知》。在改革取得既有成效的基础上，该通知从进一步放款准入、拓宽融资渠道、促进资源流动和共享、优化发展环境四个方面提出措施。[①] 具体内容如下。

（一）坚持问题导向

一方面，着力消除阻碍社会办医疗机构发展的政策障碍，解决好“玻璃门”“弹簧门”等问题；另一方面，强化医疗安全，创新和完善监管机制，加强社会办医疗机构监管。对解决社会办医“进入难”的问题，通知提出了三条具体举措，一是清理规范医疗机构设立审批。全面清理、取消不合理的前置性审批事项，整合社会办医疗机构设置、执业许可等审批环节，进一步明确并缩短审批时限，不得新设前置审批事项或提高审批条件，不得限制社会办医疗机构的经营性质，鼓励有条件的地方为申办医疗机构相关手续提供一站式服务。完善社会办医疗机构设立审批的属地化管理。[②] 二是拓展社会办医发展空间。各地要定期公开公布区域内卫生资源配置情况，为社会办医预

① 国家发改委负责人就《关于促进社会办医加快发展的若干政策措施》答记者问，国家发改委网站，http://www.sdpc.gov.cn/。

② 国务院办公厅：《关于促进社会办医加快发展的若干政策措施》。

留床位和大型设备等资源配置空间，取消对社会办医疗机构的具体数量和地点限制。[①] 未公开公布规划的，不得以规划为由拒绝社会力量举办医疗机构或配置医疗设备。[②] 三是控制公立医院规模，规范公立医院改制。明确政府办医的范围和数量，落实政府投入责任，严格限制公立医院特需服务规模。[③] 有序引导和规范包括国有企业办医院在内的部分公立医院改制。推动国有企业办医院的分离移交或改制试点。[④]

（二）支持社会办医持续健康发展

一是减少运行审批限制。优化大型设备配置使用程序，重点考核机构人员资质与技术服务能力等指标。同时，促进大型设备共建共享，探索建立区域性检验检查中心，鼓励各医疗机构检验检查结果的互认和共享。二是加强财政资金扶持。提供基本医疗卫生服务的社会办非营利性医疗机构纳入同等补助政策，纳入政府购买服务范围，同等待遇获得政府补偿。鼓励地方探索建立对该类机构的激励机制。三是拓宽社会办医筹资渠道。通过特许经营、公建民营、民办公助等模式，支持社会力量举办非营利性医疗机构。鼓励设立地方健康产业投资基金，为社会办医疗机构提供帮助。支持相关社会办营利性医疗机构对接多层次资本市场，鼓励金融机构创新金融产品和服务方式，为社会办医提供服务。四是完善社会办医医保报销政策。医疗机构所有制性质不再是医保定点前置条件，服务能力不能成为社会办医疗机构纳入医保定点的障碍。规范各类医疗收费票据，细化各类医疗收费和票据使用与医保基金的结算办法。五是切实落实对社会办医的各项税

① 国务院办公厅：《关于促进社会办医加快发展的若干政策措施》。
② 国务院办公厅：《关于促进社会办医加快发展的若干政策措施》。
③ 国务院办公厅：《关于促进社会办医加快发展的若干政策措施》。
④ 国务院办公厅：《关于促进社会办医加快发展的若干政策措施》。

收和收费政策。对非营利性组织社会办医疗机构，免征企业所得税。社会办非营利性医疗机构与公立医疗机构执行相同的政府管理收费政策和标准。①

（三）提高社会办医疗机构的医疗服务和学术水平

一是加快推进医师多点执业。鼓励和规范医师在各医疗机构之间流动。要求各地对开展医师多点执业涉及的相关政策，尽快研究制订试点方案。鼓励探索区域注册和多点执业备案管理试点。二是鼓励探索各医疗机构合作的有效形式和具体途径。鼓励公立医疗机构为社会办医疗机构培养医务人员。鼓励社会力量通过医院管理集团等多种形式，参与公立医疗机构管理。三是鼓励社会办医疗机构引进新技术、开展新项目，提供特色诊疗服务，并在职称评定、科研课题招标和成果评价等方面与公立医疗机构享有同等待遇。四是支持社会办医疗机构参与各医学类行业协会、学术组织、职称评定和医疗机构评审委员会，保障社会办医疗机构医务人员享有担任与其学术水平和专业能力相适应的职务的机会。②

（四）保障医疗安全，规范服务行为

加强对社会办医疗机构负责人及有关管理人员培训；加强监管能力建设，严厉打击非法行医，严肃查处租借执业证照开设医疗机构和出租、承包科室等行为；加强医疗安全管理，引导参加医疗责任险；建立健全医疗机构及其从业人员信用记录，将其纳入国家统一的信用信息共享交换平台，对严重违规失信者依法采取行业禁入等惩戒措

---

① 国家发改委负责人就《关于促进社会办医加快发展的若干政策措施》答记者问，国家发改委网站，http：//www. sdpc. gov. cn/。

② 国家发改委负责人就《关于促进社会办医加快发展的若干政策措施》答记者问，国家发改委网站，http：//www. sdpc. gov. cn/。

施；完善医疗机构分类管理政策，出台非营利性医疗机构管理细则。①

新医改以来的六年，社会办医事业得到快速发展。据统计，非公立医疗机构的机构数、床位数、在岗职工数和服务量近年来获得不断增长。如到2014年第一季度，民营医院数量由2008年的5403家增长到11514家，增加了6111家，增长率达到113.1%，年增长率达到17.0%，占医院总量比例从27.4%增加到46.0%；预计到2015年，民营医院数量将达到13115家，占比提高到51.9%。同期公立医院占医院总量比例从2008年的72.6%减少到2014年第一季度的54.0%，2015年这一比例预期将降至50%以下。②

五　推进药品价格改革

自2000年以来，药价虚高问题逐步受到重视，政府指导价（最高零售限价）管理开始启动。这种最高限价且逐步降价的办法，对遏制药价的不合理上涨、防止药价虚高发挥了积极作用。但实行政府指导价控制药价，一方面不能准确反映市场变化，体现不出党的十八届三中全会市场决定性作用的改革要求；另一方面不符合药品集中采购改革要求；同时，历经十多年运行，政府控制药价办法的作用越来越弱。因此，从2009年开始，国家在药价形成机制改革、鼓励地方推进药价改革实践探索等方面进行了尝试，药改纠偏与创新稳步推进。以发挥市场作用、医保部门管理药价、发挥招标采购作用的改革

① 国家发改委负责人就《关于促进社会办医加快发展的若干政策措施》答记者问，国家发改委网站，http://www.sdpc.gov.cn/。

② 《关于加快社会办医的有关情况》，国家卫计委网站，http://www.nhfpc.gov.cn/；庄一强：《中国民营医院发展报告（2014）》，社会科学文献出版社，2014。相关数据根据以上两个文献整理。

方向呼之欲出。2014 年，在加强市场监测、分析的基础上，国家发改委首先放开医保目录中低价药品价格及非公立医院服务价格，并剑指非处方药、非医保的部分药品的价格改革。2015 年 5 月，国家发改委、国家卫计委等六部门联合发布《推进药品价格改革的意见》，药价改革进入深水区，政府的职能重心将实现从事前定价向事中事后监管转变，工作重点将从监管价格水平向监管价格行为转移。该意见的主要内容包括以下几点。

（一）总体要求

该意见要求："按照使市场在资源配置中起决定性作用和更好发挥政府作用的要求，逐步建立以市场为主导的药品价格形成机制，最大限度减少政府对药品价格的直接干预。坚持放管结合，强化价格、医保、招标采购等政策的衔接，充分发挥市场机制作用，同步强化医药费用和价格行为综合监管，有效规范药品市场价格行为，促进药品市场价格保持合理水平。"①

（二）改革药品价格形成机制

该意见要求："除麻醉药品和第一类精神药品外，取消药品政府定价，完善药品采购机制，发挥医保控费作用，药品实际交易价格主要由市场竞争形成。"② 根据药品的不同类别，其价格形成机制如下：①医保基金支付的药品，由医保部门会同有关部门拟定医保药品支付标准制定的程序、依据、方法等规则，探索建立引导药品价格合理形成的机制；②专利药品、独家生产药品，建立公开透明、多方参与的谈判机制形成价格；③医保目录外的血液制品、国家统一采购的预防

① 国家发改委等：《推进药品价格改革的意见》。
② 国家发改委等：《推进药品价格改革的意见》。

免疫药品、国家免费艾滋病抗病毒治疗药品和避孕药具，通过招标采购或谈判形成价格；④麻醉药品和第一类精神药品，仍暂时实行最高出厂价格和最高零售价格管理；⑤其他药品，由生产经营者依据生产经营成本和市场供求情况，自主制定价格。[①]

（三）强化医药费用和价格行为综合监管

取消药品政府定价后，药品价格主要依靠市场机制形成，政府依然要对药品价格进行监管，只是监管方式和方法与以往有很大的不同。该意见要求的监管措施主要有以下几个方面，①完善药品采购机制。卫生计生部门要按照规范公立医院和基层医疗卫生机构药品采购的相关要求和措施，坚持药品集中采购方向，根据药品特性和市场竞争情况，实行分类采购，促进市场竞争，合理确定药品采购价格。要调动医疗机构、药品生产经营企业、医保经办机构等多方参与积极性，引导各类市场主体有序竞争。②强化医保控费作用。医保部门要会同有关部门，在调查药品实际市场交易价格基础上，综合考虑医保基金和患者承受能力等因素制定医保药品支付标准。做好医保、招标采购政策的衔接配合，促进医疗机构和零售药店主动降低采购价格。定点医疗机构和药店应向医保、价格等部门提交药品实际采购价格、零售价格以及采购数量等信息。同步推进医保支付方式改革，建立医疗机构合理用药、合理诊疗的内在激励机制，减轻患者费用负担。③强化医疗行为监管。卫生计生部门要建立科学合理的考核奖惩制度，加强医疗机构诊疗行为管理，控制不合理使用药品医疗器械以及过度检查和诊疗，强化医药费用控制。要逐步公开医疗机构诊疗门（急）诊次均费用、住院床日费用、检查检验收入占比等指标，并纳入医疗机构目标管理责任制和绩效考核目标。加快药品供应保障信息

① 国家发改委等：《推进药品价格改革的意见》。

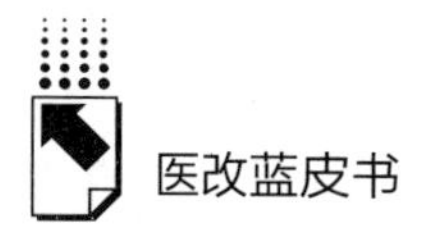

平台建设，促进价格信息公开。④强化价格行为监管。价格主管部门要通过制定药品价格行为规则，指导生产经营者遵循公平、合法和诚实信用的原则合理制定价格，规范药品市场价格行为，保护患者合法权益。要健全药品价格监测体系，探索建立跨部门统一的信息平台，掌握真实交易价格数据，重点做好竞争不充分药品出厂（口岸）价格、实际购销价格的监测和信息发布工作，对价格变动频繁、变动幅度较大，或者与国际价格、同类品种价格以及不同地区间价格存在较大差异的，要及时研究分析，必要时开展成本价格专项调查。对价格欺诈、价格串通和垄断行为，依法严肃查处。[①]

该意见还要求加强组织实施药品价格改革措施，各地制定具体实施细则，建立药品价格改革评估机制，关注改革后药品价格和医药费用变化情况，对改革中出现的新问题要及时研究，提出解决措施。

六　医保支付制度改革

20 世纪 90 年代，以江苏省镇江市为代表的“两江试点”，率先开启了医保支付改革试点。进入 21 世纪的前十年，上海市逐渐形成了以总额预付为主体的按服务项目付费、部分住院病种按病种付费等多种支付方式并存的混合医保支付模式。随着药价市场化改革的推进，医保控费角色越来越重要，医保支付进一步改革已是箭在弦上，医保支付改革甚至被看作深化新医改的新目标，政府部门和有关专家也坦言：医保支付改革是医改的核心。2011 年，国务院印发《2011 年公立医院改革试点工作安排的通知》，对医保支付改革做出可测量的安排；同年，人社部印发《关于进一步推进医疗保险付费方式改革的意见》，“提出付费方式改革的任务目标和原则，并要求从基金

① 国家发改委等：《推进药品价格改革的意见》。

预算管理、医保制度改革、谈判机制、医保费用质量监控标准体系等多个方面、立体式推进此项改革”。[①]

2014 年，医保支付改革的主要任务是：“总结地方开展医保支付制度改革的经验，完善医保付费总额控制，加快推进支付方式改革，建立健全医保对医疗服务行为的激励约束机制。重点配合试点县（市）和试点城市的公立医院改革完善支付制度改革。积极推动建立医保经办机构与医疗机构、药品供应商的谈判机制和购买服务的付费机制。”[②]

2015 年的医保支付改革，要“充分发挥基本医保的基础性作用，强化医保基金收支预算。因地制宜选择与当地医疗保险和卫生管理现状相匹配的付费方式，不断提高医疗保险付费方式的科学性，提高基金绩效和管理效率。推行以按病种付费为主，按人头付费、按服务单元付费等复合型付费方式。支付方式改革要覆盖县域内和试点城市区域内所有公立医院，并逐步覆盖所有医疗服务。建立和完善医保经办机构和定点医疗机构之间的谈判协商机制与风险分担机制。研究完善深化医保支付方式改革的政策措施。出台药品医保支付标准制定的程序、依据、办法等规则。逐步将医保对医疗机构服务监管延伸到对医务人员服务行为的监管”。[③]

（一）任务目标与基本原则

《关于进一步推进医疗保险付费方式改革的意见》提出推进付费方式改革的任务目标是：“结合基金收支预算管理加强总额控制，探索总额预付。在此基础上，结合门诊统筹开展探索按人头付费，结合住院门诊大病的保障探索按病种付费。建立和完善医疗保险经办机构与医疗机构的谈判协商机制与风险分担机制，逐步形成与基本医疗保

① 人社部：《关于进一步推进医疗保险付费方式改革的意见》。

② 国务院：《深化医药卫生体制改革 2014 年重点工作任务》。

③ 国务院：《深化医药卫生体制改革 2014 年工作总结和 2015 年重点工作任务》。

险制度发展相适应，激励与约束并重的支付制度。”①

《关于进一步推进医疗保险付费方式改革的意见》要求把握以下基本原则：“一是保障基本，保障参保人员的基本医疗待遇。二是建立机制。要建立医疗保险经办机构和医疗机构之间的谈判协商机制和风险分担机制。三是加强管理。要针对不同付费方式特点，完善监督考核办法，在费用控制的基础上加强对医疗服务的质量控制。四是因地制宜。要从实际出发，积极探索，勇于创新，不断总结经验，完善医疗保险基金支付办法。”②

（二）付费总额控制

《关于进一步推进医疗保险付费方式改革的意见》要求各地对医保费用的支付要根据基金收支预算实行总额控制，探索总额预付办法。具体方法按照以下进行：“各地要按照基金支出总额，确定对每一种付费方式的总额控制指标，根据不同定点医疗机构级别、类别、特点以及承担的服务量等因素，落实到每一个定点医疗机构，以及每一结算周期，并体现在医保经办机构和定点医疗机构的协议中。医保经办机构要根据协议的规定，按时足额向定点医疗机构支付费用。同时，根据基金能力和结算周期，明确预拨定点医疗机构周转金的条件和金额。”③

（三）探索多种付费办法

1. 门诊医疗费用的支付方法

门诊医疗费用的支付，探索实行以按人头付费为主的付费方式。实行按人头付费必须明确门诊统筹基本医疗服务包，首先保障参保人

---

① 人社部：《关于进一步推进医疗保险付费方式改革的意见》。

② 人社部：《关于进一步推进医疗保险付费方式改革的意见》。

③ 人社部：《关于进一步推进医疗保险付费方式改革的意见》。

员基本医疗保险甲类药品、一般诊疗费和其他必需的基层医疗服务费用的支付。要通过签订定点服务协议，将门诊统筹基本医疗服务包列入定点服务协议内容，落实签约定点基层医疗机构或全科医生的保障责任。

2. 住院及门诊大病医疗费用的支付方法

此种情况要探索实行以按病种付费为主的付费方式。按病种付费可从单一病种起步，优先选择临床路径明确、并发症少、诊疗技术成熟、质量可控且费用稳定的常见病、多发病。同时，兼顾儿童白血病、先天性心脏病等当前有重大社会影响的疾病。具体病种由各地根据实际组织专家论证后确定。有条件的地区可逐步探索按病种分组付费的办法。生育保险住院分娩（包括顺产、器械产、剖宫产）医疗费用，原则上要按病种付费的方式，由经办机构与医疗机构直接结算。暂不具备实行按人头或按病种付费的地方，作为过渡方式，可以结合基金预算管理，将现行的按项目付费方式改为总额控制下的按平均定额付费方式。①

（四）如何通过谈判机制科学、合理地确定付费标准

通过谈判机制确定的付费标准，也应在调查测算的基础上确定。具体的确定办法可以是：对改革前 3 年定点医疗机构的费用数据进行测算，了解掌握不同医疗机构参保人员就医分布以及费用支出水平。在此基础上，根据医保基金总体支付能力和现行医保支付政策，确定医保基础付费标准。要以基础付费标准为参照，通过经办机构与定点医疗机构的谈判协商，根据定点医疗机构的服务内容、服务能力以及所承担医疗保险的服务量，确定不同类型、不同级别医疗机构的具体付费标准。同时，综合考虑经济社会发展、医疗服务提供能力、适宜

① 人社部：《关于进一步推进医疗保险付费方式改革的意见》。

技术服务利用、消费价格指数和医药价格变动等因素，建立付费标准动态调整机制。[①]

（五）建立完善医疗保险费用质量监控标准体系

《关于进一步推进医疗保险付费方式改革的意见》要求建立健全医疗保险服务监控标准体系。具体要求为，针对不同付费方式特点分类确定监控指标。医保机构与定点医院的协议中，应包括定点医疗机构执行相应的出入院标准，确定住院率、转诊转院率、次均费用、参保人自费项目费用比例以及医疗服务质量、临床路径管理、合理用药情况等方面的技术控制标准。[②]

不同付费方式需要监管的重点环节是不一样的：采取按人头付费的，重点防范减少服务内容、降低服务标准等行为；采取按病种付费的，重点防范诊断升级、分解住院等行为；采取总额预付的，重点防范服务提供不足、推诿重症患者等行为。[③]

对定点医疗机构的监督检查方法，通过引入参保人满意度调查、同行评议等评价方式，完善考核评价办法。也可以采用现代信息技术，查找不同付费方式的风险点并设置阈值，强化对医疗行为和医疗费用的监控，并总结风险规律，建立诚信档案。要将监测、考评和监督检查的结果与医保实际付费挂钩。[④]

七　整合城乡基本医疗保险制度

2003 年，我国针对农村人口建立了新型农村合作医疗（以下简

---

① 人社部：《关于进一步推进医疗保险付费方式改革的意见》。

② 人社部：《关于进一步推进医疗保险付费方式改革的意见》。

③ 人社部：《关于进一步推进医疗保险付费方式改革的意见》。

④ 人社部：《关于进一步推进医疗保险付费方式改革的意见》。

称“新农合”），2007 年针对城镇非就业人口建立了城镇居民基本医疗保险（以下简称“城镇居民医保”）制度。虽然这两项医保制度覆盖范围不断扩大，保障水平也稳步提高，对于健全全民基本医保体系发挥了重要作用。[①] 但这种在城乡二元体制下设立两项医保制度，其负面作用开始显现，重复参保、重复投入、保障能力不够等问题日益显现。经过这些年的运行与经验总结，到了建立统一的城乡居民基本医疗保险（以下简称“城乡居民医保”）制度的时候了。[②]

在建立全国统一的城乡医保制度之前，一些省、市、县开始探索城乡居民医保制度的整合方法。首先要理顺行政管理体制，一般按照“先归口、后整合”的路径进行，统一政策的原则为“筹资就低不就高、待遇就高不就低、目录就宽不就窄”，以“一制多档、筹资与待遇相衔接”的方式逐步过渡，为在全国统一医保积累了经验。[③]

2016 年 1 月 3 日，国务院发布《关于整合城乡居民基本医疗保险制度的意见》（国发〔2016〕3 号），要求城乡居民基本医疗保险制度进行改革，改革的总体要求是：按照全覆盖、保基本、多层次、可持续的方针，加强统筹协调与顶层设计，遵循先易后难、循序渐进的原则，从完善政策入手，推进城镇居民医保和新农合制度整合，逐步在全国范围内建立起统一的城乡居民医保制度，使保障更加公平、管理服务更加规范、医疗资源利用更加有效，促进全民医保体系持续健康发展。[④]

整合城乡基本医疗保险制度，是我国深化医疗卫生体制改革的必然要求，所以，要建立一个城乡统一的医保体系。按照意见要求，这次统一城乡医保要突出医保、医疗、医药三医联动，涉及系统性的改

① 国务院：《关于整合城乡居民基本医疗保险制度的意见》。
② 国务院：《关于整合城乡居民基本医疗保险制度的意见》。
③ 国务院：《关于整合城乡居民基本医疗保险制度的意见》。
④ 国务院：《关于整合城乡居民基本医疗保险制度的意见》。

革，同时，要对基本医保、大病保险、医疗救助、疾病应急救助、商业健康保险等进行统合与衔接。[①] 考虑到我国各地经济水平的不平衡，城乡居民的负担能力不一样，统一医疗保险制度时，还要考虑到逐步缩小城乡差距和地区差异，使城乡居民能够公平享有基本医保待遇。[②] 统一城乡医保还要考虑到医保基金的管理体制改革，需要创新管理体制与机制，实行管办分开，推进医保基金支付方式的改革，提升医保资金使用效率。尽可能地发挥市场机制作用，动员社会力量参与基本医保服务。[③]

整合城乡基本医保的政策体现在“六个统一”，①统一覆盖范围。城乡居民医保制度覆盖范围除职工基本医疗保险应参保人员以外的其他所有城乡居民。②统一筹资政策。继续以个人缴费与政府补助相结合的筹资方式为主。各地要统筹考虑城乡居民医保与大病保险保障需求，按照基金收支平衡的原则，合理确定城乡统一的筹资标准。现有城镇居民医保和新农合个人缴费标准差距较大的地区，可采取差别缴费的办法，利用2～3年时间逐步过渡。整合后的实际人均筹资和个人缴费不得低于现有水平。完善筹资动态调整机制。这种动态调整机制包括：要与经济社会发展水平、各方承受能力相适应；个人缴费标准与城乡居民人均可支配收入相衔接；政府与个人的筹资责任相协调。③统一保障待遇。逐步统一城乡居民的保障范围和支付标准，提供公平的基本医疗保障。医保基金主要用于支付参保人员发生的住院和门诊医药费用。政策范围内住院费用支付比例保持在75%左右。④统一医保目录。统一城乡居民医保药品目录和医疗服务项目目录，明确药品和医疗服务支付范围。⑤统一定点管理。统一城乡居民医保定点机构管理办法，强化定点服务协议管理，建立健全考核评价机制

① 国务院：《关于整合城乡居民基本医疗保险制度的意见》。

② 国务院：《关于整合城乡居民基本医疗保险制度的意见》。

③ 国务院：《关于整合城乡居民基本医疗保险制度的意见》。

和动态的准入退出机制。对非公立医疗机构与公立医疗机构实行同等的定点管理政策。⑥统一基金管理。城乡居民医保执行国家统一的基金财务制度、会计制度和基金预决算管理制度。城乡居民医保基金纳入财政专户，实行“收支两条线”管理。[①]

按照意见的要求，要提高城乡医保的统筹层次，原则上实行市（地）级统筹，并鼓励有条件的地区实行省级统筹。[②] 同时，要做好医保关系转移接续和异地就医结算服务，方便城乡居民的异地就医与医保报销。充分利用现代信息技术，对现有的信息系统进行整合，促进城乡居民医保信息系统与定点机构信息系统、医疗救助信息系统的业务协同和信息共享。[③]

医保支付方式的改革也是意见所要求的内容。推进按人头付费、按病种付费、按床日付费、总额预付等多种付费方式相结合的复合支付方式改革，建立健全医保经办机构与医疗机构及药品供应商的谈判协商机制和风险分担机制，推动形成合理的医保支付标准，引导定点医疗机构规范服务行为，控制医疗费用不合理增长。[④] 医保经办机构可以与药品供应商谈判协商，意味着现行的由省级统一进行药品招标后，医保经办机构还可以与药品供应商二次议价。这一规定预示着现行的省级统一药品集中招标制度面临改革。

意见还要求通过医保支付制度的改革促进分级诊疗体系的建立。参保居民与基层医疗机构及全科医师开展签约服务后，医保经办机构可以制定差别化的支付政策，以推进分级诊疗制度建设，从而形成“基层首诊、双向转诊、急慢分治、上下联动”的就医新秩序。[⑤]

① 国务院：《关于整合城乡居民基本医疗保险制度的意见》。
② 国务院：《关于整合城乡居民基本医疗保险制度的意见》。
③ 国务院：《关于整合城乡居民基本医疗保险制度的意见》。
④ 国务院：《关于整合城乡居民基本医疗保险制度的意见》。
⑤ 国务院：《关于整合城乡居民基本医疗保险制度的意见》。

意见要求各省（区、市）要于2016年6月底前对整合城乡居民医保工作做出规划和部署，明确时间表及路线图。[①] 各统筹地区要于2016年12月底前出台具体实施方案。

八　建立城乡居民大病保险制度

2015年8月2日，国务院办公厅发布《关于全面实施城乡居民大病保险的意见》（以下简称《意见》）。《意见》认为，城乡居民大病保险（以下简称"大病保险"）是我国基本医疗保障制度的拓展和延伸，是对大病患者发生的高额医疗费用给予进一步保障的一项新的制度性安排。[②]

为了建立大病医疗保险制度，2012年国家发改委等6部门发布《关于开展城乡居民大病保险工作的指导意见》（发改社会〔2012〕2605号）（以下简称《指导意见》），要求各地把开展大病保险作为深化医改的一项重要任务来抓。截至2015年8月，31个省（区、市）均已开展试点工作，北京等16个省（区、市）已经全面推开，覆盖约7亿人口。实施大病保险之后，大病患者实际报销比例在基本医保报销的基础上提高了10~15个百分点，有效地缓解了因病致贫、因病返贫的问题，推动了医保、医疗、医药的联动改革。即使如此，大病保险依然是全民医保体系建设当中的一块"短板"。根据2015年李克强总理做的政府工作报告的要求，2015年要全面实施大病保险。《国务院办公厅关于印发深化医药卫生体制改革2014年工作总结和2015年重点工作任务的通知》（国办发〔2015〕34号）要求由国务院医改办、人力资源和社会保障部、国家卫生计生

---

① 国务院：《关于整合城乡居民基本医疗保险制度的意见》。

② 国务院：《关于整合城乡居民基本医疗保险制度的意见》。

委、中国保监会负责制定全面实施城乡居民大病保险制度的指导性文件。

《意见》提出全面实施大病保险的目标是："2015 年底前，大病保险覆盖所有城乡居民基本医保参保人群，大病患者看病就医负担有效减轻。到 2017 年，建立起比较完善的大病保险制度，与医疗救助等制度紧密衔接，共同发挥托底保障功能，有效防止发生家庭灾难性医疗支出，城乡居民医疗保障的公平性得到显著提升。"[①]

关于大病保险的筹资机制，《意见》要求"各地做好资金测算，测算需要考虑的因素包括：当地的经济社会发展水平、患大病发生的高额医疗费用情况、基本医保筹资能力、支付水平，以及大病保险保障水平等。"[②] 为了确保大病保险资金的稳定来源，《意见》要求："从城乡居民基本医保基金中划出一定比例或额度作为大病保险资金。城乡居民基本医保基金有结余的地区，利用结余筹集大病保险资金；结余不足或没有结余的地区，在年度筹集的基金中予以安排。"[③] 大病保险原则上实行市（地）级统筹。

《意见》要求大病保险要全面覆盖城乡居民。大病保险的保障对象为城乡居民基本医保参保人，保障范围与城乡居民基本医保相衔接。参保人患大病发生高额医疗费用时，由大病保险对经城乡居民基本医保按规定支付后个人负担的合规医疗费用给予保障。[④] 关于高额医疗费用的计算，可以个人年度累计负担的合规医疗费用超过当地统计部门公布的上一年度城镇居民、农村居民年人均可支配收入作为主要测算依据。根据城乡居民收入的变化情况，建立动态调整机制，研究细化大病的科学界定标准，具体由地方政府根据实际情况确定。合

① 国务院办公厅：《关于全面实施城乡居民大病保险的意见》。

② 国务院办公厅：《关于全面实施城乡居民大病保险的意见》。

③ 国务院办公厅：《关于全面实施城乡居民大病保险的意见》。

④ 国务院办公厅：《关于全面实施城乡居民大病保险的意见》。

规医疗费用的具体范围由各省（区、市）和新疆生产建设兵团结合实际分别确定。①

《意见》要求逐步提高大病保险的支付比例。“2015 年大病保险支付比例应达到 50% 以上，随着大病保险筹资能力、管理水平不断提高，进一步提高支付比例，更有效地减轻个人医疗费用负担。按照医疗费用高低分段制订大病保险支付比例，医疗费用越高支付比例越高。鼓励地方探索向困难群体适当倾斜的具体办法，努力提高大病保险制度托底保障的精准性。”②

从试点的情况来看，参保新农合的群众补偿水平不断提高、受益面不断扩大。以福建漳州为例，大病保险政策实施三年来，累计提供保险补偿金额 3.38 亿元，受益患者达 4.4 万人次。统筹标准，从 2013 年人均 17 元提高到 2015 年人均 43 元，新农合大病补充基金大幅度增长，筹集标准的提高意味着保障能力的增强；农民的大病报销比例和报销范围都发生了很大的变化：保险起付线由实施前的 1.5 万元下调为 9000 元，最高赔付比例达 80%，年度报销最高封顶额由改革前的 25 万元上升到 40 万元；将恶性肿瘤放化疗、重度尿毒症透析等 10 类可在门诊后续治疗的重特大门诊特殊病种纳入大病补充补偿范围，与住院享有同等待遇。农民大病医疗费用负担大大减轻，“因病致贫、因病返贫”等问题得到有效缓解。③

九　大力推进平安医院建设

关于医患纠纷，中国人发明了一个词——“医闹”。按照百度词条，“医闹”是指“医疗纠纷的患者方，与患者家属一起，采取各种

① 国务院办公厅：《关于全面实施城乡居民大病保险的意见》。

② 国务院办公厅：《关于全面实施城乡居民大病保险的意见》。

③ 钟自伟：《漳州，农民看大病有了双保险》，《人民日报》2016 年 3 月 30 日。

途径以严重妨碍医疗秩序、扩大事态、给医院造成负面影响的形式给医院施加压力从中牟利的行为”。[①]“医闹”采取的方式有：在医院设灵堂，打砸财物，设置障碍阻挡患者就医，或者殴打医护人员，跟随医务人员，或者在诊室、医师办公室、领导办公室内滞留等。[②]由于“医闹”不是一个严格意义上的法律用语，上述所界定的含义恐怕也不一定准确。

早在2006年7月10日，时任卫生部发言人毛群安就“医闹”行为发表评论说，“医闹”是一种违法行为。2012年4月30日，卫生部和公安部联合发出《关于维护医疗机构秩序的通告》，明确警方将依据治安管理处罚法，对“医闹”等予以处罚，乃至追究刑事责任。通告第七条规定：“有下列违反治安管理行为之一的，由公安机关依据《中华人民共和国治安管理处罚法》予以处罚；构成犯罪的，依法追究刑事责任：（一）在医疗机构焚烧纸钱、摆设灵堂、摆放花圈、违规停尸、聚众滋事的；（二）在医疗机构内寻衅滋事的；（三）非法携带易燃、易爆危险物品和管制器具进入医疗机构的；（四）侮辱、威胁、恐吓、故意伤害医务人员或者非法限制医务人员人身自由的；（五）在医疗机构内故意损毁或者盗窃、抢夺公私财物的；（六）倒卖医疗机构挂号凭证的；（七）其他扰乱医疗机构正常秩序的行为。”[③]

随后，多个政府相关部门连续出台治理医闹违法行为的措施，国家卫生计生委和公安部于2013年10月12日联合发文《关于加强医院安全防范系统建设指导意见》，认为涉医的违法犯罪活动之所以在医院里发生，说明医院的安全防范工作存在不少问题和薄弱环节。指

① 百度百科。

② 沈忆勇、梁玉莲、吴镁凡：《“手术签字制度”的法律思考》，《企业家天地》（理论版）2010年12月25日。

③ 卫生部、公安部：《关于维护医疗机构秩序的通告》。

导意见要求，医院应当结合实际情况，完善医院安全防范系统日常管理制度和医务人员安全防范制度，健全门卫值守、值班巡查和财务、药品、危险品存放等安全管理制度。[①] 医院要建立应急处置机制。完善重大医疗安全突发事件应急处置机制和预案，实现警医联动，做好信息上报，加强舆情引导，规范舆情发布，密切监测舆情，防止恶性突发事件升级，确保恶性突发事件的及时、有效处置。[②] 指导意见还详细设计了人防系统建设要求，关于保卫队伍建设，按照不低于在岗医务人员总数的3%或20张病床1名保安或日均门诊量的3‰的标准配备。[③] 对保卫、保安人员培训和守护巡查管理进行了规定。对物防系统和技防系统建设更是设立了详细的标准。

指导意见还要求医院做好投诉管理工作。医院要根据《医院投诉管理办法（试行）》的要求，设立医患关系办公室或指定部门统一承担医院投诉管理工作，通过开设接待窗口、席位等形式，建立畅通、便捷的投诉渠道，认真落实"首诉负责制"，在第一时间受理患者投诉，疏导理顺患者情绪，从源头上妥善化解医患矛盾。[④] 要求建立涉医案事件防范联动机制："医院的院长办公室、医务、保卫等部门要建立涉医案事件联动机制，对尚未化解的医患纠纷要及时会商研判，对可能发生个人极端行为、风险程度高的科室要布置保卫力量重点值守、巡控，严防发生案事件。医院在工作中发现的有可能造成现实危害的情况和可疑人员要及时报告属地卫生（卫生计生）行政部门和公安机关。公安机关要与医院建立联系机制，及时会同医院有关部门梳理排查可能影响医院安全的案事件苗头，指导医院落实预警防

① 国家卫生计生委、公安部：《关于加强医院安全防范系统建设指导意见》。
② 国家卫生计生委、公安部：《关于加强医院安全防范系统建设指导意见》。
③ 国家卫生计生委、公安部：《关于加强医院安全防范系统建设指导意见》。
④ 国家卫生计生委、公安部：《关于加强医院安全防范系统建设指导意见》。

范措施。对发生的各类案事件，要迅速出警，依法予以查处。”①

国家卫生计生委办公厅2014年4月21日发布《关于认真落实公安机关维护医疗机构治安秩序六条措施的通知》，通知要求，各个医疗机构要积极配合公安机关打击涉医违法犯罪活动，维护正常医疗秩序；建立健全警医联动机制；加强内部安全防范系统建设；加强医疗机构内部矛盾纠纷隐患排查；完善医患沟通制度，提高医疗服务水平。

公安部印发了《公安机关维护医疗机构治安秩序六条措施》（公治〔2014〕128号）。六条措施包括：①要打击暴力伤医违法犯罪行为，这些犯罪行为是指“侮辱、威胁、殴打医务人员，非法限制医务人员人身自由等”；②要果断处置扰乱医疗机构正常秩序行为，这些行为是指在医疗机构焚烧纸钱、摆设灵堂、摆放花圈、聚众滋事堵塞大门、扰乱医疗秩序和在医疗机构违规停尸；③要查处携带管制器具进入医疗机构，管制器具之外还包括斧头、菜刀、棍棒、易燃易爆等危险物品；④完善警力机构设置，二级以上医院一律作为巡逻必到点，有条件的要设立警务室；三级医院必须设立警务室；⑤采取切实措施解决医患纠纷，在二级以上医院开展医患纠纷摸排，对矛盾纠纷突出的医院，一律建立专门机构负责接受患者诉求，跟踪问题处理结果；⑥协助医疗机构建立安保系统，二级以上医院一律按规定配足配强保安员，指导开展技能培训，加强医院巡逻守护。②

为了进一步打击违法犯罪行为，遏制由医患纠纷演变为刑事案件的趋势，2015年8月29日，十二届全国人大常委会第十六次会议通过了刑法修正案（九），将《刑法》第二百九十条第一款修改为：“聚众扰乱社会秩序，情节严重，致使工作、生产、营业和教学、科

① 国家卫生计生委、公安部：《关于加强医院安全防范系统建设指导意见》。

② 公安部：《公安机关维护医疗机构治安秩序六条措施》。

研、医疗无法进行，造成严重损失的，对首要分子，处三年以上七年以下有期徒刑；对其他积极参加的，处三年以下有期徒刑、拘役、管制或者剥夺政治权利。”① 这意味着“医闹”情节严重者，可能触犯刑法。

医疗纠纷以及“医闹”，要从源头上治理，需要国家相关部门的密切配合，进行综合治理。国家卫生计生委、中央综治办、公安部、司法部四部委于2016年3月30日发文《关于进一步做好维护医疗秩序工作的通知》（国卫医发〔2016〕10号），提出了坚决打击涉医违法犯罪维护医院良好秩序的要求。首先要严厉打击伤害医务人员的违法犯罪。各地公安机关要始终保持对涉医违法犯罪的严打高压态势，要严格按照《公安机关维护医疗机构治安秩序六条措施》的要求，对各类伤医、闹医等违法犯罪活动依法果断处置，当场查证，严厉打击，特别是对暴力伤害医务人员或者非法限制医务人员人身自由等违法犯罪行为，必须坚决果断制止，依法予以治安管理处罚或追究刑事责任，不得拖延、降格处理。②

通知针对“医闹”等扰序行为，根据刑法修正案（九）的规定，对聚众扰乱社会秩序致使医疗无法进行，造成严重损失的不法分子，要依法追究刑事责任。各地公安机关要对在医疗机构聚众滋事，严重影响医疗机构正常秩序的行为坚决果断依法制止，对挑头和主要人员要强制带离现场，依法严肃查处，对其他聚集人员要加强教育，并对其个人身份信息进行登记掌握。滋事扰序人员违法行为未得到制止之前，公安机关不得进行案件调解。③ 要求加强医院及周边巡逻防控措

① 《中华人民共和国刑法》。

② 国家卫生计生委、中央综治办、公安部、司法部：《关于进一步做好维护医疗秩序工作的通知》。

③ 国家卫生计生委、中央综治办、公安部、司法部：《关于进一步做好维护医疗秩序工作的通知》。

施。公安机关要加强对医院及周边的秩序维护工作，调整警力部署，加大对违法行为的震慑力度。

通知要求相关部门切实提高涉医事件现场处置能力。为了防止医患纠纷闹大，做好前期处置工作十分重要。医疗机构要早介入、早处理。对威胁、恐吓、侮辱医务人员的，要坚决依法制止，并迅速报警；对“医闹”等聚众滋事的行为要采取果断措施，维护现场秩序，防止事态扩大；对故意伤害医务人员的，要采取强有力的措施，有效制止犯罪活动，依法控制犯罪嫌疑人，及时移交公安机关。①

通知要求，在健全警医联动机制的同时，及时做好医疗纠纷调处工作，并明确“医疗纠纷责任未认定前，医疗机构不得赔钱息事。”②

通知规定一系列针对在医院违法行为的惩处办法之后，要求医院进一步加强医疗服务与质量安全管理，从源头上防范医患纠纷的发生。这些措施包括优化服务流程，改善医疗服务，加强医患沟通，构建共同参与型医患关系。大型医院全面开展预约诊疗服务，通过现场预约、复诊预约以及网络预约、电话预约等形式，严格落实实名制预约挂号制度，加强号源、床位等医疗资源管理，维护公平就医秩序。③

医患纠纷案事件发生之后，有关部门还要做好信息发布工作，这样才能引导社会舆论，及时平息事态，防止事态的进一步扩大，对于有较大影响的涉医案事件，属地卫生计生行政部门会同公安机关发布信息。对于恶意炒作引起社会不良影响的，医疗机构应当向有关部门

① 国家卫生计生委、中央综治办、公安部、司法部：《关于进一步做好维护医疗秩序工作的通知》。

② 国家卫生计生委、中央综治办、公安部、司法部：《关于进一步做好维护医疗秩序工作的通知》。

③ 国家卫生计生委、中央综治办、公安部、司法部：《关于进一步做好维护医疗秩序工作的通知》。

反映，依法维权。各级卫生计生行政部门应当会同公安机关对典型案件集中曝光，震慑犯罪、教育群众。[①]

十　控制公立医院医疗费用不合理增长

2015年10月27日，国家卫生计生委、国家发改委、财政部、人力资源和社会保障部、国家中医药管理局发布了经国务院同意的《关于控制公立医院医疗费用不合理增长的若干意见》（以下简称《控费意见》）。

新医改政策自实施以来，一直将群众反映强烈的“看病贵、看病难”问题作为改革的重要目标，但实际上，囿于各种因素，如药品原材料价格的上涨、医疗服务价格的调整、医疗服务需求的升级等，医疗费用上涨仍然过快。医药费用上涨既有这些合理的因素的影响，也有不合理的因素的影响，不合理的因素包括城市公立医院的费用在医药费用总量中占比较大，医疗服务量尤其是住院服务量增长较快，药品、大型医用设备检查治疗和医用耗材收入占比较高等。[②] 因此，控制公立医院不合理医疗费用增长的手段就是调整医药费用结构、控制医药费用的不合理增长。

（一）费用控制的总体要求与主要目标

《控费意见》提出的总体要求是：将控制公立医院医疗费用不合理增长作为深化医改的重要目标和任务，[③] 统筹谋划，综合施策，强

---

① 国家卫生计生委、中央综治办、公安部、司法部：《关于进一步做好维护医疗秩序工作的通知》。

② 《关于控制公立医院医疗费用不合理增长的若干意见》的解读，国家卫生计生委网站，2015年11月6日。

③ 《一图丨5部委发力！这些惠民政策让您“看病不难，买药不贵”》，央视新闻评论。

化规范医疗、完善医保、改革医药等政策联动，推动实现医疗费用增长与经济社会发展、医保基金运行和群众承受能力相协调，切实维护人民群众健康权益，促进医药卫生事业健康发展。坚持总量控制、结构调整，控制医疗费用总量增长速度，合理调整医疗服务价格，降低药品和耗材费用占比，优化公立医院收支结构，实现良性运行。坚持内外兼治、强化监管，加强公立医院内部管理和外部监督，建立健全医疗费用监控和公开机制，改革医保支付方式，规范和引导医疗服务行为。坚持系统治理、防治结合，优化医疗资源配置，逐步建立、完善分级诊疗制度，加强疾病防控和健康管理，提高医疗服务体系整体运行效率。坚持立足实际、分层分类，从区域和医疗机构两个层面强化费用调控，根据不同地区医疗费用水平和增长幅度以及医院的功能定位，分类确定控费要求并进行动态调整。①

《控费意见》提出了费用控制的阶段性目标，即到 2016 年上半年，各地结合实际合理确定并量化区域医疗费用增长幅度，定期公示主要监测指标，初步建立公立医院医疗费用监测体系，医疗费用不合理增长的势头得到初步遏制。到 2017 年底，公立医院医疗费用控制监测和考核机制逐步建立健全，参保患者医疗费用中个人支出占比逐步降低，居民看病就医负担进一步减轻。②

（二）具体措施

《控费意见》提出了如下八个方面的具体要求。

1. 规范医务人员诊疗行为

包括推行临床路径管理，采取处方负面清单管理，落实处方点评、抗生素使用、辅助用药、耗材使用管理等制度。加强中药饮片合理应

① 国家卫生计生委等五部门：《关于控制公立医院医疗费用不合理增长的若干意见》。
② 国家卫生计生委等五部门：《关于控制公立医院医疗费用不合理增长的若干意见》。

用监管，建立中药饮片处方专项点评制度，促进合理用药。建立对辅助用药、医院超常使用的药品和高值医用耗材等的跟踪监控制度，明确需要重点监控的药品品规数，建立健全以基本药物为重点的临床用药综合评价体系。[①] 严禁给医务人员设定创收指标，医务人员个人薪酬不得与医院的药品、耗材、大型医用设备检查治疗等业务收入挂钩。[②]

2. 强化医疗机构内控制度

建立医疗机构的内控制度，首先要加强医疗机构的预算约束，公立医疗机构的行政主管部门要根据行业发展规划和医疗费用控制目标，严格对医院预算进行审核。公立医院要建立成本核算体系，有条件的医疗机构或者医疗机构的主管部门，可以探索建立医疗机构成本信息库。利用现代信息技术，建立公立医院在病案管理、临床路径、药品、耗材、费用审核、财务和预算等方面的信息化管理水平，达到精细化管理的目标，实现控制不必要的费用支出的目的。力争到2017 年试点城市公立医院百元医疗收入（不含药品收入）中消耗的卫生材料降到 20 元以下。[③]

3. 严格控制公立医院规模

《控费意见》要求按照《国务院办公厅关于印发全国医疗卫生服务体系规划纲要（2015 ~ 2020 年）的通知》（国办发〔2015〕14 号），“进行省级卫生资源配置标准和医疗机构设置规划，合理把控公立医院床位规模，严禁擅自增设床位……严禁公立医院举债建设，严格控制建设标准”。[④]

4. 降低药品耗材虚高价格

根据公立医院药品集中采购工作的相关规定，实行药品分类采

① 国家卫生计生委等五部门：《关于控制公立医院医疗费用不合理增长的若干意见》。

② 国家卫生计生委等五部门：《关于控制公立医院医疗费用不合理增长的若干意见》。

③ 国家卫生计生委等五部门：《关于控制公立医院医疗费用不合理增长的若干意见》。

④ 国家卫生计生委等五部门：《关于控制公立医院医疗费用不合理增长的若干意见》。

购。“降低药品耗材虚高价格的主要办法是根据不同的品种采取不同的办法，对临床用量大、采购金额高、多家企业生产的基本药物和非专利药品，通过省级集中招标批量采购的方法，由省级药品采购机构采取双信封制公开招标采购。对其他部分专利药品、独家生产药品，可以采取多方参与的价格谈判机制进行价格谈判。”① 同时，医药行政主管部门要严厉查处药品耗材购销领域商业贿赂行为。

5. 推进医保支付方式改革

《控费意见》要求逐步对医保统筹区域内所有定点医疗机构及其所有病种全面实行支付方式改革。建立以按病种付费为主，按人头、按服务单元等付费的复合型付费方式，逐步减少按项目付费。鼓励推行按疾病诊断相关组（DRGs）付费方式。② 在规范日间手术和中医非药物诊疗技术的基础上，逐步扩大纳入医保支付的日间手术和医疗机构中药制剂、针灸、治疗性推拿等中医非药物诊疗技术范围。对高额药品和耗材进入医保目录库进行严格的经济学评价及审查。综合考虑医疗服务质量安全、基本医疗需求等因素制订临床路径，加快推进临床路径管理。到2015年底，城市公立医院综合改革试点地区医保支付方式改革要覆盖区域内所有公立医院，实施临床路径管理的病例数达到公立医院出院病例数的30%，实行按病种付费的病种不少于100个。③

6. 转变公立医院补偿机制

以药补医机制破除之后，公立医院的药品加成收入就没有了，同时，还需要降低大型医用设备检查治疗价格，医院收入补偿，一方面，要提高医疗服务价格，合理体现医务人员技术劳务的价值。另一方面，切实落实政府对公立医疗机构的各项投入政策，保证医保基金

① 《“健康中国”写入“十三五”规划建议》，《广东医改》2015年第11期。

② 国家卫生计生委等五部门：《关于控制公立医院医疗费用不合理增长的若干意见》。

③ 国家卫生计生委等五部门：《关于控制公立医院医疗费用不合理增长的若干意见》。

按规定及时足额结算。这种医疗费用结构的合理化，需要建立以成本和收入结构变化为基础的价格动态调整机制。[①] 公立医院药品收入占医疗收入比重逐年下降，力争到 2017 年试点城市公立医院药占比（不含中药饮片）总体下降到30%左右。[②]

7. 构建分级诊疗体系

推动建立基层首诊、双向转诊、急慢分治、上下联动的分级诊疗模式，[③] 首要的是要解决医疗资源的优化与合理配置问题。需要采取切实有效的办法，促进优质医疗资源下沉，提高基层服务能力，满足基层群众的基本医疗服务需求。[④]

8. 实施全民健康促进和健康管理

《控费意见》要求："加强慢性疾病的预防控制工作，提高基本公共卫生服务和重大公共卫生服务项目绩效，实施全民健康促进战略，从源头上控制患病率和医疗费用增长。"[⑤]

（三）设立了公立医院医疗费用控制主要监测指标及说明

以下是《控费意见》规定的主要监测指标[⑥]。

	医疗费用相关指标	指标要求
1	区域医疗费用增长	实现各地确定的区域医疗费用控制目标
2	门诊病人次均医药费用	监测比较
3	住院病人人均医药费用	监测比较
4	门诊病人次均医药费用增幅	逐步降低

① 国家卫生计生委等五部门：《关于控制公立医院医疗费用不合理增长的若干意见》。
② 国家卫生计生委等五部门：《关于控制公立医院医疗费用不合理增长的若干意见》。
③ 国家卫生计生委等五部门：《关于控制公立医院医疗费用不合理增长的若干意见》。
④ 国家卫生计生委等五部门：《关于控制公立医院医疗费用不合理增长的若干意见》。
⑤ 国家卫生计生委等五部门：《关于控制公立医院医疗费用不合理增长的若干意见》。
⑥ 国家卫生计生委等五部门：《关于控制公立医院医疗费用不合理增长的若干意见》。

续表

	医疗费用相关指标	指标要求
5	住院病人人均医药费用增幅	逐步降低
6	10 种典型单病种例均费用	监测比较
7	参保患者个人支出比例	逐步降低
8	医保目录外费用比例	监测比较
9	城市三级综合医院普通门诊就诊人次占比	逐步降低
10	住院的人次人头比	监测比较
11	手术类型构成比	监测比较
12	门诊收入占医疗收入的比重	监测比较
13	住院收入占医疗收入的比重	监测比较
14	药占比(不含中药饮片)	逐步降低
15	检查和化验收入占医疗收入比重	逐步降低
16	卫生材料收入占医疗收入比重	逐步降低
17	挂号、诊察、床位、治疗、手术和护理收入总和占医疗收入比重	逐步提高
18	百元医疗收入消耗的卫生材料费用	逐步降低
19	平均住院日	逐步降低
20	管理费用率	逐步降低
21	资产负债率	逐步降低

十一 “互联网 +” 开始在医疗领域兴起

在“互联网 +”的新发展思路指导下，医疗领域的弄潮儿也不甘人后，“互联网 +”在医疗领域的热风扑面而来，“互联网医院”“未来医院”“掌上医院”等已达几百家。“互联网 + 医疗”的出现，改变了人们的就医体验。“互联网 + 医疗”目前有两种主要的模式：一是实体医院、诊所等医疗机构走到线上，建立自己的网络医院，或是通过第三方提供的网络平台向患者提供服务；二是线上医疗落地线下，如线下开设诊所、手术中心等。“浙一互联网医院”是浙江大学医学院附属第一医院打造的一所“线上院区”，也是全国首个公立三甲医院设立的线上院区。网络医院开通之后，排队预约的情况每天都很火爆。为了办好网络医院，医院安排了 12 个科室 124 位专家在“浙一互联网医院”等待患者。患者通过手机、iPad、个人电脑登录浙医一院官网，无论身在何处，都可以与专家名医“面对面”远程看病。患者还可以在网络上轻松完成分诊咨询、线上付费、检查预约、住院床位预约、慢病随访等功能。① 其他科室也将陆续全面上线。对患者来说，如果是慢性病、复诊，那么互联网医院为他们提供了方便。一般情况下，网络门诊不适合急诊。去大医院看病的患者、复诊患者接近三成，如果这部分患者通过网络医院就诊，就减轻了双方的压力。同时，网络医院还在一定程度上解决了优质医疗资源的供需矛盾。大医院的大夫经常下基层医疗机构就诊不太现实，有了网络医院，基层群众不出门就能得到大医院的大夫看病，在一定程度上弥补了乡村、社区医疗资源不足的问题。网络医院达到“双下沉、两提升”的效果，即大医院的专家人才下沉、资源下沉，大医院的服务效率得到提升，基层医院服务的能力提升，一直很难落实的分级诊疗成为现实。随着互联网医院的兴起，医保网上支付功能的开通也指日可待。

2016 年 1 月 18 日，互联网巨头阿里巴巴旗下的阿里健康与武汉市中心医院签署合作协议，建立“阿里网络医院”。患者通过“天猫医药馆”的网络医院入口，进行挂号和就诊，并可以获得电子处方，然后在“天猫医药馆”下单购买药品，并通过“阿里系菜鸟”物流网络实现配送。患者不出门，看病拿药一条龙全部在网上搞定。与其他的互联网医院不同的是，“阿里网络医院”的医生是以医疗机构的

---

① 顾春：“三甲医院网上瞧病”，《人民日报》2016 年 3 月 25 日。

医生身份入驻，提高了网络医院的信誉，也增强了就诊患者的信心。网络医院开出的电子处方和线下实体医院开出的处方一致。“阿里网络医院”2016 年 1 月正式在湖北省洪湖市洪狮渔场农村淘宝服务点运行，村民在村淘服务点，通过包括远程视频、影像中心等在内的远程医疗体系，就可以享受到三甲医院武汉市中心医院 13 个专业科室的医疗服务，凭着网络医院医生开出的处方，村民可以请药品配送企业将药品送到家。[①] 针对广大农村的农民朋友来说，网络医院的开通，满足了他们希望去城市大医院就诊的需求，解决了他们“大医院挤不进，小医院不放心”的问题。

一些城市大医院早就开设了网上预约挂号服务项目，得到了患者的好评。2015 年四川省人民医院开设了“掌上未来医院”，先后开通了支付宝服务窗和手机 APP。目前已经有超过 34 万人下载官方 APP 和添加支付宝服务窗，并且有 8 万人预约挂号，每个月平均 1 万人次。医院 APP 的功能很多：智能导诊、预约挂号（14 天以内）、所有医生信息查询、健康百科知识库查询、手机查看检验报告单、就诊叫号。按照医院的计划，APP 还将开通当天挂号、手机自助缴纳各种诊疗费、体检套餐预约、手机查看检验报告单功能。考虑到支付的安全性，目前使用的是支付宝在线支付。后期会陆续开通银联支付、微信支付方式。[②] 这些都极大地方便了患者。

十二　医联体与医疗资源的整合

医联体是区域医疗联合体的简称，是同一区域内医疗资源的整合。即由区域内一所三级医院作为龙头，联合若干所二级医院、社区

① 李红梅：《村里来了“不走的医院”》，《人民日报》2016 年 3 月 25 日。
② 王明锋：《手机预约挂号省时省事》，《人民日报》2015 年 3 月 25 日。

卫生服务中心（村卫生所等），组成以联合体章程为共同规范的非独立法人组织。其核心在于构建分级医疗、急慢分治、双向转诊的诊疗模式，促进分工协作，合理利用资源，方便群众就医。公立医院改革决策部署中，有相关明确规定和要求。

作为“第一个吃螃蟹”的，1996 年南京鼓楼医院集团的成立，首开医疗资源整合的先河；2005 年末，上海浦东率先推出全国首个跨越城乡的医联体；2009 年江苏省镇江市成立的“江苏滨江医疗集团”和“江苏康复医疗集团”，实现了医疗资源纵向到底的整合，为后来医联体的出现和发展奠定了基础；2011 年初，上海推出“瑞金－卢湾医联体”和“新华－崇明医联体”，医联体作为一项重要的探索，进一步受到关注。此后，北京、天津、成都等地纷纷跟进，其中，北京 2012 年在朝阳医院、友谊医院等医院试点医联体服务模式，2013 年又添世纪坛医院、积水潭医院、天坛医院医联体，北京儿童医院以“大医疗、大科研”理念引领，组建跨省医院集团。北京要求从 2013 年开始，三年内建设 50 个医联体；天津提出，从医保基金额度分配、付费方式改革、分级诊疗、医师多点执业、康复管理等方面支持医联体建设，2015 年要建成 10 个医联体，更好地保障群众享受优质、便捷的医疗服务；成都区域医联体则成立管理委员会，负责医联体建设和内部日常运营管理，协调医联体内部各成员单位总体发展规划、资源统筹、学科布局、人才培养等重大事项的决策管理。现在，医联体作为医改中受到顶层关注和支持的一种模式，在全国得到实践，从而对公立医院改革形成促进和倒逼。[①]

医联体按结合程度可以分为“松散型”和“紧密型”两种。“松散型”的主要作用是核心医院向下级医院提供专家和技术支持，

① 孟庆伟：《上海样本：“医联体”仍需顶层设计》，《中国经营报》2012 年 11 月 19 日；曹政、王彤：《医联体挑动医院变局——上海医改观察（下）》，《健康报》2011 年 7 月 28 日。

实现联盟内信息互认、转诊等，这种模式一般是行政部门主导，三级医院完成任务，行政味道浓厚，难以形成长效运行机制。“紧密型”医联体是指医联体内医院在人、财、物的统一调配，经济利益与社会效益一体化。尽管它在资源配置方面具有很大优势，但配套制度改革还未跟上，该类型如何“落地”，还有待制度“破局”。医联体还可按照地区划分，分为城区医联体、农村医联体和城乡医联体三种。

医改的目标之一，通过调整医疗资源的分配，实现大城市公立医院集中的医疗资源下沉，惠及广大的基层群众。实现“大病上医院，小病在基层”的目标。近年来，各地都进行城市大医院与基层医疗机构通过建立各种各样的资源共享机制，形式有“医联体”“医疗联盟”“医疗集团”“医疗共同体”等，探索“基层首诊、分级诊疗、双向转诊”的医疗模式，按照北京市规划，到2016年底将建成约50个医联体。下面主要介绍北京市朝阳区的医联体改革试点情况。

北京市朝阳区于2012年7月发布《关于建立朝阳区医疗机构区域化医疗服务分工协作机制的工作意见》，提出按照“服务优先、片区布局、组团协作、分级医疗、信息共享”的工作原则，在朝阳区中部、东部、北部、南部4个片区，每个片区分别以区域内的医院朝阳医院、中日友好医院、安贞医院、垂杨柳医院为核心单位，以其他医院、社区卫生服务机构为协作单位构建分工协作机制。

首先建立的是朝阳区中部医联体。2012年11月，北京市朝阳医院“牵手”辖区内的10家医院，包括1家三级医院、2家二级医院和7家社区卫生服务中心开始建立医联体，这种能和大医院双向转诊的医联体模式，受到居民的欢迎。据不完全统计，仅朝阳区六里屯社区卫生服务中心一家基层医疗机构，从2013年至2014年10月31日，与朝阳医院医联体绿色通道上转患者547人，下转患者292人，门诊123人，住院169人。[①] 据不完全统计，朝阳区中部医联体，从2013年至2014年10月31日，医联体内绿色通道上转患者1813人，其中，门急诊1540人，住院273人；化验1291例，远程会诊1090例，心电图会诊339例。下转患者1165人，门诊265人，住院900人。[②]

朝阳区是北京市最早建立医联体的区域，目前已建立4个医联体。医联体探索建立重点专科对口扶持、绿色通道、远程会诊、业务指导、责任主任、双向考核和双向评价七项机制，缓解大医院看病难、社区医院资源闲置的现状，形成分级诊疗。[③]

早在10年前，朝阳区就尝试过医院之间的合作，但那时只是单纯的经济利益方面的合作，[④] 而且也没有政府的有力推动，最终以失败告终。新医改提出建立“社区首诊、分级就诊、双向转诊”成为新的医联体产生的动力。[⑤] 朝阳医院也是北京市首批实行药品零差率的改革试点医院。医联体建立后，首先产生的效果就是从大医院分流出了那些复诊患者，他们去了社区医院。

为了防止医联体成为医院之间一种新的利益分配机制，朝阳区的做法是按居民服务需要布局医联体，将“朝阳区分为北部、中部、南部、东部4个片区，每个片区建立以1~2家三级公立医院为核心单位，以其他医院、社区卫生服务机构为协作单位的分工协作机制。医联体的建设打破行政隶属关系，覆盖辖区所有公立医疗机构。比如，东部医联体核心医院为中日友好医院，隶属卫生计生委，但仍然和其他成员单位结成医联体。同时，建立医联体绿色转诊通道、化验

① 李红梅：《打通医联体病人下转通道，有病不用去大医院》，《人民日报》2015年1月9日。

② 李红梅：《打通医联体病人下转通道，有病不用去大医院》，《人民日报》2015年1月9日。

③ 李红梅：《打通医联体病人下转通道，有病不用去大医院》，《人民日报》2015年1月9日。

④ 李红梅：《打通医联体病人下转通道，有病不用去大医院》，《人民日报》2015年1月9日。

⑤ 李红梅：《打通医联体病人下转通道，有病不用去大医院》，《人民日报》2015年1月9日。

直通车、责任主任等机制，把基本医疗任务交给核心医院考核，在医联体内部推动整合，实现对患者的疾病全程管理”。[①]

通过医联体内医疗机构之间的双向转诊，社区卫生服务中心的医生有了诊断以前不会来就诊的患者的机会，同时，还可以向大医院的专家学习业务，提高自身的业务能力。在大医院的指导与带领下，社区的诊疗规范、人才培养、一体化的疾病管理以及和核心医院的协作，均达到了前所未有的高度，有能力为社区居民提供更好的服务。[②] 社区患者通过医联体建立的医疗体系，节省了就诊的时间、金钱、人力成本。大医院就诊人数减少，病床周转率加快。医联体获得了三赢的结果。

北京市卫生局、北京市发展和改革委员会、北京市人力资源和社会保障局、北京市中医药管理局于2013年11月26日共同发布《北京市区域医疗联合体系建设试点指导意见》。意见要求，医联体的建立，要“突出政府主导，注重顶层设计”，要求各医联体要在医保付费方式、药品保障、有效控制医疗费用、医务人员交流管理等方面进行探索和研究。为了推进该项工作，北京市卫生局成立了医联体工作办公室，设在卫生局医政处。该文件还对建立医联体过程中的市卫生局、市发展改革委、市人力社保局、各区县卫生局的职能进行了分工。

北京市的医联体内成员单位划分为核心医院和合作医院。核心医院一般都是医联体辖区内的著名三甲医院。核心医院的职能是：“①建立全科医学科或会诊中心等管理部门，负责与合作医院有效对接及辖区病人的接、转诊等管理工作。②组织制定体系内各项工作制度，完善双向转诊、重点专科对口扶持、区域信息联网、绿色通道等

① 李红梅：《打通医联体病人下转通道，有病不用去大医院》，《人民日报》2015年1月9日。

② 李红梅：《打通医联体病人下转通道，有病不用去大医院》，《人民日报》2015年1月9日。

工作机制。③探索统筹协调体系内各医疗机构床位的使用和管理。有效做好医务人员的上下交流和出诊工作。可根据情况建立一体化管理机制，确保医疗服务顺畅高效。④做好工作信息、数据收集、汇总等其他工作，及时向辖区主管部门报送。⑤各医联体内三级医院或区域医疗中心医务人员到社区服务的时间可视为支援社区和卫生支农的工作时间。”[①] 合作医院的职能是：“①按职能分工做好体系内相应的医疗工作。②积极协助核心医院开展医联体的各项工作。③主动完成本单位在医联体中承担的相应职能。④研究医联体工作中各类问题的解决办法。”[②]

医联体内的医疗管理体制为：“医联体内各成员单位可保持独立的医疗业务管理，也可以采取统一的医疗质量控制和患者安全管理控制标准等，各成员单位原则上应承担相应的医疗责任。”[③]

北京市的医联体总体改革目标是：从2013年到2016年末，在北京市区域内，全面探索城区医联体服务模式和郊区医联体服务模式。[④]

十三　医生多点执业与医生集团兴起

（一）医生集团的概念与类型

医生集团由英文“Medical Group”翻译而来，是指医生通过契约而组成的医疗执业机构。“Medical Group”有时又译作“医生执业团体”或者“医生执业组织”，在医生自由执业的条件下，医生既可以以个体的形式独立执业，也可以组织起来以团体的形式执业。

① 《北京市区域医疗联合体系建设试点指导意见》。

② 《北京市区域医疗联合体系建设试点指导意见》。

③ 《北京市区域医疗联合体系建设指导意见》。

④ 《北京市区域医疗联合体系建设指导意见》。

医生集团起源于1863年的梅奥诊所。经过100多年的发展，医生集团现在是世界上大多数发达国家和地区的医生自由职业方式。[①]据美国医疗协会2012年报告统计，仅有5.6%的美国医生直接受雇于医院，而高达83%的医生则加入了医生集团；[②] SK&A公司2015年1月统计报告则称，全美约有284364个医生执业团体，其中56.1%的是仅有一名医生坐诊的独立执业，而超过20人的医生集团也达到2936个；与2012年相比，2013年美国独立执业医生从21%减少到15%。[③]

国外的医生集团类型，根据医生与医院之间的关系，大概有四种类型：独立医生组织（Independent Physicians Association，IPAs）；开放的医生－医院组织（Open Physician-Hospital Organization，OPHOs）；紧密的医生－医院组织（Closed Physician-Hospital Organization，CPHOs）和完全一体化组织（Fully Integrated Organization，FIOs）。[④]在这四种类型中，医生与医院的紧密关系主要由以下几个因素决定：保险话语权、医疗合作和管理服务参与度、所有权及排他性等。

据国家卫生计生委卫生发展研究中心的不完全统计，目前国内共有30多个医生集团，包括3种执业类型：体制内执业的，有大家医联、中康医生集团、心血管医生集团、神经外科医生集团、广州私人医生工作室等；体制外执业的，有张强医生集团、万峰医生集团、中欧医生集团等；线上执业的，有微医集团。[⑤]

一是体制外医生集团模式，如张强医生集团、万峰医生集团、杏香园、中欧医生集团等。加入的医生完全脱离了原来的体制，属于全

① 黄祺：《医生集团能成医改“支点”吗?》，《新民周刊》2016年3月20日。

② 黄祺：《医生集团能成医改“支点”吗?》，《新民周刊》2016年3月20日。

③ 创业邦网站：《详解“医生集团”的前世今生》。

④ 创业邦网站：《详解“医生集团”的前世今生》。

⑤ 李红梅：《给医生配上经纪人怎么样》，《人民日报》2015年11月11日。

职自由执业。医生集团就是他们的经纪人，负责联系行医的业务。这种模式彻底解放了医生，医生成为自由人，全凭个人本事吃饭，多劳多得，解决了现在公立医院的所谓激励机制不足的问题。但这种模式在目前的体制下会遇到很多困难，如只有那些医术好的医生才能在市场上生存下来，而这些医术高的医生在哪家公立医院都是人才，收入自然不低。要让他们冒险成为自由人，难度有点大。再就是体制外的医生集团不能与医保对接，支付就成为难题。

二是体制内医生集团模式。如大家医联、中康医生集团、广州私人医生工作室、心血管医生集团等。医生不离开体制内的公立医院，在工作之余以医生多点执业加入医生集团。医生集团根据签约医生的所长及空闲时间实行组团、排班就诊。这些医生一般服务的对象是基层公立医院和高端私立医院。这些医生算是利用自己的医术，利用业余时间挣点外快。这种方式使医生不离开体制，比较保险地挣外快。由于执业多在基层医院与民营医院，医保支付不成问题。但业余执业带有“走穴式”性质，必将受到医生所在公立医院的影响，时间长了，从事这种多点执业的医生在第一执业机构得到的不利评价会越来越多。医生与医生集团签约之后，以前是利用业余时间“揽私活”，一般所在机构与同事不知情，现在“明目张胆”了，医生面临的压力就会增加。

三是移动医生集团模式。如三甲医生集团、微医集团等。这种模式主要是借助移动互联网技术，打破医生执业的时空界限，实现医生跨地域、跨医院、跨科室的协同合作，医生不出医院也能享有医生集团的利益。医生不离开所在的公立医院，但极大地提高自己的就诊效率，同时，除了自己的分内收入外，还能得到另外一份来自医生集团的收入。这种诊疗方式以线上为主，只适合一般的疾病诊疗。公立医院的医生一般会在自己不出诊的情况下，从事这样的“副业”。

国家卫生计生委卫生发展研究中心的调查显示：医生集团在盘活

有限医疗资源、促进公立医院人事制度改革、加快薪酬制度改革、助力分级诊疗、推动社会办医、塑造医生品牌等方面，可能具有积极的影响。[①]

国外医生集团也开始试水中国市场。2015 年 11 月 21 日，由世界著名医学专家组成的“世界顶级医生集团”与上海浦南医院进行了战略合作，建立了上海临床基地，这为那些想出国看病的中国高端客户提供了方便。国外医生集团入驻中国市场，不仅为中国的一些高端客户提供了医疗的机会，也为中国的医生集团运营提供经验。

根据《深圳特区报》报道，国内首张医生集团工商营业执照发给了“深圳博德嘉联医生集团医疗有限公司”，该公司在深圳前海注册成立。作为中国改革开放的前沿，深圳市的改革常常是我国的先导。此次探索，标志着医改的一次创新与突破，“医生集团”作为一个新执业模式获得了合法的执业资格。有专家指出：“此次‘医生集团’获批准，是医改的一个新突破，将极大地推动医生就业模式多元化，尤其是医生的流动将带来医生价值的提升，成为推动分级诊疗市场发展的有效途径。”[②]

（二）从医师多点执业到医生集团

按照我国相关制度的规定，医师从固定执业到多点执业，经历了一个过程。

我国《执业医师法》（1999 年 5 月 1 日起施行）规定：“医师经注册后，可以在医疗、预防、保健机构中按照注册的执业地点、执业类别、执业范围执业，从事相应的医疗、预防、保健业务。”[③] 法律规定医师要定点执业。这一法律规定在实际中很难得到实施，因为在

---

① 《医生集团可能成为医改突破口》，《人民日报》2015 年 11 月 11 日。

② 余海蓉：《国内首张“医生集团”营业执照在深诞生》，《深圳特区报》2016 年 3 月 14 日。

③ 《中华人民共和国执业医师法》。

市场需求的情况下，许多医生利用业余时间“走穴”已经成为业内公开的秘密。

为此，卫生部于 2005 年 4 月 30 日发布《医师外出会诊管理暂行规定》，医师外出会诊是指医师经所在医疗机构批准，为其他医疗机构特定的患者开展执业范围内的诊疗活动。医师未经所在医疗机构批准，不得擅自外出会诊。[①] 医师外出会诊要经医生所在医疗机构批准，成为医师外出会诊的限制性条件。这一规定出台之后，有多少外出会诊的医师经过了所在医疗机构的批准，不得而知。但公立医院的医师利用节假日外出会诊的现象有增无减，甚至外出做手术的也不鲜见，在业内俗称“飞刀”。显然，这些限制性规定只停留在纸上。

自 2009 年新医改以来，医生多点执业的问题开始解冻。

2009 年 3 月，《中共中央国务院关于深化医药卫生体制改革的意见》明确提出，“稳步推动医务人员的合理流动，促进不同医疗机构之间人才的纵向和横向交流，研究探索注册医师多点执业”。[②]

2009 年 9 月 16 日，卫生部下发《关于医师多点执业有关问题的通知》，对医师多点执业做出规范。该规定明确指出：不包括医师外出会诊。通知指出：“医师受聘到其他医疗机构执业，应当经所在单位和相关卫生行政部门批准，并在《医师执业证书》中增加执业地点。”“医师原则上应当在同一省、自治区、直辖市内执业，地点不超过 3 个”。[③]

2011 年，李克强总理的政府工作报告首次提出“鼓励医生到基层多点执业”。而到 2014 年 11 月，国家卫计委和相关部门印发了《关于推进和规范医师多点执业的若干意见》，意见要求：“推进医师合理流动。加快转变政府职能，放宽条件、简化程序，优化医师多点

① 《医师外出会诊管理暂行规定》。

② 《中共中央国务院关于深化医药卫生体制改革的意见》。

③ 卫生部：《关于医师多点执业有关问题的通知》。

执业政策环境。发挥政策导向作用，鼓励医师到基层、边远地区、医疗资源稀缺地区和其他有需求的医疗机构多点执业。”[①] 意见还规定了多点执业医师的资格条件。关于如何管理多点执业的医师，意见要求“医师多点执业实行注册管理，相应简化注册程序，同时探索实行备案管理的可行性。条件成熟的地方可以探索实行区域注册，以促进区域医疗卫生人才充分有序流动，具体办法由各省（区、市）卫生计生行政部门制定。”[②] 意见发布后，北京市紧随其后，于2014年12月发布了多点执业新政策，取消了之前医师多点执业需要院长书面同意的审批环节，也取消了执业地点的数量限制。浙江、广东等地的多点执业政策也陆续出台。医师多点执业的一个关键问题就是医疗责任如何承担，意见做了明确的规定：“医师多点执业过程中发生医疗损害或纠纷，应当由发生医疗损害或纠纷的当事医疗机构和医师按照有关法律法规处理，其他非当事医疗机构均不承担相关的医疗损害或纠纷处理责任。医疗机构和医师应当通过合同或协议明确发生医疗损害或纠纷时各自应当承担的责任及解决方法。支持医疗机构和医师个人购买医疗责任保险等医疗执业保险，医师个人购买的医疗执业保险适用于任一执业地点。”[③] 这一责任的厘清，减少了那些愿意多点执业的医师们的顾虑。

医生集团在国内是个新生事物，其生存与发展必然会遇到一系列的问题。首先，医生集团的组织属性就成问题，目前即使拿到了工商营业执照的医生集团，也都是以有限责任公司的名义进行登记注册的，目前法律还没有对这类组织的性质、申请条件、经营范围等做出

---

① 国家卫生计生委、国家发展改革委、人力资源和社会保障部、国家中医药管理局、中国保监会：《关于推进和规范医师多点执业的若干意见》。

② 国家卫生计生委、国家发展改革委、人力资源和社会保障部、国家中医药管理局、中国保监会：《关于推进和规范医师多点执业的若干意见》。

③ 国家卫生计生委、国家发展改革委、人力资源和社会保障部、国家中医药管理局、中国保监会：《关于推进和规范医师多点执业的若干意见》。

相应的规定，政府如何监管医生集团目前也无规定。其次，医生集团内部的治理与管理模式也在探索，如医生与医生集团如何进行利益分成，医疗责任发生之后由谁承担，医生的责任保险如何设立等。这一新生事物，如果没有法律的护航，很难茁壮成长。

按照发达国家的经验，医生集团可能会是我国未来医改的一个方向，医生集团设立之时，种类投资基金就开始关注这类新型机构，有些医生集团还募集到数额不菲的资金。因此，在医生集团出现时，人们就关注它会对我国现有的公立医院事业单位体制产生多大的冲击。目前我国体制内的执业医生有200多万。如何释放这些医生的体制束缚，让他们为广大患者提供更加优质的医疗服务，一直是我国医改面临的难题之一。在现有体制没有根本改革之前，探讨如何让医生集团与现有体制相衔接，相互补充，并且为我国的医生管理体制改革探索新路径，医生集团的出现与经营经验，无疑会有很大的借鉴与启示作用。

十四　着力化解儿科医师荒

（一）儿科医师的现状

儿科医师荒成为我国新医改以来医疗服务市场供需的一个难题。先看一下有关儿童医院的基本情况：目前全国儿童专科医院仅有68家，是医院总数的0.5%，儿科床位258224张，仅占全国总床位数的6.4%。截至2014年底，我国儿科床位缺口约9万张，儿科执业助理医师缺口至少10万人，本科以上学历仅占33.0%，远低于综合科室临床执业助理医师中本科以上学历比例为49.1%的水平。[①]

① 李红梅、魏哲哲：《拿什么纾解“儿童医师荒”?》，《人民日报》2016年4月1日。

一是我国的儿科医师需求缺口大。国家卫生计生委提供的数据显示，我国的儿科执业助理医师为11.8万名，每千名0~14岁儿童儿科执业助理医师数为0.53人，而美国、加拿大、日本三国每千名儿童儿科医师数为0.85~1.3人。[①] 随着我国全面放开二孩政策，未来儿科医师的缺口会更大。估计我国缺少儿科医师近30万。

二是儿童医院人满为患。2015年全年，首都儿研所附属儿童医院门急诊人次达到217万，日均接诊量约6000人次，冬季高峰时期每天为七八千人次。北京儿童医院就诊人次全年达到317万。两所医院每名医师门诊日均接诊人次为三四十，比北京繁忙的大医院医师还要多50%的工作量。[②] 2012年5月19日，深圳儿童医院贴出的一则医院告示引起了广泛的关注："不管你是发烧，拉肚子，咳嗽，或者是手足口病，都要等6~8个小时！如果你能等，就挂号。不能等，请去其他医院！"面对日益拥挤的儿童医院，这则告示被视为医院的一种无奈之举。

三是现有儿科医师流失严重。儿科医师的收入偏低，是儿科人才流失的重要原因。许多医师选择去儿科，也是一种无奈的选择，去不了综合医院，才考虑选择儿科医院，即使去了儿科医院还想改行。2014年陕西省儿科医师流失380人，超过全省儿科医师总数的10%，流失的医师主要集中在市县级基层医院。[③]

四是儿科医师资源配置严重不合理。我国绝大多数儿科医师集中在少数大医院和儿童专科医院，这与美国65%的儿科医师分布在基层医院和社区医院，只有少部分疑难重症才转诊到儿科专科医院形成了鲜明的对比。[④] 在陕西省渭南市，平均每千名儿童只有医师0.17

① 李红梅、魏哲哲：《拿什么纾解"儿童医师荒"?》，《人民日报》2016年4月1日。
② 李红梅、魏哲哲：《拿什么纾解"儿童医师荒"?》，《人民日报》2016年4月1日。
③ 杨一苗、蔡馨逸：《"全面二孩"来临，"儿科医师荒"如何破解》，新华网，2016年1月28日。
④ 《全面放开二孩，"儿童独生荒"如何缓解》，《北京青年报》2015年11月22日。

人，医患配比严重不足。[①] 作为我国人口大省，河南省平均每5000名儿童才有一个医师，儿科医师荒最为严重。

（二）儿科医师短缺的原因分析

供求失衡的原因，肯定要在医疗服务市场中去寻求。作为同样受政府规制的医疗市场，为什么大多数专科医师没有出现所谓的医师荒的问题，而单单就儿科医师最为突出。我们需要对儿科医师的市场供求做一分析。当然儿科医师与其他专科医师就诊对象是成人有很大的不同，儿童，尤其是婴儿不能言语，儿科称为“哑科”，儿童的病情变化快。不仅需要儿科医师有很高的医疗技术水平，而且还要懂得儿童与家长心理，使儿科医师比其他科医师面临更大的医疗风险。而在同样的医院，这种风险与收益极不对称，儿科医师的工资比其他科室医师的工资低许多，有的只有成人科室医师薪酬的一半。医疗服务价格政府规制的结果，造成医疗服务价格畸低，医师大多是通过过度检查、开大处方，吃回扣、拿红包等获得利益的补偿。这种潜在的补偿机制，与“以药补医”的药品价格加成不同，这种明补是补医院，医师暗里的收入是暗补，暗补是补了医师。因此，我国公立医院里的医师明面上大家拿的都是体制内的工资待遇，但他们的主要收入是来自各种五花八门的“灰色”甚至“黑色”收入。医师的这种利益补偿机制，在儿科遇到了阻碍。儿科很难开出高价药，儿科药品多是老药，廉价药，医师能够得到的药品回扣有限，同时，儿科一般为常规门诊，耗材与检查也不多，儿科医师从中所得也很有限。这样，在同样的医院，儿科创收能力最差，儿科医师的收入相应也最低。这就是大型公立医院不断压缩儿科床位、裁减儿科医师甚至取消儿科，儿科

---

① 杨一苗、蔡馨逸：《“全面二孩”来临，“儿科医师荒”如何破解》，新华网，2016年1月28日。

医师大量跳槽流失的根本原因。儿童专科医院由于医师的看诊量大，其他收入仍然可以像其他大医院的科室医师一样，获得以药补医、以检查补医的结果。

但这种儿科医院少、儿科医师少的状况如何面对日益增长的儿科患者？结果可想而知，儿童及家长的就医体验很差，长时间的排队等候，但只得到医师几分钟的就诊，然后就是一系列的检查，拿一堆药品回家。作为心急如焚的家长，遇到这样的情况，心情肯定好不了，医患矛盾极易发生。这些年来，我国儿科医患纠纷不断增多，就是这种医患紧张关系的反映。儿科已经成为医院医患纠纷的高发科室。

（三）应对之策

鉴于培养一名合格的儿科医师需要较长的时间，完全要等到通过教育部扩大医学院的儿科专业本科招生来培养儿科医师，很难在短时间内解决儿科医师的巨大缺口问题。因此，让现有的其他科室医师通过转岗培训，从而获得儿科医师资格，不失为一种解决燃眉之急的办法。2015 年 1 月，国家卫计委办公厅印发《2015 年儿科医师转岗培训方案》，目的就是做好其他科室的专业医师转岗培训工作。经过培训，考核合格并符合相关条件的，可以转岗为儿科执业医师，《医师执业证书》执业范围变更为儿科专业。但笔者认为，这是一种权宜之计，治标不治本。若想从根本上缓解儿科医师短缺，必须从根本上解决儿科医师面临的困难与问题着手。

十二届全国人大四次会议期间，国家卫生和计划生育委员会主任李斌、副主任马晓伟、副主任王培安举行了记者会，就儿科医师荒提出了应对之策。李斌表示，儿科医师短缺是我国目前面临的短板。我国现有 2.3 亿 14 岁以下儿童，具有巨大的医疗保健需求，但供给严重不足，资源总量不够，结构也不合理。要解决这个问题，需要从供给与需求两端发力。一方面，要增加儿童医疗服务的供给，另一方面，通过加强预防，减少儿童疾病，从需求侧减压。[①] 具体的措施包括以下四个方面：一是增加供给。“十三五”时期，力争实现每个省（区、市）都能有一所儿童医院，常住人口超过300万的地级市设置一所儿童医院，二级以上的综合医院都要设置儿科，县级的公立医院和儿科需求量比较大的城市的公立医院也要设置儿科病房。每个省市县都要设置一所政府举办的标准化妇幼保健机构，将儿童家庭作为基层全科医师、家庭医师重点签约的对象。二是加强儿科人才的培养。扩大招收儿科医师的招生学校与招生规模，扩大住院医师的规范化培训范围，将儿科和儿外科纳入培训计划。到2020年力争招生儿科住院医师三万名以上。三是加强政策保障。充分考虑儿科医务人员工作量大、风险高、十分辛苦的特点，合理地确定儿科医务人员的薪酬待遇。医疗机构薪酬分配不得与业务收入挂钩。确保儿科医务人员的收入要不低于或者高于其他专业同年资医务人员收入的平均水平，这是一个硬杠杆，要增加岗位的吸引力。合理提高儿科的医疗服务价格，体现医务人员的技术劳务价值。要着力解决好儿科用药的保障问题。四是加强儿童疾病的预防。要关口前移，加强在托儿所、幼儿园、中小学的疾病预防工作。[②]

十五　制定中医药发展规划纲要

在西医传入中国之前，中国人在几千年的时间里都是靠中医药来治疗疾病与保健身体的。而且，中国历史上没有发生过像欧洲黑死病那样的流行病，这充分说明中医药作为我国独特的卫生资源应该在当代继续发挥其医疗保健的作用，发挥中医药在深化医药卫生体制改革

① 《李斌回应儿科医师短缺：扩大供给，加强服务体系建设》，中国网，2016年3月8日。

② 《李斌回应儿科医师短缺：扩大供给，加强服务体系建设》，中国网，2016年3月8日。

中的应有作用，是我们在设计改革思路时要注重的。

2016 年 3 月 24 日，国务院发布《中医药发展战略规划纲要（2016～2030 年）》（以下简称《规划纲要》）。《规划纲要》指出，截至 2014 年底，全国共有中医类医院（包括中医、中西医结合、民族医医院，下同）3732 所，中医类医院床位 75.5 万张，中医类执业（助理）医师 39.8 万人，2014 年中医类医院总诊疗人次 5.31 亿。[①] 即使目前西医在我国处于强势地位的情况下，中医药不仅在国内取得了长足的发展，而且不断地走向国际市场。中医药在常见病、多发病、慢性病及疑难病症、重大传染病防治中的作用得到了进一步彰显，得到了国际社会广泛的认可。2014 年中药生产企业达到 3813 家，中药工业总产值 7302 亿元。中医药已经传播到 183 个国家和地区。[②]

《规划纲要》对我国中医药事业发展中存在的问题也不回避：资源总量仍然不足，中医药服务领域出现萎缩现象，基层中医药服务能力薄弱，发展规模和水平还不能满足人民群众健康需求；中医药高层次人才缺乏，继承不足、创新不够；中药产业集中度低，野生中药材资源破坏严重，部分中药材品质下降，影响中医药可持续发展；适应中医药发展规律的法律政策体系有待健全；中医药走向世界面临制约和壁垒，国际竞争力有待进一步提升；中医药治理体系和治理能力现代化水平亟待提高，迫切需要加强顶层设计和统筹规划。[③]《规划纲要》也是我国首次将中医药事业的发展提升到国家战略高度，进行顶层设计与规划。

《规划纲要》制定的发展目标分为两个阶段，第一阶段：到 2020 年，实现人人基本享有中医药服务。每千人口公立中医类医院床位数达到 0.55 张，中医药服务可得性、可及性明显改善，有效减轻群众

① 《中医药发展战略规划纲要（2016～2030 年）》。

② 《中医药发展战略规划纲要（2016～2030 年）》。

③ 《中医药发展战略规划纲要（2016～2030 年）》。

医疗负担，进一步放大医改惠民效果。每千人口卫生机构中医执业类（助理）医师数达到0.4人。中药工业总产值占医药工业总产值的30%以上，中医药产业成为国民经济的重要支柱之一。[①] 第二阶段：到2030年，中医药服务领域实现全覆盖，在治未病中的主导作用、在重大疾病治疗中的协同作用、在疾病康复中的核心作用得到充分发挥；基本形成一支由百名国医大师、万名中医名师、百万中医师、千万职业技能人员组成的中医药人才队伍。[②]

《规划纲要》提出了七个方面的24项重点任务，值得重视的有以下方面：①提高中医医疗服务能力。原则上在每个地市级区域和县级区域设置1个市办中医类医院、1个县办中医类医院，在综合医院、妇幼保健机构等非中医类医疗机构设置中医药科室。[③] 在乡镇卫生院和社区卫生服务中心建立中医馆、国医堂等中医综合服务区，加强中医药设备配置和中医药人员配备。[④] ②放宽中医药服务准入。改革中医医疗执业人员资格准入、执业范围和执业管理制度，根据执业技能探索实行分类管理，对举办中医诊所的，将依法实施备案制管理。改革传统医学师承和确有专长人员执业资格准入制度，允许取得乡村医生执业证书的中医药一技之长人员在乡镇和村开办中医诊所。[⑤]

十六　山东疫苗事件与疫苗监管制度改革

（一）山东疫苗事件

山东省问题疫苗事件是近几年来发生的重大公共卫生事件。

---

① 《中医药发展战略规划纲要（2016～2030年）》。

② 《中医药发展战略规划纲要（2016～2030年）》。

③ 《中医药发展战略规划纲要（2016～2030年）》。

④ 《中医药发展战略规划纲要（2016～2030年）》。

⑤ 《中医药发展战略规划纲要（2016～2030年）》。

该案实际上在2014年底即告发。2014年底，济南警方在对涉嫌药品违法犯罪群体进行整治时，发现一名庞姓女子形迹可疑。经过警方持续侦查，2015年4月，警方掌握了足够的证据后，捣毁庞某在天桥区租住的窝点，当场查获多种疫苗。济南警方向全国20个地级市发出协查函，核实疫苗流向和使用单位。2016年2月2日，济南警方向媒体通报此案，公众才得以知悉此案。该案经过媒体的报道，引起了全社会的关注，随着案件的逐一披露，一件公共卫生领域的惊天大案展示在了人们的面前。

该案有许多令人吊诡的地方，其中之一就是犯罪嫌疑人庞某。庞某曾是山东菏泽市某医院的药剂师，2008年被发现非法经营人用疫苗，2009年被法院判处有期徒刑三年，缓刑五年。就在缓刑期间，庞某离开本地，到济南继续做之前的违法经营，还带上刚从医学院毕业没有找到正规工作的女儿孙某一起违法经营。他们就这样做了几年，没有被人发现。庞某在缓刑期间，既没有在所在社区进行矫正，也没有向有关机构报告自己的所作所为。

由于该案涉及金额巨大，人数众多，民警审查庞某的账本发现，她平时用的银行卡有22张，查获的账册就有十几本，物流单据1200余份、手机4部、电脑1部等。

根据披露的涉案信息：庞某和孙某平时联系国内的100余名医药公司业务员或疫苗非法经营人员，购入防治流感、乙肝、狂犬等病毒的25种人用二类疫苗或生物制品，每支加价1到2元销给国内的300余名疫苗非法经营人员或少量疾控部门基层站点。庞某控制的22个银行账户中，从2010年至案发，她涉嫌非法经营收款金额高达3.1亿余元，累计金额（含收入、支出）则高达5.7亿余元。①

山东省食品药品监督管理局2016年3月19日《关于庞某等非法

① 《山东非法经营疫苗案始末》，新华网，2016年3月20日。

经营疫苗案有关线索的通告》称：根据济南市食品药品监督管理局在协助公安机关侦破庞某等非法经营疫苗案件中掌握的信息，共梳理出向庞某等提供疫苗及生物制品的上线线索107条，从庞某等处购进疫苗及生物制品的下线线索193条。[①] 问题疫苗销往全国24个省市，另外，山东省食品药品监督管理局公布了300名买卖疫苗的人员名单。

国家食品药品监督管理总局、公安部、国家卫生计生委于2016年3月21日发布《关于共同做好非法经营疫苗案件查处工作的通知》（食药监药化监〔2016〕31号），通知要求，要加强部门协作，尽快查清济南非法经营疫苗涉案产品来源去向。[②] 地方各级食品药品监管、公安和卫生计生部门要立即成立联合工作组，统一指挥、密切配合，切实落实责任，共同做好非法经营疫苗案件涉案产品处置和案件查办工作。[③] 食品药品监管和公安部门应当根据山东省公布的涉案嫌疑人员名单和协查线索，对涉及本地区的嫌疑人尽快核实身份，及时查明疫苗购销情况。对属于销售上线的，应当查明销售单位和人员以及销售的品种、生产企业、批号、数量等情况；对属于购进下线的，应当查明购进单位和人员以及购进的品种、生产企业、批号、数量、销售去向等情况。[④] 卫生计生部门应当配合食品药品监管部门迅速查明疫苗最终去向及使用情况，要做好风险评估并采取相应措施，切实保护公众健康。[⑤]

---

① 山东省食品药品监督管理局：《关于庞某等非法经营疫苗案有关线索的通告》。

② 国家食品药品监督管理总局、公安部、国家卫生计生委：《关于共同做好非法经营疫苗案件查处工作的通知》。

③ 国家食品药品监督管理总局、公安部、国家卫生计生委：《关于共同做好非法经营疫苗案件查处工作的通知》。

④ 国家食品药品监督管理总局、公安部、国家卫生计生委：《关于共同做好非法经营疫苗案件查处工作的通知》。

⑤ 国家食品药品监督管理总局、公安部、国家卫生计生委：《关于共同做好非法经营疫苗案件查处工作的通知》。

3 月 22 日，国务院总理李克强对非法经营疫苗系列案件做出重要批示。批示指出：此次疫苗安全事件引发社会高度关注，暴露出监管方面存在诸多漏洞。国家食品药品监督管理总局、国家卫计委、公安部要切实加强协同配合，彻查“问题疫苗”的流向和使用情况，及时回应社会关切，依法严厉打击违法犯罪行为，对相关失职渎职行为严肃问责，绝不姑息。同时，抓紧完善监管制度，落实疫苗生产、流通、接种等各环节监管责任，堵塞漏洞，保障人民群众生命健康。①

3 月 22 日，最高人民检察院将涉案价值达 5.7 亿元的非法经营疫苗系列案件作为挂牌督办案件，并专门下发通知，要求各级检察机关侦查监督部门切实做好这一系列案件的办理工作。

3 月 24 日，公安部、国家卫计委、国家食品药品监督管理总局针对“山东问题疫苗事件”举行联合记者会，国家食品药品监督管理总局新闻发言人颜江瑛、公安部治安局副局长华敬锋、国家卫计委疾控局局长于竞进、国家食品药品监督管理总局药化监管司司长李国庆介绍了该案件的相关情况。在联合记者会上披露的信息：该案各地立刑事案件 69 起，抓获涉案人员 130 名，部分犯罪嫌疑人已经移送起诉；不排除存在疾控机构从非法途径购买疫苗的可能。② 此外，疫苗短时间脱离冷链一般不会产生安全性问题，官方提醒公众不必过度恐慌。国家食品药品监管总局对查扣的疫苗进行流向数据分析，梳理出部分可能存在重大流失嫌疑的疫苗经营企业，予以立案调查。截至记者会召开时，各地已查实与涉案线索相符的人员上线 41 人，下线 46 人，排查出涉嫌违法经营药品经营企业 29 家，涉嫌购进非法疫苗的接种机构 16 家。③ 发布会认为，山东非法经营疫苗案中庞某累计

① 中国政府网，2016 年 3 月 22 日。

② 《三部门针对“山东问题疫苗事件”联合举行记者会》，中国经济网，2016 年 3 月 24 日。

③ 《三部门针对“山东问题疫苗事件”联合举行记者会》，中国经济网，2016 年 3 月 24 日。

购进疫苗共计2.6亿元，销售金额3.1亿元，违法所得近5000万元，并不是价值5.7亿元的疫苗流入市场。现在从办案情况了解，大部分疫苗都已使用。[①]

根据3月29日的媒体报道，国务院批准组织山东济南非法经营疫苗系列案件部门联合调查组，对山东疫苗事件进行全面调查和处理工作，并提出完善疫苗监管工作意见。调查组由国家食品药品监管总局局长毕井泉任组长，国家卫计委、公安部、监察部、国家食品药品监管总局负责同志任副组长，中央宣传部、中央网信办、最高人民检察院派员参加。调查组下设专家委员会。国务院同时成立工作督查组，对调查工作进行全程督查指导。督查组由国务院副秘书长丁向阳同志任组长，在国务院的领导下开展工作，调查及督查结果将及时向社会公布。[②]

（二）我国疫苗监管制度

根据国务院2005年3月24日颁布的《疫苗流通和预防接种管理条例》（以下简称《条例》）规定，疫苗是指为了预防、控制传染病的发生、流行，用于人体预防接种的疫苗类预防性生物制品。[③]

《条例》规定，疫苗分为两类。第一类疫苗，是指政府免费向公民提供，公民应当依照政府的规定受种的疫苗，包括国家免疫规划确定的疫苗，省、自治区、直辖市人民政府在执行国家免疫规划时增加的疫苗，以及县级以上人民政府或者其卫生主管部门组织的应急接种或者群体性预防接种所使用的疫苗；第二类疫苗，是指由公民自费并且自愿受种的其他疫苗。[④] 接种第一类疫苗由政府承担费用。接种第

---

① 《三部门针对“山东问题疫苗事件”联合举行记者会》，中国经济网，2016年3月24日。

② 《国务院成立山东疫苗案督查组，世卫辟谣流言》，《京华时报》2016年3月29日。

③ 《疫苗流通和预防接种管理条例》第二条。

④ 《疫苗流通和预防接种管理条例》第二条。

二类疫苗由受种者或者其监护人承担费用。[①]

关于疫苗监管职责的分工，《条例》规定，卫生主管部门负责预防接种的监督管理工作，药品监督管理部门负责疫苗的质量和流通的监督管理工作。承担预防接种工作的医疗卫生机构，要经过县级人民政府卫生主管部门依规指定。

此次疫苗事件主要是在疫苗的流通环节出了问题。《条例》规定，药品批发企业依照《条例》的规定经批准后可以经营疫苗。药品零售企业不得从事疫苗经营活动。[②]《条例》规定符合以下条件的药品批发企业才能从事疫苗经营活动：①企业具备从事疫苗管理的专业技术人员；②具有保证疫苗质量的冷藏设施、设备和冷藏运输工具；③具有符合疫苗储存、运输管理规范的管理制度。[③]

生物疫苗是一种特殊的药品，对温度很敏感，温度过高或者过低都会影响疫苗的质量。在疫苗的储运过程中，一旦温度超出 2～8℃，疫苗就要被销毁。疫苗的全冷链管理，要求疫苗的配送储存都必须在适宜的温度下进行，一条完整的冷链不能断开。

《药品经营质量管理规范》明确规定：经营冷藏、冷冻药品的，应当配备以下设施设备：①与其经营规模和品种相适应的冷库，经营疫苗的应当配备两个以上独立冷库；②用于冷库温度自动监测、显示、记录、调控、报警的设备；③冷库制冷设备的备用发电机组或者双回路供电系统；④对有特殊低温要求的药品，应当配备符合其储存要求的设施设备；⑤冷藏车及车载冷藏箱或者保温箱等设备。[④] 运输冷藏、冷冻药品的冷藏车及车载冷藏箱、保温箱应当符合药品运输过程中对温度控制的要求。冷藏车具有自动调控温度、显示温度、存储

① 《疫苗流通和预防接种管理条例》第三条。

② 《疫苗流通和预防接种管理条例》第十条。

③ 《疫苗流通和预防接种管理条例》第十条。

④ 《药品经营质量管理规范》第四十九条。

和读取温度监测数据的功能；冷藏箱及保温箱具有外部显示和采集箱体内温度数据的功能。[①]

第一类疫苗的生产、销售、使用完全在政府的控制下，出现的漏洞相对较少。此次山东问题疫苗主要发生在第二类疫苗的管理上。《条例》规定：疫苗生产企业可以向疾病预防控制机构、接种单位、疫苗批发企业销售本企业生产的第二类疫苗。疫苗批发企业可以向疾病预防控制机构、接种单位、其他疫苗批发企业销售第二类疫苗。县级疾病预防控制机构可以向接种单位供应第二类疫苗。[②]

第二类疫苗的接种单位可以直接向疫苗生产企业与批发企业购买，这是此次疫苗事件暴露出的我国在疫苗管理上存在的重大漏洞。虽然《条例》对疫苗的生活、销售、接种制定了一系列的程序性规范，但由于第二类疫苗脱离了政府的直接监管，接种单位或者个人为了获取不法利益，在购买与使用疫苗时可能将国家的规定抛向脑后，为一时、一己之私利，向接种人群提供问题疫苗。

（三）山东疫苗事件的应急措施

山东问题疫苗事件发生后，群众在一定程度上产生了对疫苗的恐慌心理。许多家长主动放弃给孩子接种疫苗，将问题疫苗与合格疫苗的防治疾病功能混为一谈。因此，一方面，需要政府采取强有力的措施，以最快的速度查处问题疫苗的流向，不得再让问题疫苗为害接种人群；另一方面，需要权威部门与专家出面解答接种问题疫苗的后果，让那些接种了问题疫苗的人释放心中的疑虑。政府采取的应急措施上面已经陈述过，下面陈述一下权威机构与专家的解释。

山东问题疫苗事件发生后，世界卫生组织驻华代表处三度回应。

---

① 《药品经营质量管理规范》第五十一条。

② 《疫苗流通和预防接种管理条例》第十五条。

3 月 22 日，世界卫生组织首次对山东问题疫苗事件做出反应，称了解到中国近日的疫苗事件。“世卫组织将等待调查结果的公布，时刻准备为国家卫生部门提供支持。”①

3 月 25 日晚，世界卫生组织第二次回应中国疫苗事件。世界卫生组织对中国网民提到的问题进行了收集，并将回复整理如下。答复了以下问题：①中国的一类和二类疫苗的区别。②疫苗质量的保证问题。世卫组织认为对中国疫苗（包括一类疫苗和二类疫苗）的生产和许可有信心。因为此次疫苗事件不是疫苗质量问题，是疫苗的储存问题。二类疫苗不是通过一类疫苗的配送系统进行配送的。一类疫苗可控温度的冷链系统已通过世卫组织和联合国儿童基金会评估并确认为高质量的冷链系统。③解释了对“无毒性反应”的疑问。④解答了若孩子接种了无效疫苗是否需要补种的问题。⑤认为接种过期或不当储存的疫苗应当不会产生任何额外的副作用和毒性反应风险。⑥若孩子接种了无效疫苗，该儿童将缺乏疫苗针对疾病的预防能力，可能在未来感染疾病，对其造成伤害。这种情况跟未接种疫苗的后果类似。⑦不论该事件的后果怎样，都应该给孩子注射疫苗。②

3 月 29 日，世界卫生组织在京就引发社会关注的非法经营疫苗事件召开新闻发布会，世界卫生组织驻华代表处扩大免疫组负责人兰斯博士表示，孩子接种了无效疫苗后需要重新接种疫苗。“重新接种疫苗是安全的，可以立即接种灭活疫苗，也可以在 28 天之后接种减毒活疫苗。”③ 他解释了对于不正当储存或者过期的疫苗不会引发毒

---

① 世界卫生组织中文微博。

② 《世界卫生组织：关于中国疫苗事件中的疑问》，国家食品药品监督管理总局，2016 年 3 月 25 日。

③ 丁飞：《世卫组织就疫苗事件举行发布会，称对中国疫苗生产许可有信心》，央广网，2016 年 3 月 29 日。

性反应的说法，“这种无毒性反应，主要是指儿童接种过期或者储存不当的疫苗后，致病的可能性非常低”。[①] 在回答世界卫生组织对中国疫苗是否有信心的问题时，兰斯医生表示：“世卫组织对中国疫苗的生产和许可是有信心的。目前中国管理疫苗的国家监管部门已经在2010 年和 2014 年通过世卫组织的评估，符合所有国际监管标准，包括能够确保使用现行的药品生产质量管理规范。一类疫苗和二类疫苗是在这种高质量的监管体系下生产的，这一疫苗事件和生产并没有关系，它主要是和疫苗的储存与分发有关。”[②]

世界卫生组织作为世界最具权威性的医疗卫生组织，在中国发生了问题疫苗事件之后，连续做出反应，以专业素养回应中国民众的问题，这既解答了人们心中的疑惑，又起到了稳定人心的作用，同时，还为民众普及了不少的疫苗学知识。应该说，在中国政府应对这次公共卫生危急事件中，世界卫生组织的及时回应与答疑解惑，在相当程度上缓解了民众的情绪。

与此同时，不少中国专家也出来解答问题。人们打过快过保质期的疫苗或没有经过冷链储存、运输的疫苗后，结果是疫苗没有起到应该起到的作用，中国疾控中心副主任、中国科学院院士高福认为：“绝对不会引发副反应。”“即便疫苗失效了，导致出现这种副反应的可能性极低。”“但是疫苗确实会有偶合反应，就是在极低比率的情况下，可能出现死亡，但你从群发病的角度去理解，这个概率总会有的，就像你开个车，也可能会有车祸的发生，一样的道理。”[③]

目前，中国是世界上最大的疫苗生产国，共有 41 家疫苗生产企

---

① 丁飞：《世卫组织就疫苗事件举行发布会，称对中国疫苗生产许可有信心》，央广网，2016 年 3 月 29 日。

② 丁飞：《世卫组织就疫苗事件举行发布会，称对中国疫苗生产许可有信心》，央广网，2016 年 3 月 29 日。

③ 贺莉丹：《山东疫苗案与疫苗本身要分开来看：失效疫苗只是没效果》，中国青年网，2016 年 4 月 4 日。

业，可以生产64种疫苗，相对应地预防34种传染病，每年的产能超过10亿剂，每年接种量达到7亿剂，国产疫苗约占全国实际接种量的95%。除了个别疫苗，国内没有生产，需要进口以外，主要的还是靠国内的疫苗，满足国内接种疫苗的需要。

（四）亡羊补牢，为时未晚

山东问题疫苗事件的调研还正在进行中，最终调查结果没有出来。但透过此次事件，我国相关医疗机构与医药企业在疫苗流通与管理问题上的乱象可见一斑。

殷鉴不远。十年前媒体报道出的山西疫苗事件，重新回顾一下其发生过程与处理结果，也许对这次山东疫苗事件的调查处理有借鉴意义。

2007年12月3日，《中国青年报》首发报道《一家小企业是怎样垄断山西疫苗市场的》，披露了北京华卫时代医药生物技术有限公司与山西省疾控中心通过合作从而垄断山西疫苗市场。报道称，2005年12月，山西省疾控中心成立生物制品配送中心，经“认真研究，仔细筛选”，由华卫时代公司托管。华卫时代公司负责山西全省疾控工作所需的疫苗配送和二类疫苗的供应和管理。

2006年6月，华卫时代公司推出“山西疾控专用”标签，粘贴在所有配送的疫苗盒上，甚至这一标签也出现在山西省疾控中心、山西省卫生厅下发的文件中。若无此标签，其他企业的疫苗无法进入山西市场。《中国青年报》的这篇报道称，记者调查表明，“很多疫苗标签是在闷热的环境中粘贴的，这些长时间脱离冷链系统的‘高温疫苗’被广泛接种”。[①]《中国青年报》的相关报道并未引起相关部门

① 卢义杰：《山东疫苗案浮现十年前山西疫苗案事件涉事公司身影》，《中国青年报》2016年3月25日。

的重视，也未引起民众的较大关注。

2010 年 3 月 17 日，《中国经济时报》发表了记者王克勤的深度调查报道《山西疫苗乱象调查》。报道称，山西近百名儿童不明病因致死、致残或引发各种后遗病症。家长伤心欲绝、四处求治、负担沉重。导致如此惨剧的病源何在？锲而不舍的患儿家长纷纷质疑：接种了乙脑疫苗怎么又会得乙脑？急性播散性脑脊髓炎难道不是接种疫苗所致？……矛头直指用来保障人民生命健康的——疫苗![①] 当天下午，山西省卫生行政主管部门即通过新华网称：山西省未接到因注射疫苗出现聚集性异常反应的报告，当晚，山西省卫生厅再次在新华网发文称《中国经济时报》的“报道基本不实”。《中国经济时报》于第二天发表声明，对山西省卫生厅的“报道基本不实”的结论表示强烈异议。

事件发生后，山西省人民政府新闻办公室定于 2010 年 3 月 22 日，在山西省电力大厦三层会议室，举行“近日媒体反映我省疫苗情况目前调查核实结果”的新闻发布会。发布会主要谈了四个问题：一是《中国经济时报》报道的事件是三年前发生的事情，源发省疾控中心干部的举报。山西省的疫苗经过国家食品药品监管局和卫生部的检验，是合格的。二是媒体报道说百名儿童注射疫苗后或死或残的事情，是否与接种疫苗有关，正在进行调查，有了调查结果后向社会公开。三是介绍山西疫苗的安全情况。四是省疾控中心主任栗文元的经济问题及处理结果。记者在新闻发布会上提的问题大多没有得到正面回答。

从政府新闻发布会透露的信息来看，可以推论出以下结论：一是儿童或死或残，是否与接种的疫苗有关，医学上的鉴定结果还没有出来；二是疾控中心主任确有经济问题。虽然主任有经济问题，那么从

① 王克勤：《山西疫苗乱象调查》，《中国经济时报》2010 年 3 月 17 日。

其经济问题必然能够推论出省疾控中心的疫苗有问题吗？

自此之后，新闻再也没有见到有关山西疫苗事件的结果了。山西这些儿童的死亡或者残疾，是否与接种的疫苗有关，成了永久之谜。

既然没有结论证实《中国经济时报》的报道是否真实，那么，我们也不能得出结论，记者的调查完全准确无误。

但记者在报道中所道出的第二类疫苗在管理上存在的问题，正好通过山东问题疫苗事件得到了印证。该报道记者指出：新颁布的《疫苗流通和预防接种管理条例》规定，疫苗生产企业可以向疾病预防控制机构、接种单位、疫苗批发企业销售本企业生产的第二类疫苗。疫苗批发企业可以向疾病预防控制机构、接种单位、其他疫苗批发企业销售第二类疫苗。① 这一规定改变了过去疫苗统购统销的模式，打破了疾控中心垄断疫苗供应，特别是二类疫苗供应的体制，其根本目的是降低二类疫苗的价格，从而让百姓受益。② 疾控机构有了二类疫苗的交易权之后，他们是否会从中发现商机，从而通过疫苗牟利呢？山西省疾控中心主任的经济问题印证了记者当时的猜测。疾控中心在疫苗供应与接种方面的垄断地位，又为它们的牟利行为提供了方便。

还有令人吊诡的事情。山东问题疫苗事件中，涉案的9家医药企业中有一家企业名叫河北卫防生物制品供应中心，根据《中国青年报》的报道，河北卫防生物制品供应中心与当年山西疫苗事件中的主角华卫时代公司有着千丝万缕的关系。③

如果我们能够从10年前的山西疫苗事件中吸取教训，认真总结经验，实实在在地查找二类疫苗供应链上存在的漏洞，及时加强二类疫苗的监管，山东疫苗事件或许不会发生。

---

① 《疫苗流通和预防接种管理条例》第十五条。

② 王克勤：《山西疫苗乱象调查》，《中国经济时报》2010年3月17日。

③ 卢义杰：《山东疫苗案浮现十年前山西疫苗案事件涉事公司身影》，《中国青年报》2016年3月25日。

十七　三明医改模式受到广泛重视

2016年2月底以来，国内主流媒体继2014年之后，掀起了又一轮集中宣传报道福建省三明市医改模式的热潮。这次主流媒体集中报道三明医改，有一个重要的背景，就是在2月23日召开的中央全面深化改革领导小组第二十一次会议上，会议听取了福建省三明市关于深化医药卫生体制改革情况汇报。这一重要信息，被一些消息灵通人士解读为三明医改模式有可能作为医改模式在全国推广。如以前有的业内人士所言，三明医改经验可以在全国复制、推广。

（一）三明医改改了什么

1. 改革医疗卫生管理体制

改革要点如下：其一，统一医保基金管理机构。三明市将城镇职工医保、居民医保、新农合“三保”机构整合成“医疗保障基金管理中心”（简称“医管中心”），保费由中心统一与医院结算，真正实现了“三保合一”，解决了职工医保、居民医保和新农合由人力资源和社会保障部门与卫生部门分别经办造成的重复参保、政策执行不一致、管理成本较高、资金使用效益低等问题。县级政府相应成立分支机构。医管中心隶属于政府，暂由财政局代管。其二，实行三类医保基金全市统筹。实行全市统筹之后，各类基金自求平衡。全市统筹便于统一三项医保政策，从而为制定和实施统一的医院考核体系、考核指标和推进公立医院改革创造了条件与基础。[①]

2. 采用“防火墙”的办法切断医院与药商的联系

新医改以来，我国政府对药品集中招标采购制度进行了多次完

---

① 财政部社会保障司：《“三医”联动向综合改革要红利——福建省三明市公立医院改革调研报告》，《中国财政》2014年第3期。

善。根据现行的规定，对临床用量大、采购金额高、多家企业生产的基本药物和非专利药品，由省级药品采购机构采取双信封制公开招标采购，医院作为采购主体，按中标价格采购药品。药品价格虽然由省级招标机构确定，但医院仍然要与药商发生联系，医院除了药品价格外的诉求会通过采购合同得到实现，即医院在药品方面的逐利目的仍然可以通过采购合同实现。三明市统一由市医管中心统一采购药品后，全市所有医院不再与药商打交道，医院过去通过药品采购合同中所玩的“花招”再无用武之地。购药款也是市医管中心与医院结算后再与药商结算。医院购药款通过当月病人的医保基金抵扣，多退少补。这样缩短了药品配送商结算的时间，保障了他们的利益。这一经过改进的药品采购方法，医院只提供用药需求，不直接与药商打交道。市医管中心就成了医院与药商及之间的防火墙，切断了医院与药品（耗材）供应商之间的资金往来。

3. 市医管中心对集中招标的药品进行“二次议价”

根据现在的药品集中招标采购制度，医院在与药商签订采购合同时不得对药品进行“二次议价”。但没有规定政府是否可以对集中采购的药品进行“二次议价”。三明市通过市医管中心统一“二次议价”，聪明地规避了医院不得“二次议价”的规定。通过这样的方法，三明市对省集中招标采购目录中的药品实行限价采购改革。市医管中心选定了 9 家有配送资质的药品配送公司采购药品，这 9 家药品配送公司负责与众多的药商或者药企议价，价格低者中标。9 家公司的最终报价清单密封后，一式两份，一份报药采办，一份报市监察部门备案。按照低价中标的原则，最终确定入围限价药品目录。[①] 结果是，大部分药品采购价格要比集中招标采购价格低很多。

① 赵鹏：《三明医改》，《人民日报》2016 年 2 月 26 日。

4. 大幅度提高医疗服务费用标准

2013 年，三明市全面取消了药品加成，县级以上医院药品实行零差率销售。医院因取消药品加成减少的收入，政府通过调整医疗服务价格等措施进行弥补。截至 2015 年 9 月，三明市先后 4 次对公立医院医疗服务价格进行调整。[①] 医疗服务费用由两部分构成，一是医生诊疗费。比如，三级医院，按不同专业职称，主任医师、副主任医师、主治医生、住院医生，过去挂号费统一都是 1.3 元，诊查费则分别为 7 元、4.5 元、2 元、1.5 元。调整后，两项合一统称诊查费，按职称分别为 48 元、38 元、28 元、18 元。二是医疗服务费，至 2015 年 9 月第四次调整时，总共涉及 3100 多个项目，其中调高的有 2400 多项，降低的有 730 多项。凡属医疗服务技术劳务型的价格均调高；凡属器材检查化验类型的价格全部调低。[②] 这一医疗服务价格管制改革，谨慎而有效，没有引发像重庆那样的抗议事件。

5. 实行院长和医生年薪制

院长、医生实行年薪制是三明医改中真正涉及公立医院改革的举措。公立医院改革的难点在于如何设计医护人员的激励与约束机制。按照三明的设计方案，全市 22 家公立医院实行院长年薪制，年薪为 30 万元，由财政全额负担，院长代表政府管理公立医院，政府制定了一套包括 6 大类 40 项的院长考评体系。[③] 临床医师类、技师类医务人员，按照级别和岗位，实行四个等级的年薪制，住院医师年薪最高 10 万元，主治医师年薪最高 15 万元，副主任医师年薪最高 20 万元，主任医师年薪最高 25 万元，每一级别内再设若干档次，具体由医院自行确定。医技人员年薪所需资金由医院负担，直接取决于医院的

---

① 赵鹏：《三明医改》，《人民日报》2016 年 2 月 26 日。

② 赵鹏：《三明医改》，《人民日报》2016 年 2 月 26 日。

③ 财政部社会保障司：《“三医” 联动　向综合改革要红利——福建省三明市公立医院改革调研报告》，《中国财政》2014 年第 3 期。

“年度医务性收入”。[①] 医技人员绩效年薪考核与岗位工作量、医德医风和社会评议相挂钩，科室业务收入不得列入绩效年薪考评内容。同时，为了防止医院滥发薪酬，盲目追求高收入，三明市对公立医院工资予以控制总额。核定工资总额与医院的业务量挂钩，体现绩效；另外，与院长的考核结果挂钩，使院长一人的考核责任变成全院员工的共同责任。[②]

6. 医保付费制度改革

在医保付费制度改革方面，三明市在2013年和2014年先后出台了“单病种付费制度”和“患者次均门诊/住院费标准制度”（次均费用）。[③] 三明市选定了30个单病种制定了付费标准，超出付费标准，医院自付；低于付费标准，剩余的由医院自留。“次均费用”，就是指当年医院门急诊病人和出院病人的平均费用，由三明市医管中心规定一个固定的费用标准。超出这个标准，由医院自付。但是有些病在治疗过程中发现变异和其他并发症，那无论是“单病种付费”还是“次均付费”，结果都可能大大超出所核定的付费标准。[④] 三明市规定，允许三级和二级公立医院分别有20%和15%的变异率，以应对这种情况的发生。

（二）三明医改的效果

三明医改因其所具有的改革勇气与胆识、改革制度设计的整体性与可操作性以及改革显现出来的显著效果引起了同行、专家与广大期待医改尽快有“疗效”的民众关注，尤其是得到国务院领导与相关

① 财政部社会保障司：《“三医”联动　向综合改革要红利——福建省三明市公立医院改革调研报告》，《中国财政》2014年第3期。

② 财政部社会保障司：《“三医”联动　向综合改革要红利——福建省三明市公立医院改革调研报告》，《中国财政》2014年第3期。

③ 赵鹏：《三明医改》，《人民日报》2016年2月26日。

④ 赵鹏：《三明医改》，《人民日报》2016年2月26日。

部委领导亲临调研，予以肯定；主流媒体大幅度、多频次的深度报道，使“三明医改”成为继“高州医改”“神木医改”之后的一颗医改“明星”。三明医改的具体做法很有可能通过政府高层的推动而具有“可复制”“可推广”的性质。

三明4年医改的成效，显然需要用漂亮的数字来证实，根据《人民日报》的总结，大致有六个方面，一是群众看病负担明显减轻。至2015年，城镇职工和城乡居民的住院个人次均自付费用比2011年时分别下降203元和437元。二是医务人员收入待遇大幅提高。2015年，全市22家公立医院工资总额达到8.95亿元，比2011年时翻了一番。三是医院的医药总收入年年高增长势头得到有效遏制，医务性收入大幅提升，收入结构渐趋合理。公立医院以药养医的痼疾得到较大缓解。四是城镇职工医保基金安全运行。在2011年还亏损2亿元的基础上，自2012年起年年结余，2015年结余达到8912万元。政府掌管的医保基金扭亏为盈，解除了政府财政的后顾之忧。五是病人转外就医率下降。2011年全市城镇职工医保患者转外就医住院人次占比为7.34%，2015年降为7.02%。降幅虽然不大，但也表明了当地患者对本地医院信心的增强，或者是当地医院治疗水平的提高。六是医院得到可持续发展，全市除了一个县外，其他所有县级医院均建立起ICU病房。改革4年，净增加医生405人、护士1073人，增加高级职称220人。①

总体性的医改效果评价，上下基本认同的是“三个回归”：公立医院回归公益身份、医生回归看病角色、药品回归治病功能；② 达到“三个满意”：政府满意、医院（医生）满意、患者满意。

三明医改有没有什么不足的地方？一般而言，只要改革动了某些

① 赵鹏：《三明医改破冰前行》，《人民日报》2016年2月26日。

② 财政部社会保障司：《“三医”联动　向综合改革要红利——福建省三明市公立医院改革调研报告》，《中国财政》2014年第3期。

人的奶酪，就会听到批评乃至反对的声音。媒体在报道三明医改时，鲜有对其整体性的医改设计提出什么批评性意见，只是偶尔在报道中提及诸如改革之后，公立医院有少数业务骨干辞职或者调离，年薪制足额兑现的不多，一些药商在三明医改之后已无利可图撤出三明，少数药品因价格与药商供应等原因出现断供，等等。因为公开的调研报告与媒体报道中没有具体的数字，三明官方也没有提供相关的回应，或者回应时也语焉不详。因此，笔者无法获得这方面的证据与事实。

（三）对三明医改的评论

回顾自 20 世纪 70 年代末以来 30 多年的改革史，发端于基层的改革往往对日益固化的体制机制最具有冲击性与震撼力。笔者认为，三明医改对我国现有医药卫生领域管理体制的改革措施最有借鉴价值。医保作为医疗三角关系中的一角，长期以来由政府的两家单位分别管理，管理体制的不顺畅为多方所诟病，但在国家层面到目前为止还没有改革的动作，三明率先一步实施改革，为其他方面的改革做好了铺垫。而且，实际的操作方法与效果也没有大的问题。如果三明市政府再前进一步，将医保基金委托给社会第三方进行管理与经营，而不是由政府的财政部门来托管，效果可能会好很多，医保对医院与医生的约束作用会更强。当然，将国有资产委托给政府外的部门管理，决策者承担的政治风险较大，三明市没有选择这个方法。即便如此，医保体制改革已经向前迈出了一大步。

中央政府发布的相关医改文件，对于医改新政以来建立起来的省级药品集中招标采购制度不断进行强化，而且一再强调医院与药品供应商签订采购合同时，不得“二次议价”。虽然这一制度招致社会广泛的批评，而且实施的效果也远没有达到政策制定者的预期。新医改以来，央视等主流媒体多次报道揭露出的医疗行业里的腐败案件，都与药品采购有关。大量的医院腐败案例说明了现行的药品采购制度早已千疮百孔。广东高州医改模式的核心就是改革了药品采购制度，高州医院可以与药品供应商议价，从而大大降低了药品采购价格，即使如此，也达到“以药养医”的效果。三明市医管中心在省级招标确定药品采购价格之后，另行选择了9家药商作为供应商，再由供应商二次投标，价低者中标。这样，在省级药品集中招标采购价格确定之后，三明市又通过二次投标将药品价格再行降低。如笔者前述，这不是医院二次仪价，而是政府二次议价，省级政府主管部门没有阻止，县级政府当然是乐享其成。照此逻辑推论，县级政府的医管中心如果再在市医管中心二次招标的基础上三次招标，药品价格会不会再降？笔者认为，一定能够再降。高州模式已经证明了，如果医院与供应商直接议价，药品价格肯定比省级招标平台确定的价格更低，而且降低的幅度不会小。三明市医管中心的二次招标，限价采购政策对现行的药品集中采购制度是一个很大的冲击。

业内人士对三明实行的院长医生年薪制击节叹赏，媒体也大力点赞，认为是三明医改的主要亮点之一。笔者也认同医护人员的薪酬制度改革是公立医院改革的难啃骨头，三明在国家没有对事业单位的薪酬制度改革有明确的旨意下，大胆实施这项措施，是需要有很大的勇气的。但这一制度的设计还是有一些问题：一是政府管得太细，政府之手伸进医院的内部管理，对院长与医护人员设定了统一的年薪标准，显然不符合市场经济多劳多得、效率优先的基本原则。二是医护人员的薪酬来源于医院的医务性收入，而按照现行的医院收费制度，在患者没有持续增长的情况下，医院的医务性收入基本是恒定的，那么，医务性收入不太可能出现持续的增长，意味着医护人员的收入标准很快变成刚性，医护人员的激励就很难长久。而且，从医院内部的管理制度来看，基本上切断了医护人员的收入水平与科室的绩效和创收之间的关系。三是院长的年薪由政府财政支付，但院长的绩效考核又与本院的医护人员的绩效相关，这一制度设计增加了绩效考核的操作难度。四是这一考核制度出台之后，有少数医院的骨干流失了，说明这一薪酬标准比这些流失的医生原有的收入还少。其实这点也不难想明白。原来医生有药品回扣，政府切断了医生与药商的关系后，回扣变少了，或者没有了，医生的收入自然就减少了。由于在医生能够吃回扣的情况下，医生的收入是个未知数，因此，笔者很难判断三明医改前后医护人员的实际收入是增加了还是减少了。但一个问题是清楚的，能走的一般是医术水平相对比较高的，他们对医改后的收入不满意，就用脚投票了。留下的医护人员，即使收入没有增加，或者减少了，也不一定就能走得了。所以，笔者很难认同三明的院长与医护人员年薪制真正“大幅度提高了医护人员的收入”这一判断。当然，三明医改经验出来后，一些网友吐嘈，说年薪制并没有真正兑现，因为大部分医护人员都达不到考核的指标。政府相关部门的调研报告及媒体报道中没有提供详细的数字与情况。

三明医改中也吸收、采纳了一些试点改革的公立医院制定的改革措施，如防止过度医疗、过度检查、开大处方、医护人员收入与科室创收无关等改革措施，几年的改革实践证明，这些举措虽然有效果，但并没有达到新医改政策预期的目标。

三明作为一个经济欠发达的地级市，能够将医改推进到这个程度，确实应该得到大家的点赞。即使因其改革制度的设计不完善，或者囿于政府财力有限，有些改革措施还不到位，但也不会让其改革的成果失色。

不过，三明的成功也给医改研究者们带来一定的困惑，在党的十八大确定了“市场在资源配置中起决定作用”这样的基本改革目标后，三明医改依然完全坚持的是政府主导的思路，而各地政府的差异性和复杂性是众所周知的，这将成为检验三明医改是否具备可复制、可推广的关键因素。

B.3
关于进一步深化医药卫生体制改革的几点思考

韩晓芳*

摘　要：　本文结合北京市的医改实践，阐述了对新医改的总体感受，分析了当前医改面临的困难，主要表现为医疗卫生服务体系亟待完善、人事薪酬制度亟待改革、补偿机制亟待完善、监督治理机制亟待加强、医疗卫生信息化亟待加强。针对下一步的医改方向，本文提出以下几点建议：转变补偿机制是破除以药补医的关键；严格界定、落实政府责任；改革财政补偿方式；放、调、改结合，推进价格综合改革；加快深化医保改革；建立适应医疗卫生行业特点的人事薪酬制度。本文认为，形成共识是继续推进改革的基础，以强基层为龙头构建合理的分级医疗体系。

关键词：　医药卫生体制改革　改革思路　新医改

2014 年，在总结前阶段改革经验的基础上，依据党的十八大、十八届三中全会和党中央国务院关于医药卫生体制改革的精神，北京市出台了《关于继续深化医药卫生体制改革的若干意见》，按照总体

---

* 韩晓芳，北京市医改办原主任。

谋划设计、统筹协调推进、增强改革合力的思路，就未来一段时期的改革做了总体部署，提出了完善以人民健康需求为导向的服务体系、建立适应医疗卫生行业特点的人事薪酬制度、改革补偿机制、改革监管治理体制、加快推进信息化建设五个方面改革任务，要求各专项改革要在这五方面改革的大思路下统筹安排，稳步推进，协调联动，分步实施。

一　对新医改的总体感受

（一）这一轮医改取得了重大的历史性成就，这是不争的事实

自2009年以来，按照党中央、国务院关于医药卫生体制改革的部署和要求，全国各地、各有关方面都在积极探索，攻坚克难，取得了重大的历史性成效，最突出的是建立了一张人群全覆盖的基本医疗保障网，96%以上的百姓都有了基本医疗保险；医保报销范围不断扩大，报销比例和额度大幅度提高，针对困难群体的医疗救助制度日趋完善；建立了城乡全覆盖的基层医疗卫生服务体系，基层医疗卫生服务的可及性和能力大幅度提升；支持社会办医取得了积极进展，多元化办医格局初步形成；公立医院改革试点在探索和争议中前行，积累了重要的经验。

（二）总体来看，前一阶段以增量改革和专项改革为主

随着增量改革任务的基本完成，一些深层次体制机制矛盾和体系性、结构性问题日益突出，下一阶段改革任务仍然很艰巨。新医改六年来，现在重温2009中发6号和国发12号这两个医改的纲领性文件，改革的推进并不理想，很多理念、目标没能落实，有些关键性改革严重滞后，甚至走了弯路。

（三）医改是一个世界性难题，也是一个涉及面广、利益格局复杂、需要长期探索和不断深化的系统工程

几年来的实践证明，各专项改革之间你中有我、我中有你，相互影响、相互制约，密不可分。有些仅从专项改革看是合理的举措，不一定完全符合医改大局的要求，政策撞车的问题也会发生。因此，需要进一步加强医改的总体设计，更加强调综合改革，更加关注改革的系统性、整体性和协调性。

二　关于当前面临问题的分析

目前比较突出的是两大矛盾、两大风险。两大矛盾：一是供求矛盾，患者反映看病难，实际主要是结构性矛盾，即大医院、优质医疗资源供不应求，而小医院、基层医疗机构资源利用率不足；二是医患矛盾，信任严重缺失，恶性事件不断发生。两大风险：一是基本医保基金支出增长过快，部分地区基金的可持续性潜在风险；二是医疗卫生队伍建设潜在风险。[①] 医务人员积极性不高，愿意学医、从医的优秀人才越来越少，导致医疗队伍在不断“失血”的同时，“造血”功能也在下降。而这些表象背后，是一些深层次的体制机制问题和系统性、结构性矛盾。

（一）医疗卫生服务体系亟待完善

1. 分级诊疗体系仍不健全

自 2009 年以来，国家提出“保基本，强基层，建机制”，逐步实行分级诊疗。这个改革思路是非常正确且重要的。但是如何分级，

① 唐超：《人事薪酬改革：让医者尊严回归》，《中国医院院长》2015 年 12 月 1 日。

如何定位，如何实施，具体体系设计和路径还不太清晰。

目前我国实行的是三级医院管理制度，医院级别与床位规模、技术准入、行政级别、人才配置、薪酬待遇等相联系。医院床位少，级别上不去，有些服务项目就不能开展；医院级别越高，行政级别、编制额度、中高级职称比例、薪酬待遇等越高；客观上形成了大中小医院的高低贵贱之分。再加上国家基本药物制度实施中出现偏差，忽视了基层在医疗服务体系中的基础性定位和客观存在的多层次需求，简单地将“基层”等同于“基本”，基层用药只能局限在基本药物范围内，不能满足慢病管理、康复等服务需求。

这种倒三角形的资源配置状况，必然导致服务体系倒三角化：基层人才进不来、留不住，“缺医少药”成了强基层的致命瓶颈，大量患者只能涌向大医院看病、开药；大医院严重供不应求，推动着公立医院不断扩张，大医院越办越多、越办越大，反过来又对患者产生了更强的虹吸效应。其结果不仅使分级诊疗政策落空，而且助推了医疗总费用上涨，医院基本建设吞噬着大量财政资金和社会资金，二级以下医院和基层医疗资源总体利用率不足，形成社会资源的巨大浪费；大医院处于不正常的“战时状态”，医者行医、患者就医的环境恶劣，医患关系紧张。

2. 防（预防）、治（治疗）、康（康复）、护（照护）体系不健全

过去，我国医疗服务体系围绕着“治病”发展，疾病预防是公共卫生的内容，医疗服务体系和公共卫生部门在机构设置、职能划分、经费管理等方面截然分开，“铁路警察各管一段”，看病的不管防病，缺乏及时有效的疾病早期干预和健康促进机制。康复和长期照护则长期不被重视，基本处于“短腿”状态，一方面，导致大医院住院病人没有“出口”，平均住院日远高于一些发达国家和地区，病床周转率难以提高，患者住院难；另一方面，患者总体康复水平难以提高，重大疾病致残问题仍比较突出，不仅影响患者的生活，也给家

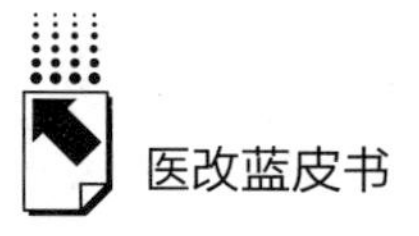

庭和社会带来了更大的医疗费用负担。

当前，人民群众消费水平提高，人口快速老龄化，资源和环境矛盾突出，使健康状况改善、重大疾病康复、长期照护等服务与疾病治疗一样成了基本民生需要。我们的医疗服务体系应当适应这个趋势，尽快转型升级。建立防、治、康、护紧密衔接和功能完善的新型现代服务体系，是提高民族健康水平、增进人民福祉、减轻社会负担的根本之策。

3. 需要逐步完善多元办医体系

新医改以来，国家确定了支持社会办医、发展多元化服务体系的总思路，以丰富、增加供给，更好地满足人民群众不断增长的多层次的服务需求。在各级政府政策的引导和支持下，社会上涌现出一大批依靠技术和服务取得社会信任、良性发展的医疗机构。但是，目前我国社会办医的整体水平依然不高，小、散、乱等问题还比较突出，发展中又出现了一些新情况，需要引起重视。

其一，部分投资者不了解医疗服务和医疗行业的特殊性，盲目追求设备设施的高大上，不仅会造成很大的投资风险，而且可能导致过度逐利，甚至恶性竞争的医疗行为，损害社会利益。

其二，有的地区以招商引资的方式推动社会办医，混淆了营利性与非营利性机构的政策界限，盲目发展混合所有制机构，给财政资金和国有资产带来了风险。

其三，目前，政府办医疗机构还存在“包打天下”和“保基本”定位不清的现象，不仅加剧了公立医院供求紧张的状况，也影响了社会办医的发展空间。

其四，医疗行业最核心的资源是医生。目前，医护人才被“单位人”制度大量垄断在公立机构体制内，若不能放活人才资源，则社会办医可能成为无源之水。依靠拼资本、挖墙脚来发展，不仅会影响社会办医的良性成长，而且可能给公立医院带来不规范的冲击。

其五，在欧美和中国台湾、中国香港地区，社会办医在基层医疗服务中发挥着重要甚至是主体的作用，政府通过购买服务，解决社区医疗的供给问题。而我国大陆基本依托财政来提供基层服务，社会办医主要被指向高端服务领域。需要思考的是：作为一个发展中国家，我们的高端服务需要多少。若我们非常有限的优质资源被资本的力量大量引向高端服务领域，基本医疗服务如何得到更好的保障。

4. 医疗资源布局不合理

全国优质医疗资源过度集中在京沪等少数大城市，导致患者在全国范围内大规模流动，加剧了部分大医院供求紧张的状况，也增加了重症患者看病的难度和经济负担，增加了社会医疗成本和费用的负担。北京很多大医院 1/3 以上的患者来自全国各地，一些重点专科住院患者中外地患者占百分之八九十，“号贩子”屡打不绝。客观地讲，若不尽快推进全国优质医疗资源布局均衡化，北京大医院看病难问题基本无解。

（二）人事薪酬制度亟待改革

如前所述，治病要靠医生，医生才是医疗卫生行业的核心资源。医改关键是调动医务人员的积极性，激活人力资源。但是，这些年人事薪酬制度改革严重滞后，医务人员对医改总体上并不满意。人的问题不解决，要想完善服务体系、规范诊疗行为、提高服务质量与效率、缓解前述两大矛盾和两大风险，是不可能实现的。

一是目前实行的“单位人”人事管理制度，使医疗机构想要的人才进不来，不想要的懒人、庸人出不去，编制不足与大量编制空额并存，人力资源短缺与资源浪费并存；编制与财政补贴、工资总额、薪酬福利、基本保障、职务职称、学术科研等挂钩，导致编制内外同岗同工不同酬等不合理现象，也形成了人才流动的利益障碍。①

二是统一的事业单位工资制度，使医务人员与其他各类事业单位人员工资制度和薪酬水平“一刀切”，不能科学地体现医疗行业特点，一方面，严重影响了医务人员的积极性，另一方面，产生了大量“堤内损失堤外补”的行为，导致广为诟病的“走穴、红包、回扣”等“灰色、黑色”收入难以革除；工资水平按照机构级别和与机构级别相联系的职务职称确定，基层医务人员收入远低于大医院，导致基层医疗机构普遍存在人才要不来、留不住的问题，再加上绩效工资比例较低，形成低水平的“大锅饭”，严重影响了基层医疗服务效率和服务能力。②

近几年，多点执业作为人事制度改革的一项举措，对激活人力资源起到了一定作用，但是由于“单位人”制度并没有放开，医院还要担负外出执业医生的全部薪酬待遇、基本保障和执业风险，这给医院人力资源的配置管理增加了难度，也影响院内公平。客观地讲，这种多点执业作为改革进程中的过渡性措施具有积极意义，但是与法治社会责权利对等、公正公平的原则是有差异的，若在全国长时间大面积推广，值得商榷。

（三）补偿机制亟待完善

补偿机制是影响医改全局的基础性改革，主要涉及价格、医保、财政三方面。

1. 价格方面

一是价格体系不合理。医疗服务价格严重偏低，药品、耗材、大型仪器设备检查等价格虚高，形成了扭曲医疗行为的“以药补医”

---

① 张蓝飞：《怎样激发医生内在动能》，《医药经济报》2015 年 11 月 18 日。

② 张蓝飞：《怎样激发医生内在动能》，《医药经济报》2015 年 11 月 18 日。

机制。

二是价格管理方式需要创新。目前主要实行的是按项目、按品种定价，价格确定基本采用成本加利润的办法，药品价格还要考虑分类和差比价关系。成千上万个琐碎繁杂的服务项目和药品，都是由价格主管部门定价，要想做到科学、准确、及时，谈何容易。医疗机构要开展新的服务，首先要由政府审批价格，很多服务项目或新技术由于价格批不下来而不能投入临床，在一定程度上影响了技术创新和服务改进。

三是价格形成机制不合理。医疗服务价格的制定和调整由政府直接确定，价格不能按照相关市场行情和成本的变动及时调整，甚至“一定”十几年不变，导致服务价格严重低于劳动成本和服务价值。而药品价格大部分实行政府指导价控制下的招标采购价格加成制度；耗材也按购进价加成形成销售价格。以药品为例，按照13% ~15%的加成率估算，医院要挣1元钱，必须卖出7 ~8 元钱的药。显而易见，在这种机制下，药品和耗材等价格越高、使用量越大，医疗机构的收入就越高。

上述价格问题的综合作用，是导致药品、耗材等价格虚高，过度用药、过度检查、过度治疗、过度使用高值耗材等不合理诊疗行为产生的重要原因之一。

2. 医保方面

这几年医改最得民心的就是提高了基本医保覆盖率、扩大了报销范围、增加了报销额度、实行了医保卡即时结算。但是，医保支付方式和基金管理制度的改革滞后，影响了基本医保基金管理水平和使用效益的提升。

一是从支付方式来看，过去基本上都是按项目付费、按实际发生的费用额度报销，对医疗费用的合理性缺乏应有的引导和制约手段，导致医保资金的大量浪费。近几年虽然推行了总额预付制改革，对于控制医保总支出的增长有明显效果，但是由于仍然以按项目付费为基础，医疗机构靠增加医药项目数量和费用来增加收入的机制并没有根本改变，资金浪费的问题依然存在。另外，个别医疗机构过度追求医保资金余额，导致出现了看钱治病甚至选择、推诿病人的乱象。

二是从管理制度来看，其一，党的十八大和十八届三中全会明确了整合城乡医保制度的要求，但是至今未能解决，影响了基本医保资金的规模效应和城乡居民基本医疗服务均等化水平，重复参保、重复建设、基金管理成本较高等问题长期难以解决。其二，基金管理方式和重点，基本是围绕筹资和费用报销，局限在“消费端”，对于药品与耗材等价格虚高和不合理诊疗行为带来的费用，医保“照单全收”。其三，管理理念和法律方面也有需要研究的问题。目前我们的基本医保只是解决疾病费用报销问题，局限在“疾病端”，不太关注如何提高健康水平、减少疾病的发生、延缓大病的发展。在这方面，商业保险“防止出险”的管理理念很值得借鉴。本文研究了国内外一些商业健康险的管理，很多都是“关口前移”，关注并开展客户健康教育和健康管理，尽量使客户不得病、少得病、少得大病，从根本上减少费用的发生。其四，精细化、专业化管理水平和管理效率仍需要进一步提升。

3. 财政方面

新医改以来，各级政府在医疗卫生方面的投入增长较快，使公共卫生、基本医疗、基本医保整体水平都有了大幅度提升。但是，目前财政方面也有些问题需要研究，最主要的是财政投入的责任边界和投入方式、效率问题。

新医改提出“保基本”，但是什么是“基本”一直没有解决。在医改文件中，“基本”的概念包括四个方面：基本公共卫生、基本医疗、基本药物、基本医保。目前，基本公共卫生和基本药物是有项目和品种目录的，基本公共卫生项目由财政保障，基本药物实行财政补助。在基本医保中，财政资金是城乡居民医保筹资的主要来源，居民特别是农民个人仅支付筹资的一小部分。至于基本医疗，则没有明确界定。财政主要是通过政府举办和补贴的方式来履行基本医疗的投入责任，采用“养机构、养人”等直接投入方式，还没有形成“购买服务”的长效机制，投入效率不高。在基层，通过推行收支两条线管理，形成了低水平的“大锅饭”，影响了服务效率。而对于公立医院，国务院规定实行六项补贴，各地落实情况差异较大。在北京，市和区属的所有公立医院六项补贴政策全部及时落地。但据了解，各地在补贴力度和方法方面存在明显差异，有些投入体制不顺的机构或财政实力较差的地区补贴政策并没有完全到位，而且大部分还没有脱开“补人头、补亏损”的老路，导致一些医疗机构争编制、吃空额，争补助、报亏损，重创收增利、轻成本控制，有的甚至过度逐利。在职能定位不清晰和补偿机制不健全的情况下，各地的某些公立医院不计成本地快速扩张，设备设施和服务高端化甚至豪华化，使财政“保不住”与“保不好”的现象并存。

据报道，新医改前五年，各级财政投入1300多亿元用于基层医疗机构基本建设投资、重大设备购置、改造维修等，中央财政还投入数百亿元用于化解基层医疗机构的债务，每年补助数十亿元用于增加基层医疗机构医生的绩效工资，力度不可谓不大，可惜“强基层”的努力事倍功半；全国财政医疗卫生支出累计30682亿元，年均增长24.4%。虽然老百姓个人卫生支出占卫生总费用的比重由2008年的40.4%下降到2012年的34.4%，但同期卫生总费用却上涨了91.44%，其中个人支出上涨64.31%。也就是说，财政的大量投入没能给百姓带来相应的福利，而被快速增长的费用所吞噬了。客观地讲，这个背后确实存在财政投入低效问题，当然更重要的是综合改革不到位，在以药补医机制和服务体系不完善的情况下，快速增长的费用就像巨大的黑洞，财政投入又如何能补得起、补得好！

（四）监督治理机制亟待加强

一是条块分割的问题非常突出，属地化全行业管理还远未实现。二是医疗机构行政化，按行政级别管理；管理人员官员化，政事不分、管办不分问题需要继续破解；现代医院管理制度亟须建立。三是行业自律和社会监督机制不健全。以北京为例，近万个医疗机构，分别隶属于各级政府、各有关部门、军队、武警等不同系统，被称为“八路大军”，几十家三级医院中隶属于北京市的只占约1/3，行政、人事、业务、投入等管理关系非常复杂，规划、发展、改革等难以统筹推进。前几年北京市提出公立医院改革试点方案，以医药分开为突破口，统筹推进财政价格补偿机制、医保付费调节机制、法人治理运行机制、管办分开、创新服务模式等方面的综合改革。但由于除价格和医保以外的其他改革都不能属地化推进，这项综合改革难以在全市推广实施。

（五）医疗卫生信息化亟待加强

近些年，我国医疗卫生信息化建设推进比较快，但基本还是各系统、各机构各自为政的“烟囱式”发展模式。存在分散化、重复化、碎片化建设现象，资源不能有效共享；重复参保、重复检查、重复开药等问题难以解决，总体水平、监管体系和服务体系都有待大幅度提升、完善和改革。另外，当前移动医疗、智慧医疗、远程医疗、大数据等发展非常迅速，“互联网＋”将在世界范围内带来医疗服务模式和服务体系的巨大变革，也必然会成为影响医改全局的改革推手，对完善基本医疗卫生制度、提高医疗卫生服务能力和资源利用效率、提升全民健康水平起到重要作用。

三　关于下一步的改革思路

前述五大问题是影响医改全局的系统性、结构性、基础性的问题，北京市已经就下一阶段改革的重点做出了总体部署。

（一）转变补偿机制是破除以药补医的关键

目前全国各地都在按照中央的要求推进医药分开。很多省市在取消药品加成后，通过三种途径对公立医院进行补偿，即提高服务价格补、政府财政补、医院自身消化。北京在医药分开改革试点中，采取了“总量平衡，结构调整，综合改革，转换机制”的思路，按照“患者负担不增加——让人民群众得实惠；医院收入不减少——合理调动医院和医务人员参与改革的积极性；医保资金能承受——确保改革可持续”的原则，在不依靠财政补助的前提下，通过打包定价（同步取消挂号费、诊疗费、药品加成，建立医事服务费）、平移改革（按取消的三项收入总量确定医事服务费的价格总水平）、分级定价（医事服务费分为四级定价，合理体现技术劳务价值和资源稀缺性）、医保定额报销（引导患者理性就医），切断药品销售与医院收入的利益关系，调整补偿渠道，转变利益机制，规范医疗行为，让医院、医保、患者的利益趋同。财政没有对医药分开进行专项补助，是因为我们感觉靠财政兜底既“补不了”，也“补不好”。北京“八路大军”办医，若取消药品加成要依赖财政补，在中央、地方、军队等各自分级分类的财政体制下，如何划分、落实补助责任，社会办医的基本医疗谁来补。若仅补助政府办的医疗机构，势必会形成药品价格双轨制，影响社会办基本医疗的健康发展。另外也很难确定合适的补助方法和标准，如果补助与处方或药品销售额挂钩，医院仍然会有多开药、开贵药的冲动。因此，医药分开不是简单的取消药品加成，核心应当是转变补偿机制。正因为如此，北京试点取消药品加成的部分全部通过提高服务价格补偿，同时全面落实国家规定的六项投入，在改变补偿方式的前提下，加大财政投入力度，建立了以公益性为核心的绩效考核体系，财政补助与考核结果挂钩，有效地激发了医院加强管理、改善服务、提升能力、提高效率、降低成本的积极性。

但是，北京公立医院改革试点也存在一些问题和遗憾。一是由于管理体制和隶属关系复杂等，试点经验长时间未能推广，形成了改革孤岛；二是当时医事服务费的设计仅考虑了公立医院改革需要，未能充分考虑对分级诊疗的影响，普通门诊医事服务费个人自付部分较少，对基层患者产生了一定的虹吸效应；三是当时拟在取消药品加成的同时，一揽子理顺绝对主要服务价格和检查费价格，但是由于一些情况所限，只调整了诊疗服务价格，使得改革的进度和成效大打折扣；四是人事薪酬制度、价格制度和管理体制改革的部分举措未能按时落地，削弱了综合改革的效果。下一步，要加快推进价格、医保、财政、人事薪酬制度和药品流通领域改革，合理体现医疗服务的技术劳务价值，让公立医疗机构回归公益性服务本位，让医生回归治病救人的本位，不再为回扣折腰。

（二）严格界定、落实政府责任，改革财政补偿方式

1. 关于投入责任

在医疗卫生领域，政府的责任应当是保基本、保公益、促发展，即建立基本医疗卫生制度，保障全体居民公平享受基本医疗卫生服务，促进医疗卫生技术进步，提高全民健康水平。本人以为，财政应当以此为目标和依据，界定和落实政府投入责任。

一是“买机制”。北京市医改于2010年就提出“花钱买机制”的思路，即财政要坚决支持和促进改革，保障实现上述目标的相关制度、机制、政策、措施的建立和落实。当时任医改领导小组组长的吉

林常务副市长明确要求：用于改革的钱，要应保尽保；用于发展的钱，要有多少钱办多少事。

二是“保基本”。即严格落实基本医疗、基本卫生、基本药物、基本医保等方面的投入责任，并根据经济社会发展的水平和财政实力，不断提高基本医疗卫生服务均等化供给和保障水平，而非基本医疗卫生服务则应由市场提供。

三是“促发展”。即保障国家医疗卫生基础研究能力建设，促进医疗卫生技术的保护、传承、创新、发展。这方面应该有更完善的分门别类的激励、补助、全额投入制度。

四是“保健康”。应尽快将提高全民健康水平明确纳入财政保障范围，围绕普及健康教育、改进健康环境、完善健康服务体系、开展全民健康行动四方面，健全财政政策，落实投入责任。

五是“强监管”。按照规范、精简、高效的原则保障相关能力建设，着力健全法制环境，完善监管体系，促进规范执业，保护公平竞争。

2. 关于补偿方式

财政资金取之于民，应当合理、高效地用之于民。政府必须落实投入责任，更需要转变和优化补偿方式，提高投入效率和效益。北京市《关于继续深化医药卫生体制改革的若干意见》明确提出，“严格落实政府责任，做到应保尽保；改革财政补偿方式，做到保住保好。一是按照国家统一要求，稳步提高基本医疗卫生服务均等化供给水平。二是改革财政补偿方式，对政府办医疗机构取消养人头、补亏损的补偿方式，建立与以公益性为核心的绩效考核结果挂钩的补偿机制，鼓励提供更多、更好的服务。三是建立分类补偿制度，完善对传染病、精神病、儿科、中医等医疗机构的保障、支持政策。四是将财政投入重点从‘保供方’转向‘补需方’，逐步加大医保投入，提高基本医疗保障水平，合理调整对医疗机构的直接投入。五是完善政府

购买服务机制，逐步推行政府购买清单制度，激活社会资源，让财政的钱花得更有效”。①

建议国家有关部门进一步理清政府投入责任，建立责任清单，逐条研究、改革、完善、细化补偿制度。

3. 关于对基本医疗服务的补偿

目前社会上对基本医疗服务争议较大，有些观点将公立医疗机构公益性弱化、过度逐利问题完全归咎于财政投入不足。

其一，公立医疗机构存在公益性弱化、过度逐利现象的原因非常复杂，主要是综合补偿机制不合理，包括财政补助、价格政策、医保支付、薪酬制度等多方面的问题绝不是仅靠增加财政投入能够解决的。当前应协调配套推进包括财政改革在内的各项改革，尽快完善公益性保障、激励和约束机制，彻底改革公立机构的逐利机制。

其二，在医疗卫生领域，公益性的核心表述应当是“公平可及、安全有效、以人为本”的基本医疗服务。公立医疗机构必须坚持和强化公益性，但不能简单地将“公益性”与“公立”“政府供给”画等号。目前广受诟病的过度用药、过度检查、过度治疗等现象与公益性是背道而驰的。财政要“保基本、保公益”，应当以为百姓提供“公平可及、安全有效、以人为本”的基本医疗服务为目的，注重公益性的实现效果，既可以采取直接举办医疗机构提供服务的方式，也可以采取向社会购买服务的方式，鼓励、支持优秀的社会办医机构追求公益性目标。

其三，未来基本医疗服务的格局应是政府保障、公立主导、多元提供、适度竞争，公立医院应当作为国家医疗技术进步和基本医疗服务的主导力量，由财政给予充分保障。但是，对于目前如此规模巨

① 北京市人民政府：《关于继续深化医药卫生体制改革的若干意见》。

大、“包打天下”的公立机构体系，财政投入恐怕是保不住、保不好的。公立机构应适当缩短战线，回归公益性服务定位；要继续大力促进社会办医规范、健康发展，使社会办医成为丰富基本医疗服务供给、促进提高服务效率的重要力量。

（三）放、调、改结合，推进价格综合改革

前一阶段的价格改革，主要围绕两方面——放开和调价。下一阶段，应更加重视价格综合改革，建立科学合理的价格形成机制。

“放”，即放开部分价格管理项目，由市场主体依法自主定价。应当按照政府保基本、保公平的原则，严格界定政府价格管理的范围和方式，放开非基本医疗服务领域的价格，管住、管好公立医疗机构基本医疗服务价格，并建立价格动态调整机制，创新科学高效的管理制度；非公立医疗机构医疗服务价格实行市场调节制度；医保定点非公立医疗机构的基本医疗服务付费方式和标准，通过医保谈判定价的方式确定。

“调”，即按照“总量控制、结构调整、充分体现医务人员技术劳务价值”的原则，逐步调整、理顺医药价格体系。目前医药价格体系的扭曲非常严重，要在短期内全部理顺几乎不太可能。但这又是一项基础性改革，制约着整个补偿机制的创新和完善。即使全部到位，前述按项目定价的弊病仍然存在。因此，价格改革很重要的是第三个字——改。

“改”，改革价格管理方式和价格形成机制，探索按病种或服务单元打包定价、按人头定价、医保谈判定价等新型价格管理方式，建立促进规范医疗行为、提高服务质量、合理控制成本的价格机制。同时加快药品和医用设备耗材流通等领域改革，在破除以药补医的前提下，完善阳光采购制度，强化市场竞争机制，支持医疗机构通过联合采购等形式，挤出价格水分。

（四）加快深化医保改革

在中国，医保基金是医疗服务的主要支付方。如前所述，新医改以来，中国基本医保基金支出的增长显著快于筹资的增长，随着医药技术的快速发展，加之空气和水环境及食品安全等问题的影响，特别是人口老龄化的加速，医保基金供求矛盾日益突出，面临着安全性和可持续性的挑战。解决这个问题，必须向改革要红利。之前，笔者在一次会议上谈到医保基金具有五大节约空间。现在来看，这五大空间依然存在，而且潜力巨大：一是推进分级诊疗，让80%的病人在基层看病；二是规范诊疗行为，杜绝“四个过度”；三是挤出药品、耗材等虚高价格中的水分；四是加强健康促进，从源头上减少病患；五是强化基金监管，堵塞基金的跑冒滴漏。保守判断，若能改革到位，至少可以节约医疗总费用的20%以上，从而大幅度地减少医保资金支出，供求矛盾得以缓解，还可以腾出资金提高居民保障水平。可见，医保改革不仅影响医改全局，而且有着巨大的经济效应和增进人民福祉的社会效应，应进一步加大力度，深化推进。

1. 建立多层次的保障体系

明确建立多层次、多元化、全覆盖的全民医疗保障体系的改革目标，逐步完善以基本医保为主体，以商业保险、企业保险、医疗互助为补充，医疗救助、应急救治兜底的医疗保障安全网，更好地满足人民群众不断增长的医疗健康服务需求。①

2. 继续健全基本医保政策和制度体系

完善医保政策，在构建分级诊疗和康复护理体系、多元办医、中医药发展等方面，更好地发挥支持、引导和调节作用，促进患者分级

① 北京市人民政府：《关于继续深化医药卫生体制改革的若干意见》。

就诊。抓紧健全大病、康复、长期照护等方面的保险制度，稳步提高保障水平。建立政府主导、社会参与的应急救治体系，解除医疗机构的后顾之忧。不断健全政府救助与社会慈善救助相结合的医疗救助制度，稳步提高救助水平，筑牢医疗保障网底。建议国家有关部门借鉴我国台湾地区一些商业健康险的经验，适时研究建立防治结合的健康保险制度，促进提高全民健康水平。

3. 加快推进基本医保付费制度改革

从国内外医保实践来看，改革方向应是多种付费方式结合。住院尽可能按疾病诊断分组和按床日付费，门诊可逐步实施按人头付费，康复则可探索按效果付费，而总额预付更适合于患者群相对稳定的领域和地区。另外，应尽快改变医保管理仅围绕“消费端”的现状，发挥医保规模效应，将关口前移，建立医保支付价格谈判和采购机制。

4. 创新基本医保基金管理制度

这方面也有很大潜在的改革红利。北京市 2012 年在平谷区试点新农合基金管理“共保联办”，通过政府购买服务方式，引进商业保险公司对基金进行专业化、精细化管理。改革前，平谷区新农合基金支出每年以两位数快速增长，改革后，过度检查、低标准住院甚至“挂床”、骗保的问题基本解决，在不降低保障水平的前提下，基金支出每年增长速度降至一位数或零。目前，共保联办模式已经在北京大部分郊区县推广，都取得了合理控费的显著成效。因此，北京市《关于继续深化医药卫生体制改革的若干意见》提出，“将推进基本医保基金管理改革纳入医保改革的重要内容。一要逐步建立透明化、精细化管理制度；二要逐步整合管理资源，提升统筹管理水平；三要探索基金管办分开，明确政府制定政策、筹集基金、监督使用的责任，同时充分利用市场机制和现代化信息技术，探索通过政府购买医保基金管理服务或购买保险产品等方式，提高医保基金管理水平和使用效益，保障医保基金安全和可持续”。[①]

5. 支持发展商业健康险

国务院2014年就发文支持促进商业健康险发展，但是至今理论界对此还有争议。实际上，中国居民对医疗健康方面的多层次需求快速增长，已是不争的事实。基本医疗保险制度只能保障全民的基本需求，而非基本医疗需求应当由市场解决。积极发展商业健康险，一是可以丰富保险产品供给，更好地满足多样化的需求；二是可以减轻基本医保基金的压力，减少社会风险；三是可以促进健康产业的发展，提高全民健康水平。因此，北京市《关于继续深化医药卫生体制改革的若干意见》明确提出：“支持商业保险机构开发满足多层次、多样化需求的医疗健康保险产品；支持商业保险机构经办医保基金管理，完善相应的政府购买服务制度；鼓励居民购买商业保险，推进商业医保与基本医保信息平台对接，逐步实现参保居民就医一站式即时结算，方便参保人报销；完善商业保险监督体系，促进商业保险规范发展，保障参保人合法权益；支持有条件的企业购买医疗补充保险，开展多样化的医疗互助。”[②]

（五）建立适应医疗卫生行业特点的人事薪酬制度

之所以把人事薪酬制度放在补偿机制改革中分析，是因为医疗服务的核心要素是人，若仅仅解决医疗机构的补偿，而缺乏调动医护人员积极性、规范医生行为的利益机制，缺乏激活人力资源的制度设计，改革必然事倍功半。目前，人事薪酬制度改革滞后，已经严重制约了公立医院改革、促进社会办医等政策的推进，应当尽快将这项改

① 北京市人民政府：《关于继续深化医药卫生体制改革的若干意见》。

② 北京市人民政府：《关于继续深化医药卫生体制改革的若干意见》。

革作为医改的核心内容大力推进。

这个行业的特点是什么？本文将其概括为几句话：一是知识技术密集，人才培养成本高；二是直接关系人的生命健康，职业风险大；三是医生是医疗服务的核心要素和主导，知识技能要求高，职业操守要求高。因此，医护人员的职业、劳动和技能应当受到全社会的尊重；他们的培养成本和风险成本应当得到合理的体现和补偿。应当切实加强医护人才的教育培养和技能传承；应当支持医护资源合理流动，放大优质资源的辐射带动作用。建议人事薪酬制度改革以激活医护资源为核心，围绕以下三方面推进。

1. 改革公立医疗机构人事管理制度，让医护人员从“单位人”转向“社会人”，逐步建立适应医疗卫生行业特点的自由职业者制度

应当看到，大批医护人员走出公立医疗队伍已是大势所趋，短期内会对公立医疗机构形成一定的冲击。但是公立机构又具有无可替代的特殊优势和吸引力，所以没有必要过分担心。站在宏观和长远的视角来看，至少有两点重要的积极意义：有助于缓解强基层、完善服务体系、发展社会办医等方面的人力资源难题，带动提升整体医疗服务水平；有助于倒逼公立机构改革，发现并合理体现人才的市场价值，激励和促进人才队伍建设。

下一步，应改革编制管理制度，尽快将财政补助、职称、薪酬、基本保障等待遇与编制脱钩，逐步取消编制，落实医院用人自主权，实行岗位管理，同岗同酬同待遇。① 打破与医疗机构级别挂钩的职务职称制度，由医疗机构按需设岗，按岗聘用，评聘分开。逐步实行全员合同聘用制，建立能进能出、能上能下的用人机制。建立全职、兼职等多种用工形式②并存的用人制度，实行阳光、规范、责权利对等

---

① 北京市人民政府：《关于继续深化医药卫生体制改革的若干意见》。

② 北京市人民政府：《关于继续深化医药卫生体制改革的若干意见》。

的多点执业，医疗机构可以与医务人员签订部分工作时间聘用合同，约定服务时间及相应的薪酬、待遇和责任，符合条件的医务人员可以到其他医疗机构兼职或开办私人诊所。探索护士社会化培养和执业制度，建立护士培养和人才储备的专业机构，鼓励符合条件的注册护士开设社区护理机构，提供康复护理服务，激活护理资源。加快推进医务人员基本保障社会化，消除医务人员进出的后顾之忧。尽快健全医疗执业保险体系，推行医疗责任强制保险制度，构筑医师执业风险的安全保障网。[①]

2. 改革公立医疗机构薪酬制度，完善激励约束机制，激活人力资源

应尽快解决医务人员收入不合理的问题，在合理提高、规范医务人员阳光收入，提高人才价值的前提下，加大对“灰色、黑色”收入的遏制和惩处力度。要抓紧推进公立医疗机构工资体系和工资总额制度改革，应当明确将医生作为中高收入人群，研究医生收入与社会平均收入的比例关系，建立体现医疗卫生行业特点的薪酬体系；改革由身份、等级等决定的固定薪酬制度，探索建立以绩效分配为核心的医师费制度，完善激励约束机制；加快推进院长职业化，逐步实行与公益性绩效考核挂钩的院长聘用制和年薪制；配合灵活用人制度的建立，允许医疗机构探索实行协议工资、项目工资等灵活多样的薪酬制度。

3. 改革人才培养制度

推广完善住院医师规范化培养制度，实现从单位培养模式向社会化培养模式的转变；完善医学人才院校教育、毕业后教育和继续教育相衔接的综合培养体系，推进住院医师规范化培养和医学专业学位培养相结合。[②]

---

① 北京市人民政府：《关于继续深化医药卫生体制改革的若干意见》。

② 北京市人民政府：《关于继续深化医药卫生体制改革的若干意见》。

四 几点认识与建议

（一）形成共识是推进改革的基础

新医改六年，一些医改的重大理论和思路存在较大争议，对实践的影响很大。国家鼓励地方结合实际推进医改，但有些问题从地方层面很难解决，各地“摸着石头过河”，有些做法差异较大。地方改革离散度越大，未来统一的难度和成本也就越大。建议国家加大统筹协调推进力度，进一步加强顶层设计，尽早明确重大理论和制度、体系、路径问题，统一共识。比如，以下两个是无法回避的问题。

1. “基本”和“非基本”的边界

中发6号文提出“保基本、强基层、建机制”的总体医改思路，近年出台的文件中提到基本医疗卫生制度、基本药物制度、基本医保等概念，但是各自涵盖的内容不尽相同，“基本”与“非基本”界限不清晰。需要进一步明确“基本”概念的内涵和外延。

2. 政府与市场的定位

新医改启动以来，重要文件多次强调要由政府主导，党的十八届三中全会决定提出要发挥市场配置资源的决定性作用。对于政府在医疗卫生领域的责任（保基本）和范围（公共卫生、基本医疗和救助领域），社会各界的认识相对统一，但对于如何定位和发挥市场机制的作用，则争议不休，已经成为影响全局的根本性和方向性问题。

（二）以强基层为龙头构建合理的分级医疗体系

医改六年，就建立分级诊疗体系已经达成广泛共识，但体系和路径并不清楚，发展现状与改革目标不一致。建议尽快解决以下三个问题。

1. 重新审视和改革目前实行的三级医院管理制度，进一步明确规定医疗机构如何分级、分工

如前所述，目前在三级医院管理制度下形成的倒三角资源配置格局，影响了分级诊疗的实现。另外，随着医疗服务模式、技术和社会办医的发展，这种级别划分与医疗机构的功能也不再一一对应。以二级医院为例：在农村地区和一些城镇，公立二级医院一般是承担区域医疗中心功能，负责当地急难重症的诊疗；而在很多大城市，三级医院承担着国家医学中心或区域医疗中心的功能，社区承担着常见病诊疗和慢病管理等功能，公立二级医院成了夹心层，资源浪费，发展困难；一些社会办二级医院则拥有较强的设备设施和专家力量，有的拿到了重点学科或重点专科、临床研究基地等。由此可见，按照医院级别确定职能分工既不太合理也难以实现。

北京市《关于继续深化医药卫生体制改革的若干意见》提出，建立金字塔形的分级分类诊疗体系，塔尖是国家级医学中心、重点专科、重点学科，主要承担医学科研攻关和高层次人才培养任务；中间主要由区域医疗中心构成，主要承担区域内急难重症临床诊治任务；金字塔的大底座由网络化、广泛可及的基层医疗卫生机构（包括私人诊所等）组成，做广大居民的“健康守门人”，主要承担常见病、慢性病、重症康复和疾病防控、健康促进等功能。逐步建立和完善基层首诊、分级医疗、双向转诊制度。[①] 国家医学中心和区域医疗中心应按照功能定位调整诊疗结构，逐步大幅度压缩普通门诊。

建议国家有关部门尽快研究改革医院管理制度，按照功能划分不同类型的医疗机构，实行相应的准入管理和资源配置政策。当前，医生集团、互联网医院、“互联网 + 医疗”、防治养康整合服务等新机构、新技术、新模式都在快速发展，应顺应这种新形势，注

---

① 北京市人民政府：《关于继续深化医药卫生体制改革的若干意见》。

意用改革思维和互联网思维重新审视、设计服务体系和服务规范，适时推进分级诊疗转向以人民健康需求为导向的分级分类健康服务体系。

2. 以强基层为龙头构建分级诊疗体系

基层医疗机构作为居民健康守门人，是初诊、转诊、治疗管理、康复服务的主体。若80%的患者在基层看病，分级诊疗体系必然是自下而上运转的。因此，总体来看，基层全科医生/家庭医生将成为未来分级诊疗体系的主导力量。基层不强，不可能实现真正的分级诊疗。而基层要强，必须要有充足的良医、合适的药品、独具优势的服务模式，大幅度提升服务能力和水平。

其一，解决良医问题，重点是培养、吸引、激励。而这三者中激励是关键，不解决基层医生的合理补偿，不可能吸引和留住人才。建议在加快推进全科医生培养制度改革的同时，全面推广、完善家庭医生签约服务和购买服务制度，财政、医保按照保基本的原则和标准购买服务，让医生及其团队从签约服务费中获取报酬，多劳多得，优劳优得。包括私人诊所在内的各类医疗机构都可以依靠优质服务与居民签约服务，从而引导社会力量和有经验的医生更多地进入基层服务领域，盘活现有社区资源，增加和改善服务供给。同时建立区域卫生和人群健康评价制度，完善居民健康评价指标体系和激励机制。

其二，建议按照基层服务功能定位，完善基层用药制度。应当允许基层医疗机构根据自身功能特点和当地居民用药需求，合理配备药品。支持发展社区药店、网络药店，促进基层医药分开。探索通过按人头、按结果等医保付费方式，激励医生使用经济、安全、有效的药品。

其三，建议基层坚持居民“健康守门人”的定位，坚持以人为本、以健康为中心的原则，发展防、治、康、护结合的整合式服务模式，防止医院化倾向，并以此为目标，调整和完善财政、医保等政策。要适应社区需求的快速增长和变化趋势，加快基层康复和长期照护功能建设，在具备条件的基层服务机构建立康复照护病房，尽快形成住院、门诊、居家紧密结合的基层康复照护体系。继续鼓励、支持基层大力发展中医中药，推广使用适宜技术。

B.4 管制与反管制——政策博弈下的药品价格管制*

王耀忠**

摘　要：“药价虚高”“以药养医”被认为是导致“看病难、看病贵”的主要原因。因此，如何控制药品价格、挤去药品价格中“虚高”的“水分”成为政府及价格主管部门的重要任务和努力的目标。然而，已实施了近20年的药品价格管制即将完全放开，这意味着药品价格管制政策“失败”。那么，价格主管部门主动放弃药品价格管制的原因究竟是什么，或者说，导致药品价格管制失败的真正原因是什么？本文通过对药品价格管制变迁的梳理，从管制部门与相关利益主体之间的政策互动的角度来分析导致药品价格管制失败的制度性原因。

关键词：药品价格　价格管制　管制与反管制

一　引言

长期以来，因“药价虚高”“以药养医”等导致的“看病难、看病贵”的问题，使政府及医疗卫生等相关部门一直备受社会的诟病。

---

* 本文的相关结论和观点仅为作者的个人观点和意见，并不代表作者所在机构的立场。

** 王耀忠，中国医药工业信息中心。

因此，控制药品价格、挤去药品价格中“虚高”的“水分”成为政府及价格主管部门近20年来努力的目标。

然而，2015年5月5日，国家发改委等7部门在国务院批准下联合出台文件，决定从2015年6月1日起取消除麻醉和精神药品外的药品政府定价①。实际上，政府放开药品价格管制的政策出台过程显得颇为“仓促”，先是在2014年10月27日召开的全国物价局局长会议上传出“将全面放开药品价格管制”的消息，并给出了放开药价管制的具体时间表；而在国家全面放开药品价格管制的政策出台之前，上海就已经放开政府定价范围之外药品的价格管制，明确药品由企业自主定价。

“取消药品价格管制”政策的出台表明了已经实施了近20年的药品价格管制政策“失灵”。那么，价格主管部门为什么会如此“仓促”主动地放弃药品价格管制，而“自断臂膀”呢？当然，与上述“放开药品价格管制政策”密切相关的则是此前披露的“2014年9月国家发改委价格司曾先后直接主管过药品价格的多位负责人及相关官员先后因涉嫌贪腐而被调查”的消息。那么，是否可以说，价格主管部门的集体或个人涉贪而导致了药品价格管制政策的“失败”呢？

从该政策的出台过程以及案件所涉相关官员的责任与查处来看，当然不能说价格主管部门主动放弃药品价格管制与此不无关系。但如果将其完全归因于价格主管部门的集体或个人涉贪，则似乎显得颇为牵强。一个可以与之进行对照的案例是“郑筱萸”案，原国家食品药品监督管理局局长郑筱萸、药品注册司与医疗器械司司长及其他多名官员全部因涉嫌贪腐而被调查。但是，药品监管并没有因此而被废

① 2015年5月5日经国务院批准，由国家发改委7部门联合发出《关于印发推进药品价格改革意见的通知》，决定从2015年6月1日起取消除麻醉和精神药品外的药品政府定价，这表明政府终于认可了以市场竞争为基础的药品实际交易价格。

除或放松①，相反，对于药品与医疗器械的注册管理反而比以往更严格了②。

其实，药品价格管制政策在其近20年的实施过程中就一直受到各直接利益相关方（如医疗机构、医药企业及患者等）的诟病，那么是否因此而导致价格主管部门放弃药品价格管制呢？事实上，“控制药品价格，降低医疗费用”一直是1998年以来医疗卫生体制改革中的一个极为重要的内容。为控制药品价格的“虚高”，从2000年开始对医疗机构的“医保”药品实行了集中招标采购。然而，药品集中招标采购伊始即受到各直接利益相关方的诟病。但是，药品集中招标采购这一政策非但没有取消，反而得到了不断的强化。就此而言，将价格主管部门放弃药品价格管制完全归因于此则同样难以令人信服。

不过，我们能够观察到的事实是：一方面，在一轮又一轮的降价政策与不断升级的药品招标采购措施的共同作用下，各级政府相关主管部门屡屡宣称药品价格“大幅下降”，给患者减少了很多医疗费用；另一方面，医疗费用并没有因此而下降，“天价”医疗费用与药价“虚高”事件屡屡见诸报端，如2005年曝光的“哈医二附院天价住院费”事件，2006年深圳“天价住院费”事件，以及湖南“天价芦笋片”事件与北京“克林霉素磷酸酯”事件③。

---

① 由于2006年国家食品药品监督管理局的集体贪腐窝案，以及2008年发生的“三鹿奶粉”事件，最终促使了2009年药品食品监督管理体制的调整。

② 2005年，原国家食品药品监督管理局受理了1万多种新药的申请，并批准了11086个药品申请。而2007～2009年基本没有新药批出；2009～2013年，化学药品（包括新药和仿制药）的批复数量均呈直线下降趋势，五年一共批复国产药品文号2663个。其中，2013年仅有416个药品批准上市。近三年来，在化学药品的审评上，无论是新药还是仿制药，审评等待时间都在逐步延长，存在“积压现象”。

③ 据央视报道，湖南湘雅医院将出厂价为15.5元的药品“芦笋片”，以213元的价格卖给患者，利润高达1300%；中央电视台《每周质量报告》2011年11月13日报道，出厂价仅为0.6元的克林霉素磷酸酯注射液在私人医院的零售价为2元，而在北京公立医院的零售价居然高达12.65元，利润高达2000%以上。

那么，价格主管部门主动放弃药品价格管制的原因究竟是什么，或者说，导致药品价格管制政策“失灵”的真正原因究竟是什么。显然，这对正处于深化完善中的新医改将极具参考意义。本文通过对药品价格管制变迁的梳理，从价格管制部门与相关利益主体之间的政策互动角度来分析导致药品价格管制失败的制度性原因。

二　药品价格管制与成效：国际经验与比较

1. 药品价格管制的国际经验

一般地，在几乎所有 OECD 国家，医药企业均可以自由地设定药品价格。自 20 世纪 70 年代以来，由于医疗卫生费用增长的压力，OECD 国家普遍采取不同形式的价格管制措施以控制药品费用，但只是针对医保报销目录的药品。因此，在实行全民医疗保障的国家，药品价格管制往往是以政府管制的形式出现的。

对上市新药进行直接的定价控制，和实施药品价格调整（如价格冻结或削减）是常用的管制形式。研究表明，价格控制措施能够有效地控制药品价格，例如，在实行严格价格管制的国家（如西班牙、法国、意大利、日本和澳大利亚），药品（包括专利药）价格要显著低于无管制或管制较少的国家（如美国、德国、英国、加拿大）。

2. 药品价格管制并不能有效地抑制药品费用的增长

尽管价格控制措施能够有效控制药品价格，但是，并不能有效抑制药品费用的增长。从实证研究的结果来看，虽然药品价格管制措施在短期内对于控制药品费用的支出具有良好的效果，但是从长期来看，其效果却极为有限，并有可能影响患者药品利用的效率、公平性和完整性。

事实上，虽然通过多种严格的价格管制措施抑制了药品价格的增长，但这些国家药品的支出反而相对较高。典型的如法国、澳大利亚、意大利、西班牙等提供了很好的例证。而且，就整体而言，采取较多控制药品费用措施的国家（如法国、西班牙及日本），相对于采取较少控制药品费用措施的国家（如瑞士、英国及美国），其药品费用的增长率并不低。

如果将药品费用的增长分成药品价格的增长、药品使用量的增长、药品更新所导致的药品费用的增长三个部分。实证研究的结果表明，药品使用量的增加以及药品组合更新，才是导致药品费用增长的最主要因素；而非药品价格的上升导致药品费用的增长。采取药品价格控制，若未能同时控管药品使用量，其药品费用控制的效果才很有限。显然，从发达国家的经验来看，这是致使药品价格管制措施难以有效控制药品费用增长的真正原因。

3. 患上了“富贵病”的中国医药市场

显然，中国医药市场与欧美等主流医药市场完全不同。首先，欧美等主流医药市场是以专利药为主，或者说是专利药推动的市场，医药市场的发展是以技术进步为基础的，占市场主导的专利药份额一般超过 80%。而中国医药市场是一个由通用名药推动的市场。通用名药的市场份额在 70% ~90% 之间，远高于欧美市场。

其次，医药企业具有不同的市场地位。在欧美等主流医药市场，医药企业具有相当的市场垄断力，特别是在单个细分的市场（治疗类），医药市场是垄断的，或寡头垄断的市场结构。而中国医药市场显然是属于竞争相当充分的原子型市场，尤其是化学制剂市场，甚至可以说是近乎教科书中所谓的“理想”中的完全竞争的市场。

中国医药市场和欧美等主流医药市场显然是两种截然不同的医药市场。但是，对于中国医药市场实证研究的结果表明，中国药品费用增长更主要的因素同样来自药品使用量的增加以及药品组合的更新（即技术进步），而非药品价格。

从社会经济发展水平来看，作为发展中国家的中国无疑与 OECD 国家之间存在相当大的差距，从这方面看，中国医药市场显然是“未富先患富贵病”。

为什么中国药品费用的增长会呈现与 OECD 国家同样的特征，这在理论上似乎是难以解释的，因为在竞争相当充分的原子型市场如何会呈现类似发达国家垄断的或寡头垄断的医药市场特征。价格管制在“理想”的完全竞争的中国医药市场缘何会“失灵”。推动中国医药市场增长的“创新动力”究竟来自哪里，因为这显然与中国这一通用名药推动的医药市场的客观实际是不相符的，如何解释理论与现实之间的这种矛盾差异。

三 “买方垄断”的医药市场：认识和理解中国医药市场的关键

如上节所指出的那样，药品费用的增长在相当程度上归因于药品使用量的增长，这与医疗行业所特有的特征有关。医生作为病人的代理人，其实同时也是利润最大化的行为者。但是，由于医生与患者之间所存在的信息不对称，医生可以借此诱导需求，以抵消对自身的不利影响。如法国、澳大利亚、意大利、西班牙严格的价格管制措施反而使这些国家药品支出相对较高。

然而，中国医药市场则因以下两方面的特殊制度安排使得医疗机构具有了绝对的“双重”垄断地位。

1. “医药不分”的药品流通体制

中国现阶段仍沿袭计划经济体制下实行的“医药不分”的药品流通模式，医疗机构不仅销售住院治疗的药品，而且销售绝大部分的门诊药品。医疗机构是最大的药品销售平台，65%以上的药品是通过医疗机构销售的，如果加上乡镇卫生院和各类诊所的销售量，则要超过80%。这样，一方面，相对于医药生产企业和流通企业来说，医疗机构是药品的唯一买方；另一方面，相当于患者来说，医疗机构是药品的唯一卖方。

2.“以药养医”的医疗服务补偿机制

中国长期以来同样沿袭了计划经济体制下“以药养医”的医疗服务补偿机制，即实行低医疗服务价格，允许医疗机构通过药品差价收入来补偿医疗成本。药品收入占综合医疗机构收入的比例曾经高达50%以上，而基层医疗机构的这一比例更是在70%左右。医疗机构的药品加成平均高达42%。

这一方面使医疗机构在医药市场拥有了绝对的市场垄断地位；另一方面也使医疗机构严重依赖于药品收入。因此，医疗机构会极力保护和维持其已有的市场垄断地位。

同时，由行政管制所造成的医疗服务市场进入的障碍也在事实上进一步强化了医疗机构的这种市场垄断地位，如卫生行政管制、卫生区域规划以及医保定点资格等都在客观上“人为制造”进入障碍，强化了公立医疗机构的市场垄断地位。

显然，“医药不分”的药品流通体制和“以药养医”的医疗服务补偿机制是中国医药市场各种问题和乱象的根源，这是我们认识和理解中国医药市场的关键。

四　药品价格管制政策变迁

1996年底，国家开始重新恢复对药品价格的管制。在此之前，从1990年开始，原有计划经济下的药品价格管制逐步全部放开。随着药品价格的放开，医药市场的各种问题开始滋生泛滥，例如，医药生产领域大量的低水平重复建设，如医药企业数量从1990年的3097家迅速增加到1996年的5396家；医药购销过程中的“回扣”等非正常竞争行为逐渐盛行，药品折扣比例在15%左右，甚至达到30%。药品价格“虚高”、医药行业的“恶性竞争”促使政府重新对药品价格进行干预。

对药品价格的管制分为药品定价、药品价格调整和药品集中招标采购。

1. 药品定价

1996年下半年，国务院要求物价部门改革药品价格的管理体制，9月出台了《药品价格管理暂行办法》。

在经过一段时间的探索后，2000年，国家出台的《药品定价办法》开始了对药品价格的强力干预；到2005年形成了系统的药品管制模式，出台了《定价药品目录》，并于下半年成立了药品价格评审中心；针对医药企业“变换剂型规格、变相涨价”的弊端，专门出台了《药品差比价规则》。2006年6月，国家发改委等八部委又专门发文，规定医疗机构药品进销差率不得超过15%。管制药品占上市药品总量的20%，占市场销售额的60%。

2009年之后，为配合新一轮深化医药卫生体制改革，国家出台了《关于改革药品和医疗服务价格形成机制的意见》。定价方法如表1所示。

2. 药品价格调整

价格主管部门对药品价格的管制，除了直接定价之外，同时采取了密集的强制降价措施，1997～2013年先后31次对常用药品进行降价，平均每年降价次数超过2次，2007年的降价次数多达5次。

2000年出台《药品定价办法》，到2007年，国家降价次数多达18次，累计降价金额超过426亿元。

其中，临床上使用最广、用量最大的抗生素类药品则更是成为药品降价的重点，累计降价次数达10次；而降价幅度也最大，平均达21%，最高降幅达40%；累计降价金额更是超过255亿元。

表 1　药品定价模式变迁

时间	1996～2000 年	2000～2008 年	2009 年至今
定价范围	部分临床应用量大的药品及进口药品	医保目录药品	医保目录药品和基药
所定价格	出厂价、批发价、零售价	最高零售价格	最高零售价格
流通价格控制	控制具体价格	进销差率不得超过 15%	医保目录药品同前 基药零差率
定价方法	成本定价	以成本定价为基础 专利药品：根据企业个别成本制定价格原研药：允许比仿制药品价格高 30%～35%质量优势比较明显的仿制药品：单独定价	改进以成本为基础的定价方法，逐步引入药物经济性评价、国际价格比较等因素 首仿参照被仿制药品定价，后仿价格次之
药品数量	200 种	2400 种	2700 种

资料来源：根据有关资料整理。

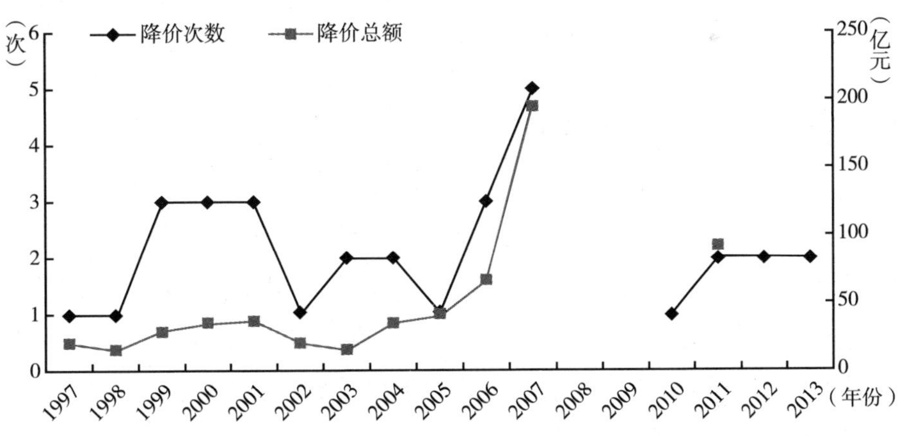

图 1　1997 年以来的历次药品降价次数与降价总额

资料来源：根据有关资料绘制。

3. 药品集中招标采购

同时，针对药品流通过程中的“环节多”“内幕交易”“药价虚高”“巨额回扣”等问题，2000 年 2 月，国务院办公厅转发了《关于城镇医药卫生体制改革的指导意见》，要求卫生部牵头进行药品集中招标采购的试点。

2000 年 7 月，卫生部等部门出台了《医疗机构药品集中招标采购试点工作若干规定》，开始药品集中招标采购的试点。2001 年 11 月，国务院纠风办和卫生部等六部委正式出台《医疗机构药品集中招标采购工作规范（试行)》，开始在全国全面推行。2004 年 9 月，卫生部等六部委又出台了《关于进一步规范医疗机构药品集中招标采购的若干规定》，针对药品招标前期执行中的问题进行更为具体的规定。这一阶段，还是强调市场化的集中招标采购模式。

2005 年 12 月，国务院纠风办和卫生部发文要求推广“以政府为主导，以省为单位”的集中招标采购模式。2005 ~ 2008 年，各地对药品集中招标采购的探索多达 18 种以上。其中，广东 2007 年实行的以网上限价为主的挂网采购模式，即“全省统一挂网、统一限价”的“两票制”得到 20 多个省的仿效。

2009 年之后，为配合“新医改”的实施，卫生部等多个部委连续出台有关药品集中采购的文件多达 5 个，明确提出要全面实行“以政府为主导，以省为单位”的网上药品集中招标采购模式，由省级政府建立的药品招标采购平台统一负责药品的招标采购。

同时，为配合国家基本药物制度的实施，2010 年 11 月专门出台《基本药物采购机制的指导意见》，要求推行“省级集中招标，分区域采购，批量采购，单一货源承诺的量价挂钩，采用技术标和商务标‘双信封’招标”的安徽模式。

从上节药品价格管制政策变迁的过程中可以发现，药品价格管制政策对医药市场的干预程度越来越深，干预力度也越来越大：政府定价药品的数量大幅增加，2000 年之后管制药品的市场份额超过 60%；药品强制降价的频率越来越密集，特别是 2006～2007 年，累计降价次数多达 8 次；对于医疗机构参与药品集中招标采购的要求从非强制性到强制性，再到要求所有公立医疗机构都参与；招标形式从非带量采购到带量采购。

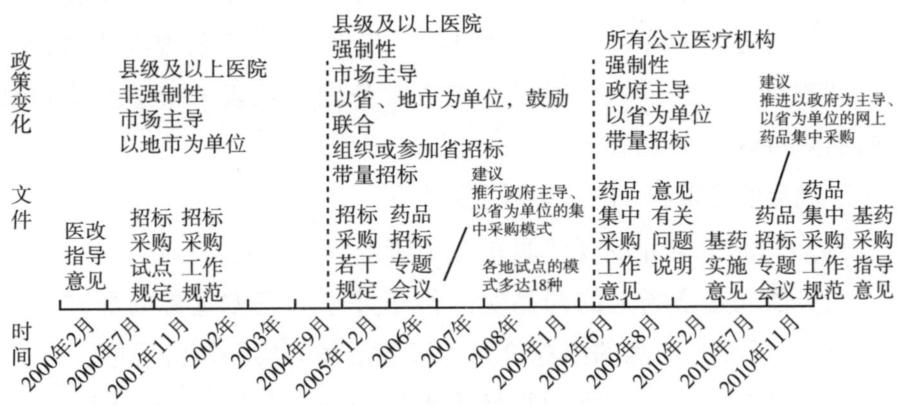

图 2　药品集中招标采购政策变迁

资料来源：根据有关资料绘制。

五　药品价格管制的政策效果：“预期之中”与“意料之外”

如上节所述，政府多种政策的强力干预使得药品价格产生了极具“戏剧性的”变化。

1. 药品价格：预期之中的“大幅下降”

如前所述，随着政府定价药品的数量增加、密集的强制性药品降价以及药品集中招标采购对药品流通过程的深层干预，药品价格如预期之中“大幅下降”，按照官方的说法，给患者减轻的医疗负担超过

600亿元。

以2009年“新医改”推出之后的基本药物招标为例，基本药物集中招标的价格大幅下降。招标的结果表明，基本药物的中标价与价格主管部门所制定的零售指导价之间存在巨大的差距，降幅最多达60%以上，如江西、黑龙江；更多的省份是在20%～50%。降价幅度最小的是广东，只有10%。正是由于广东招标采购的中标价与零售指导价之间的降价幅度“太小”，在2011年广东省深化医药卫生体制改革工作会议上，时任广东省常务副省长表示要达到湖南和安徽的降价幅度（见表2）。

2. 药品价格管制下的“意料之外”

（1）药品价格并没有“真正”下降

现实情况是市场上的药品实际价格并未如官方宣称的那样“大幅下降”，反而是药品的招标价高于医药市场的实际销售价格。

典型案例如原国家药品监督管理局退休人员对河南、湖北、湖南、广东、广西及海南6省区2005年度中标的10000多种药品中随机抽取的2000多种药品的招标价格与非招标价格（非招标机构药品购进价格为医药物流企业的药品销售价格，即卖到药店或者私人诊所的批发价）的详细比较，发现无论是同名同厂同规格的药品还是同名同厂不同规格的药品，以及同名同规不同厂的药品，进入医院的招标价格均普遍高于非招标价格，高出非招标价格的比例，最高为1704%，最低也达到275%。

如果说这只是“新医改”之前的情况，那么“新医改”之后湖南“天价芦笋片”事件及紧随其后的“恩丹西酮”事件、北京“克林霉素磷酸酯”事件同样屡屡发生，特别是2011年一个名为“降药价”的网站曝光了14000种药品的厂家供货价只是政府指导价（零售价）的几分之一、十几分之一，显然说明“新医改”之后的药品价格管制仍然难以遏制“药品价格虚高”的问题。

表 2　2010～2011 年各省市基本药物招标后药品价格的相对降幅

单位：%

省　份	2010 年		2011 年	
	比指导价下降	比上一轮下降	比指导价下降	比上一轮下降
湖　南	53.21	47.12	—	—
宁　夏	49.47	—	—	—
江　苏	47.70	—	—	—
陕　西	46.14	—	—	—
福　建	45.87	—	—	—
贵　州	41.25	—	40.00 以上	—
江　西	41.00	—	61.00	38.00
湖　北	40.00	—	—	—
安　徽	32.52～54.00	—	53.00	
四　川	30.00～50.00	—	54.00	25.60～52.60
黑龙江	38.40	—	61.99	—
辽　宁	34.34	—	34.30	17.51
浙　江	32.00	—	33.00	—
内蒙古	32.00	—	—	—
云　南	29.50～38.80	38.8	—	—
河　北	28.67～46.00	19	46.00	19.00
重　庆	27.50～41.50	—	30.48	—
天　津	25.00	10.32	—	—
广　西	16.81	—	—	—
广　东	10.00	—	—	—
青　海	—	—	23.90	20.00
山　东	—	—	54.33	63.50
上　海	—	—	39.00	—
河　南	—	—	48.00	—
甘　肃	—	—	49.16	—
吉　林	—	—	36.16	—

资料来源：根据公开资料整理，转引自作者承担课题“国家基本药物制度实施对药品流通行业的影响”研究报告，2011 年 11 月。

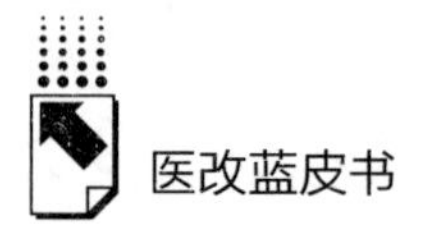

这使药品价格中的“水分”到底有多少成了一个“世纪之谜”。屡屡发生的“药价虚高”事件一再说明价格主管部门所采取的包括药品定价政策、密集降价以及集中招标采购等在内的药品价格管制政策的失灵。药品价格究竟“降”了还是没有“降”，“降了”多少都成了问题。

然而，如下问题的出现可能是药品价格主管部门始料未及的。

（2）药品回扣问题始终未得到解决

药品回扣问题始终伴随着中国医改进程，在20世纪90年代中期医疗机构的回扣就是一种普遍现象。在1996～1997年开展的“整治药品回扣等违法行为”专项整治行动中，至少有21个省提出了医药企业以会议费、赞助费等形式给予医疗机构的价格折扣。在历时近两年的整治行动中，共立案调查药品回扣案件4230件，涉及金额高达6.64亿元。

在20世纪90年代中期药品的折扣比例一般在15%左右，高的也只有30%；到2003年，药品的折扣比例则已经高达70%～80%[①]。

2006年开展的“全国卫生系统治理医药购销领域商业贿赂专项整治”，来自商务部的统计资料显示，全国药品行业的药品回扣约占全国医药行业全年税收收入的16%。

四川省达州市开江县医院原外科医生实名举报当地医疗腐败现象，其所提供的相关数据表明，回扣金额竟然超过当地药店同种药品的市场零售价。

2010年，浙江连续曝光温州、宁波和杭州多家医院100多位医务人员集体收受药品回扣的事件。

据《中国新闻周刊》报道，2007年初原卫生部官员在与中国医药企业管理协会会长的交谈中证实，医疗机构的药品加成实际上早已

① 作者2003年3月在浙江、湖南及江西3省有关药品流通改革的调研中得到的有关数据。

超过15%的上限，而是高达42%。如果加上医生的回扣，则要达到60%～70%。

2005年国家发改委的调查发现，全国医院的进销差率平均为42%。

2009年2月，笔者在中部某省份的某（县级）市人民医院进行调查，该院的负责人与财务人员均证实该院的药品加成确实在40%左右。

一个颇具讽刺意义的典型案例便是曾经在2006年前后广受关注的“明星医院”广东省茂名市高州市人民医院，2010年5月和8月先后两次被时任卫生部部长批示为“县级公立医院改革的优秀典型”。最终发现，其还是离不开“药品回扣”，只不过是将原来医生个人私下收取换为全部由医院集体收取。

（3）“二次议价”成为医疗机构的普遍性行为

尽管从合同契约意义上来看，药品集中招标采购的招投标结果本身具有法律意义，是不得随意更改的；同时2009年之后实行的以政府为主导的药品集中招标采购模式实际上是以政府自身的公信力为药品集中招标采购背书的。然而，在实际采购过程中，药品的招投标结果本没有得到医疗机构应有的尊重，药品集中招标采购并没有改变医疗机构的采购行为，其意义仅在于为药品购销设置门槛，仅仅是一种资格筛选。医疗机构仍然继续向药品生产经营企业索取返点返利和回扣，区别仅仅在于索取返点返利和回扣的方式发生了改变。

如2006年浙江省某市的一些医院在药品集中招标采购过程中，向中标的医药企业主动索要让利款。由于浙江省纠风办、省卫生厅的及时制止，一些医院便采取了克扣应付款的办法，将让利款从应付款中强行扣除。[①]

① 谢云挺：《药品集中招投标医院“越轨”招数多》，《经济参考报》2006年11月6日。

再如医疗机构会变相提出要求，如医院以发调查表的名义迫使中标企业答应医院的种种要求。表面上看是尊重企业意愿，实际上借调查反馈试探企业给医院多少好处，对医院提出的要求是否给予满足，谁给医院的好处多就选购谁的中标药品，以此达到迫使中标企业同意的目的。比如，金华市某医院以“廉洁行医、规范经营，杜绝医药不正之风承诺书”的名义，同时给中标企业发调查表，调查的内容有：①是否同意在指定的配送公司范围内进行配送？②是否同意延期付款，同意延期多少时间？③是否能保证及时供货，在货款未能付清的情况下保证不停止供货？④对医院扶贫公益性活动、科研学术活动会有哪些支持措施等。并注明以上内容要医药企业以补充承诺的形式，与承诺书一起交医院药剂科。某县人民医院更是发出明确的捐赠书，要求医药企业承诺向该院捐赠药品品种和数量等。①

在2010年之后，二次议价则进一步演化为地方政府的一种公开的行为，尽管在新医改的相关文件及国务院医改办明令禁止二次议价。如2010年5月21日，甘肃定西市卫生局联合当地发改委、财政局等部门发通知明确规定，由县区进行基本药物二次议价。江苏和湖北等地是由省级部门发文允许进行二次议价。2015年更是有多个地方传出二次议价的传闻。

而在2009年新医改中推出“安徽医改模式”，二次议价十分常见。安徽省内多家医疗机构以“公益让利”的形式实行二次议价，或以签订补充协议的形式支持医疗机构“药事服务创新”，或要求配送商缴纳高额的“保证配送押金”，要求医药企业返点让利，甚至将返点多少与销售额联系起来。

2013年，国家卫计委等的调查发现，二次议价、线下采购或者以一个品规多个厂家中标的办法采购药品等现象仍存在。

---

① 谢云挺：《药品集中招投标医院“越轨”招数多》，《经济参考报》2006年11月6日。

而在多种药品招标模式中，受到广泛关注的“闵行模式”，其本质只不过将医疗机构个体的二次议价变为政府卫生部门的公开二次议价，及所谓“高州模式”也是如此。

（4）“低价药的消失”成为新问题

药品集中招标于2000年全面推开之后，就出现了新的问题，即药品“降价死”现象，医药企业称之为“参加招标找死、不参加招标等死”。其给出的原因是药品价格太低，医疗机构不愿用，导致医药企业也不愿意生产。而医疗机构给出的理由则是企业不愿意生产。于是，临床上有效的廉价药品的“短缺”开始成为问题，并有愈演愈烈之势。

2006年下半年，时任全国人大常委会委员和全国人大财经委委员的乌日图组织相关人员对北京、天津、上海、重庆、沈阳、杭州、广州、西安、呼和浩特、西宁、乌鲁木齐、保定12个城市的42家三级甲等综合医院临床用药进行了深入调查，发现医院常用廉价药品短缺情况严重，短缺药品数量高达342种。其中，10元以下的短缺药品超过38%，10～30元的短缺药品接近38%（见表3）。

表3　2006年全国12个城市42家综合医院短缺药品数量调查

药品价格	数量(种)	比例(%)	药品价格	数量(种)	比例(%)
30元以上	131	38.30	3～5元	35	10.23
10～30元	81	23.68	1～3元	55	16.08
5～10元	40	11.70	合计	342	100.00

资料来源：根据乌日图（2007）的调查数据整理。

然而，国家发改委委托中国价格协会等于2007年5月对廉价药品短缺问题的调查认为，廉价短缺药品确实存在，但数量很有限(只有不到5%)。

尽管国家发改委在通过调研后“确认”廉价短缺药品数量有限，

但是廉价药品的短缺已经真正成为“问题”。尤为典型的是2011年的“鱼精蛋白告急”事件①，因生产企业停产而导致全国各地众多综合医院告急。

王杰的调查显示，自2004年以来，每年均有1~2种低价药因断货而见报端的新闻。

而且，低价药短缺情况在新医改之后并没有因国家基本药物制度的实施而有所缓解，如湖南出现低价中标的“基药”，企业拖延或拒绝供货的现象。

而国家发改委于2014年4月26日出台“低价药”政策无疑表明了廉价药品的短缺不再是“是否存在”的问题，而是“严重程度究竟如何”的问题。

（5）药品质量问题频现

随着药品价格管制政策干预的深入，药品质量问题也开始出现。2006年发生的“齐二药”事件，便是医药企业出于降低成本而购买了“假”原料药生产亮菌甲素，而发生13名患者死亡的悲剧。

2011年安徽基本药物招标中，蜀中制药复方丹参片因中标价不及原料价1/4陷入造假漩涡，最终被收回中药GMP证书；同时受到六大医药协会②的质疑，并上书国务院医改办。

同样，2014年成都天银制药有限公司生产的护肝片在浙江省基药招标中因中标价格低于成本价，被国家食品药品监督管理总局、四川食品药品监督管理局监督检查发现其涉嫌违法违规生产，被收回药品GMP证书，其相关药品被召回。

---

① 作为一种在心脏手术中广泛应用的常用药鱼精蛋白，10多年来价格一直维持在11元/支，生产企业先后减产或停产。仅有的4家企业减产、停产直接导致了湖北、江苏、山东、北京等全国多个地方医院纷纷出现鱼精蛋白库存告急的情况。

② 六大医药行业协会分别为中国医药工业科研开发促进会、中国医药企业管理协会、中国化学制药工业协会、中国中药协会、中国医药质量管理协会、中国非处方药物协会。

（6）药品集中招标采购一直受到医药企业的集体反对

医疗机构公开或变相的二次议价、拖欠货款、低价恶意中标等诸多乱象，受到医药企业的强烈反对，有关医药行业协会多次上书卫生部、国务院医改办等中央相关机构以及地方相关部门（见表4）。

表4　2002年以来有关医药行业协会对药品集中招标采购模式的申诉

申诉时间	申诉主体	申诉对象	申诉形式	申诉结果
2002年1月19日	8省市15家医药商业工业企业、8个行业协会	国家计委、经贸委、国务院体改办	关于恳请暂缓药品集中招标采购的紧急呼吁	—
2004年4月	中国医药商业协会等13家行业协会	国务院	关于请求终止药品集中招标采购工作的建议	卫生部、国家发改委等六部委出台《关于进一步规范医疗机构药品集中招标采购的若干规定》
2010年10月	中国中药协会	—	研讨会	—
2011年5月24日	中国医药工业科研开发促进会等6大医药行业协会	国务院医改办和有关部委	研讨会	—
2012年3月	中国医药工业科研开发促进会等4大医药行业协会	国务院医改办	—	—
2014年3月11日	浙江省医药行业协会	浙江省卫计委	关于要求依法制止和防范医疗机构药品采购领域乱象的报告	—

资料来源：根据相关公开资料整理。

六　机制扭曲下的政策博弈

为什么药品价格管制会出现预期与现实之间的极大的反差？为什

么会产生上述意料之外的“新的”问题？为什么会出现如 OECD 国家那样“新药”推动药品费用增长这种明显与现实矛盾的结果？其实，上述问题根源在于中国“医药不分”的药品流通体制和“以药养医”的医疗服务补偿机制。

2009 年之前的医改政策是希望在不触及这两个问题的情况下，试图通过行政管制方式下的药品定价和强制性的药品降价，与市场化的药品集中招标采购来降低药品价格。

这对于医疗机构（和医生）来说，在不改变“以药养医”的医疗服务补偿机制情况下（如增加政府财政投入或调整医疗服务价格），上述药品价格管制政策的实施无疑将减少其所依赖的药品收入，其可预期的结果必然是医疗机构难以正常运转。

因此，医疗机构显然会极力保护和维持其已有的市场垄断地位。医疗机构（和医生）的一个正常的、理性的策略选择必然是“反对”上述政策的推出与实施，但是由于在现有集权化的行政体制下，医疗机构（和医生）无力“阻止”上述药品价格管制政策的推出与实施，于是，只能采取“非合作的”方式以尽可能地“抵消”药品价格管制政策对医疗机构的不利影响。

这样，医疗机构（和医生）可以借以维护其自身利益的可用的“工具”和“手段”便是“医药不分”的药品流通体制和“药品顺价加成”。尽管医疗机构作为药品集中招标采购名义上的招标主体，但这并不反映其“真实意愿”，所以，对于医疗机构来说，并没有“真正的”约束力。因为招标后是否真实采购中标药品（对于多家中标尤为如此），采购哪一个企业的药品，采购多少，如何回款，回款是否及时等诸多具体的采购事宜还是由医疗机构来决定的，医药企业并没有多少话语权。

对于医药企业来说，同样无力“阻止”上述药品价格管制政策的推出与实施，而且必须要面对和接受医疗机构在药品流通过程中的强势地位。其可能的策略只能是被动地接受医疗机构所提出的各种苛刻“要求”，并尽量予以满足。

因此，为了保证药品的顺利销售，医药企业必须要保证药品的价格能预留一定的“操作”空间，如处理药品流通过程中的各种费用（包括给予医疗机构、医生的费用和招标采购中所产生的费用，以及医药流通企业的利润等），一是必须要尽可能地“虚增”各种成本费用，使药品价格核定为较高的价格；二是尽可能多地获得药品定价优势，主动地寻求获得能够借以取得优势地位的机会，如药品定价上的特殊地位（例如，专利药、原研药、单独定价、独家品种、国家中药保护品种等），这样在定价时就可能核定为较高的价格，在药品降价时则同样可能使药品降价幅度小一点，在招标时也同样可能避开同类药品的竞争等；包括尽可能地获得进入各类目录的机会。

于是，我们能够观察到的是，在2006年之前，“新药研发”就成为众多医药企业普遍性的一种策略行为。事实上，这些所谓的“新药”仅仅只是简单地更改剂型、规格、包装而已，并非国际通行意义上的新药。一时间，“新药”申报数量蔚为壮观，仅2005年一年就受理了1万多种新药的申请，并批准了11086个药品申请。当然，后来的结果是负责新药注册申请的药监系统集体涉贪。

然而，究其本源，还是政府对新药研发的“追求”（出于对国内医药企业的产业保护或者说希望促进国内医药企业新药研发能力的提高，而降低新药的标准）；而企业则充分利用了这一政策上的“漏洞”，在医药创新的名义下“创设”出令人瞠目的大量“新药”。

另外，低价药问题其实与医药企业的这种“新药”研发行为之间有着很大的关系。我们观察到的是，医药市场上确实有大量临床有效的低价药“消失”了，但很可能是同时以“新药”的面目出现在市场上。因此，可以说，低价药问题其实是医药企业和医疗机构（和医生）为应对药品价格管制对自身所带来的不利影响而相互“默

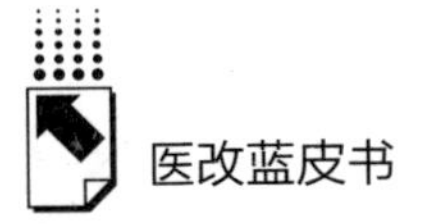

契地”“合谋”的产物。

而2009年推出的新医改终于触及“医药不分”的药品流通体制和“以药养医”的医疗服务补偿机制。

一是实施国家基本药物制度，将基本药物制度作为解决“看病难、看病贵”问题的切入点，同时，实施国家基本药物制度也是解决“看病难、看病贵”问题的具体举措和手段，希望能够降低医疗服务和药品的价格。

二是通过“医药分开”，逐步改革“以药养医”的机制，如实行药品购销差别加价、设立药事服务费等多种方式逐步改革或取消药品加成政策，同时采取适当调整医疗服务价格、增加政府投入、改革支付方式等措施完善公立医院补偿机制。

三是继续完善药品集中招标采购制度。针对之前的问题（如市场主导、非带量采购等），要求以政府为主导、以省为单位、以医药产生企业为投标主体实行网上集中招标采购、零差率销售、量价挂钩等，明确医疗机构要与中标药品生产企业或其委托的批发企业签订药品购销合同（并对具体合同进行详细规定，如带量采购、回款时间等），同时要求在评标时加大药品质量的权重（药品的质量、价格、服务和信誉等），要进行综合评价。

尽管上述政策切中了医改的关键之处，但是，正式推进、实施这些政策时需要地方政府公共财政的大力投入，如为配合国家基本药物制度的实施所进行的配套改革（如调整医疗服务收费、落实人员经费保障政策、基本公共卫生服务补偿、基本医疗保障基金合理补偿、政府差额补助等）均需要以地方政府的大量公共财政投入为前提。

典型的案例，如浙江海宁市测算，2010年实施基本药物制度后财政需补助1亿元，加上合作医疗支出0.85亿元、卫生事业费与公共卫生经费0.9亿元，合计占财政支出的10%；浙江宁波市测算，从2010年到2011年，仅用于医疗机构减少的药品差价部分补偿2年内的财政投入就达 14 亿元。

如果说，作为全国经济最发达地区之一的浙江尚且如此，在中西部地区要实施上述医改政策显然会给地方政府带来极大的财政压力（见表 5）。

表 5　2010 ~ 2012 年地方财政医改补偿未到位省份情况

地区	省份
东部	浙江、山东、江苏、河北
中部	湖北、湖南、安徽、江西、河南、黑龙江
西部	甘肃、重庆

资料来源：根据作者的调研资料及相关公开资料整理。

这样，在 2009 年之后，地方政府又成为决定药品价格管制政策实施成败的关键性博弈主体。事实上，有相当多的研究表明（地方）政府不愿增加在公共产品上的公共财政投入，甚至减少公共财政投入。

政府公共财政少投入甚至不投入是导致医改问题丛生的根源之一，而且事实上已经成为阻碍医改进一步深入的关键。

如从 2011 年 10 月 1 日起，芜湖市 18 家市（县）级公立医院在安徽省内率先全面实行药品零差率销售。当地政府没有增加财政专项投入，而是公开招标的 3 家药品配送企业按药品销售总金额的 20%，作为药品供应链增值服务费，让利给芜湖市政府，用于弥补公立医院因取消药品加成而减少的收入。两年来，18 家公立医院共取消药品加成 2.21 亿元，但是 3 家药企提供的药品供应链增值服务费却高达 2.58 亿元。

审计署 2011 年对全国 10 个省市 45 个县（市、区）的 76 个县级医院、131 个乡镇卫生院、677 个村卫生室的审计发现，基层医疗卫生机构在实行基本药物制度后仍购进和使用非基本药物、加价销售基

本药物，部分县级医院违规加价销售药品。

有些地方财政补偿难以及时到位。国务院医改办（2013）对江苏、浙江、安徽、湖北、贵州、青海6省份公立医院试点改革的调查发现，湖北、贵州两省试点医院基本上未获得财政补助，取消药品加成后的资金缺口全部通过提高诊查费或增设医事服务费补偿并由医保（新农合）基金和患者分担。江苏、浙江两省虽然补偿方案明确了财政补偿金额，但实际上并没有落实到位，而是转由医院自行消化。

于是，又产生了“新的”问题——医保基金面临极大的压力。浙江省最早试点的12家医院取消药品加成后，按方案测算通过调整医疗服务价格补偿1.4亿元，而一年后医疗服务收入实际增加3.15亿元；湖北省鄂州市4家试点公立医院2012年医保基金增加支出1358万元，全市医保基金当年收不抵支，导致该市决定从2013年6月1日起提高职工医保缴费比例（从“6% +2%”提高到“8.5% +2%”）；安徽省天长市2012年新农合基金收支已出现倒挂，当年筹集基金14367万元，而支出达到15565万元。[①]

于是，我们可以观察到的是，药品价格管制政策的实施事实上最终演化为政府及相关主管部门、医疗机构与医药企业之间各自为利益而进行的一系列政策博弈；而到2009年后，地方政府又进一步分化成具有单独的个体利益的博弈主体，药品价格管制政策又演化为中央政府及相关主管部门、地方政府、医疗机构与医药企业之间的政策博弈。

在这四者关系中，中央政府天然地肩负了向全体国民提供医疗卫生服务的责任，另外也肩负了督促和监督地方政府、医疗机构与医药企业有效地提供相应医疗卫生服务的责任；地方政府肩负了向辖区居

---

① 国务院医改办：《医药费用逐步下降控费意识明显增强——苏浙皖等六省公立医院医药价格改革情况的调研报告》，《价格理论与实践》2013年第5期。

民提供医疗卫生服务责任的具体落实，同时也肩负了督促和监督辖区医疗机构与医药企业有效地提供相应医疗卫生服务的责任；医疗机构与医药企业则是医疗卫生服务的具体提供者。

但是，对于提供医疗卫生服务的责任在中央和地方之间如何划分（如资金筹措、如何提供等）并没有明确的说法，中央只是将其“发包”给地方政府，而地方政府又层层“转包”给基层地方政府。在 2009 年之前，医改政策实际上是“小心地”绕开医疗服务补偿机制（除了“新农合”对于各级政府的筹资责任有明确划分），因此，基本不涉及筹资问题，中央政府和地方政府之间没有利益的冲突，或者可以说，二者的“利益”基本是一致的（这或许可以从 2009 年之前省市政府对于中央相关政策文件的处理方式上来“体量”其中的细微差异，基本上都是将中央相关政策文件“复制”以后，转发到下级政府；另外也可以从 2003 年实施的“新农合”的政策延续与 20 世纪 90 年代中期恢复“合作医疗”努力的失败来“体量”，其中的重要差异在于对各级政府筹资责任划分的明确性上）。

2009 年之后，“新医改”不再回避医疗服务补偿机制问题。然而，问题的关键在于“新医改”同样没有就中央和地方之间的医疗卫生服务责任给出明确的划分，同样是“层层发包”给了基层地方政府。

“新医改”相关政策的实施是需要地方政府公共财政的大力投入。而地方政府或不愿投入，或无相应财政能力。从上述 2013 年国务院医改办的调查来看，无论是中西部地区，还是东部发达地区，地方财政补偿不到位是一种“常态”。

对医疗机构来说，在地方财政补偿不到位和医疗服务价格没有相应提升的情况下，如果按“新医改”相关政策去执行的话，不依靠药品收入（包括返利或回扣等）显然是难以维持医疗机构基本的正常运转。因此，在现实的压力下，医疗机构只能是继续依靠药品收

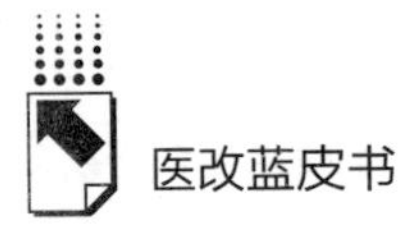

入，继续向医药企业索取返利或回扣等。随着政府对药品流通过程干预的深入，医疗机构则不断地调整其策略行为（如以更加隐蔽的方式变相索取返点和回扣，对高价药品的倾向性“偏好”等）以维持其在药品流通过程中的垄断地位。

对医药企业而言，则同时面临着政府越来越严格的药品价格管制政策与医疗机构在药品购销过程中的垄断地位的“挤压”，必须尽可能多地获得药品定价优势才能保证药品得以进入医疗机构，并完成销售过程。因此，在生存危机与短期趋利性的驱动下，医药企业一种可能的次优行为便是“俘获”相关监管机构。

放开药品价格管制势在必行，而且药品价格主管部门也可能会“消失”并将药品价格管理职能交由医保职能部门来管理。那么，是否将药品价格管理职能交由医保职能部门来管理就能够比国家发改委做得更好呢？当然，从理论上来说，将药品价格管理职能交由医保职能部门来管理是符合“医保支付方更有控制药品价格的激励”的。

实际上，从本文的上述分析来看，中央政府及相关主管部门、地方政府、医疗机构与医药企业之间围绕药品价格管制政策所进行的政策博弈已经“陷入”一种“囚徒困境”。其核心问题就在于如何解决医疗服务的补偿问题。对中央政府来说，无论是提升医疗服务价格还是增加财政投入，可能还是要担心被地方政府乃至医疗机构和医药企业所“俘获”，特别是有可能会出现既没有控制住药品价格，医疗服务价格却上升了的情况。

对于大多数地方政府来说，公共财政困难可能是既定的客观现实。其同样在意的是财政补偿究竟需要多少，如果完全由地方政府来解决很可能就会成为其沉重的负担；反之，则可能成为其用之与中央政府讨价还价的策略性工具。

对于医疗机构来说，如果地方财政补偿既不到位，医疗服务价格也没有相应提升，就无法摆脱“以药养医”的旧有补偿模式，否则只能维持，甚至更加依赖原有模式。

对医药企业而言，如果不能解决医疗机构“以药养医”医疗服务补偿模式，其就必须“虚高”定价。从2010年安徽基本药物招标中医药企业的投标情况看，有医药企业承认其以低价中标就是为了抢占市场，这是因为基药招标是以省为单位，并大量采购，对医药企业有莫大的吸引力。然而，从实际情况来看，基药招标仍然是不具备法律效力，对医疗机构没有约束力。

七　结论与有关建议

本文的研究表明，从药品价格管制的国际经验比较来看，单纯的价格控制措施的确能够有效地控制药品价格，但并不能有效地抑制药品费用的增长。控制药品价格本身并不是药品价格管制的目的，而抑制药品费用的增长才是药品价格管制的目的。从这方面来看，药品价格主管部门放弃药品价格管制，并将药品价格管理职能移交给医保部门，这应是管理职能的合理回归。

当然，本文的研究还表明，导致药品价格管制失败的真正原因就在于“以药养医”的医疗服务补偿机制和“医药不分”的药品流通体制。在这种扭曲的制度环境下，药品价格管制演化为中央政府及相关主管部门、地方政府、医疗机构与医药企业之间分别为道义、地方利益、生存而进行的一系列政策博弈。2009年之前的医改政策是希望在不触及这两个问题的前提下，通过行政性的强制性改革措施来降低药品价格。

而2009年之后的新医改不再回避医疗服务补偿机制和“医药分开”问题。但是，中央与地方之间缺乏明确的责任划分，在财政补助不能到位的情况下，使医改在推进实施的过程中实际上又“退回”到原有的医改路径中，致使医疗机构无力摆脱“以药养医”的补偿模式，医药企业无法摆脱药品“虚高”定价、“带金”销售的药品流通模式。从推进实施的实际效果来看，新医改无疑又陷入制度性政策“死锁”状态。

因此，药品价格管制政策的实施并非一蹴而就的，而应是一个长期的过程。沿袭原有的强制性的行政改革只可能暂时性地将问题掩盖下来，而并不能使问题得到真正解决。就药品价格管制乃至新医改的推进而言，首先，要改变这种扭曲的制度环境，即医疗服务补偿机制和“医药不分”的药品流通体制问题，使医疗机构和医药企业的购销行为回归正常的模式；其次，要正视地方政府、医疗机构以及医药企业的现实问题，如责任的划分、地方财政问题、医疗机构的债务问题等；再次，要从目前的制度性政策“死锁”状态跳出，在一定时期内，离不开公共财政对于医疗服务的补偿，否则只会使“看病难、看病贵”问题进一步加剧；最后，放开医疗服务市场进入的管制，打破医疗机构的垄断地位。

致谢

本文的研究受益于与左学金研究员的开放性交流和其无私帮助，谨致谢意！

参考文献

Addis A. and Magrini N.，New Approaches to Analyzing Prescription Data and Transfer Pharmacoepidemiological and Evidence-based Reports to Prescriberes，Pharmacoepide-miology and Drug Safety，2002（11）：721 -726.

Barents Group LLC，Factors Affecting the Growth of Prescription Drug

Expenditures Prepared for the National Institute for Health Care Management Research and Educational Foundation, 1999.

Berndt E. R. , Pharmaceuticals in U. S. Health Care Determinants of Quantity, and Price, *Journal of Economic Perspectives*, 2002. 16 (4): 45 – 66.

Boston Consulting Group. , Ensuring Cost-Effective Accessto Innovative PharmaceuticalsDo Market Interventions Work? April, 1999.

P. M. Danzon and A. Towse, Differential Pricing for Pharmaceuticals: Reconciling Access, R&D, and Patents, *International Journal of Health CareFinance and Economics*, 2003 (3): 183 – 205.

Heffler S. et al. , Health spending growth up in 1999; Faster Growth Expected in the Future, *Health Affairs*, 2001. 20 (2): 193 – 203.

Stigler, G. J. , The Theory of Economic Regulation, *Bell Journal of Economics*, 1971 (2): 3 – 21.

阿罗:《不确定性和医疗保健的福利经济学》,《比较》2006 年 5 月 1 日。

陈芳:《一份令人震惊的药品回扣清单》,新华网,2006 年 4 月 20 日。

陈时俊、黄志伟:《“救心药”鱼精蛋白告急:药企复产仍难填缺口》,《每日经济新闻》2011 年 9 月 13 日。

傅勇、张晏:《中国式分权与财政支出结构偏向:为增长而竞争的代价》,《管理世界》2007 年第 3 期。

国家工商行政管理局、卫生部、国家医药管理局、国家中医药管理局、国务院纠正行业不正之风办公室:《关于全国整治药品回扣违法行为工作情况和意见的报告》(工商公字〔1998〕第 33 号),1998 年 2 月 19 日。

国务院医改办:《医药费用逐步下降控费意识明显增强——苏浙皖等六省公立医院医药价格改革情况的调研报告》,《价格理论与实践》2013 年第 5 期。

国家卫计委、国务院医改办:《关于全国基层医改政策落实情况督查工作的通报》,2013 年 11 月 25 日。

黄志伟:《二次议价惹恼药企,威胁让配送商陷入两难》,《每日经济新闻》2010 年 7 月 8 日。

贾奋勇:《一年批 1113 个新药还不够骇人听闻?》,新华网,2007 年 7

月 13 日。

蒋萍、吴禄婵:《2000% 暴利药被曝光：宁波医生回扣门为其写下真实注脚》,《文汇报》2010 年 5 月 27 日。

康义瑶:《存废之争与模式创新药品招标路向何方》,《医药经济报》2008 年 12 月 5 日。

黎昌政:《湖北允许医疗机构议价采购药品》,《经济参考报》2014 年 10 月 30 日。

刘坤:《网曝万余种药品真实价格政府指导价被指高得离谱》,《大河健康报》2011 年 12 月 22 日。

刘薇、刘志毅:《“发改委彻底不想管了”药价管制揭开第一张皮》,《南方周末》2014 年 11 月 6 日。

刘薇:《药价改革酝酿新方向“让埋单的人点菜”》,《南方周末》2014 年 1 月 24 日。

刘薇:《药品审批困局：从“大跃进”到“大塞车”》,《南方周末》2014 年 11 月 14 日。

刘伟、李艳、钱昊平:《齐二药厂假药事件暴露改制黑洞与两重监管真空》,《新京报》2006 年 5 月 16 日。

刘京京:《药监局称中国药品注册秩序回归正常》，财经网，2009 年 9 月 8 日。

刘涌:《发改委价格司郭剑英被调查曾多次回应药价过高问题》,《21 世纪经济报道》2014 年 9 月 24 日。

陆志霖:《超低价中标质量没问题？六大医药协会质疑蜀中》,《羊城晚报》2011 年 5 月 25 日。

罗昌平、张映光:《郑筱萸罪与罚》,《财经》2007 年 4 月 18 日。

孟岩峰:《“高州模式”变形记：药品明扣重回暗扣》,《21 世纪经济报道》2013 年 1 月 14 日。

孟妍、王子约:《发改委价格司人去楼空涉事者均掌控过医药大权》,《中国青年报》2014 年 10 月 14 日。

潘洁:《药品流通体制改革小步缓进“二次议价”放还是不放》,《国际金融报》2012 年 12 月 10 日。

平新乔、白洁:《中国财政分权和地方公共物品的供给》,《财贸经济》

2006 年第 2 期。

乔宝云、范剑勇、冯兴元：《中国的财政分权与小学义务教育》，《中国社会科学》2005 年第 6 期。

审计署：《45 个县农村医疗卫生服务体系建设专项审计调查结果》，国家审计署审计结果公告 2012 年第 6 号，2012 年 4 月 6 日。

宋元晖：《深圳天价住院案当事医院违规收费 10 万多元》，《新京报》2006 年 1 月 16 日。

王道斌、席佳：《粤基本药物售价将比指导价低 50%》，《南方都市报》2011 年 4 月 20 日。

帅才：《低价中标之后，便宜基药“玩失踪”——基药招标应综合评议》，新华网，2014 年 3 月 8 日。

王杰：《国内廉价药日渐消失背后的原因》，《河南商报》2013 年 12 月 31 日。

王耀忠：《药品价格管制的经济分析——中国医药市场的成长之谜》，上海立信会计出版社，2010。

魏利民：《实施国家基本药物制度，让人民群众得到更多医改实惠》，http：//www. nbngd. com/NewsView. aspx？ContentId = 4369。

市场星报社总编辑办公室：《“二次议价”愈演愈烈，乐了医院，苦了药商！合作增值服务费成招标回扣，可否真正让利于民?》，《市场星报内部参考》2014 年第 1 期。

温鈊：《药价改革上海破冰非政府定价药品放开》，《经济观察报》2014 年 11 月 21 日。

乌日图：《廉价药短缺突出亟待建国家短缺药品管理制度》，《瞭望新闻周刊》2007 年 4 月 16 日。

吴红缨、徐雅玲：《天价芦笋片生产厂“自供状”》，《21 世纪经济报道》2010 年 6 月 4 日。

谢云挺：《药品集中招投标医院“越轨”招数多》，《经济参考报》2006 年 11 月 6 日。

鄢银婵：《天银制药违规生产背后：基药招标唯低价论存隐患》，《每日经济新闻》2014 年 3 月 27 日。

杨林、彭袁：《基本药物招标引入谈判新模式》，《江西日报》2011 年 8

月 31 日。

余敏：《浙江省卫生厅通报“医药回扣帖”调查结果》，《杭州日报》2010 年 11 月 19 日。

臧允浩：《药品“二次议价”争议不断　多地释放松绑信号?》，《中国经营报》2015 年 6 月 4 日。

张军、高远、傅勇、张弘：《中国为什么拥有了良好的基础设施?》，《经济研究》2007 年第 3 期。

赵嘉妮：《发改委价格司三名官员被带走》，《新京报》2014 年 9 月 30 日。

浙江省医药行业协会：《关于要求依法制止和防范医疗机构药品采购领域乱象的报告》，2014 年 3 月 11 日，http：//www. yiyao jie. com/article - 23027. html。

《招出来的高药价》，《每周质量报告》2011 年 11 月 13 日。

中国价格协会课题组：《廉价短缺药品价格问题研究》，《价格理论与实践》2008 年第 6 期。

周翔、徐郑颖：《与基本药物制度相衔接的基层医疗卫生机构财政补偿办法及可行性探索》，中国卫生经济学会第十三次学术年会，2010 年 12 月 1 日。

朱春先、曹晓波：《高价芦笋片事件体现我国药品制度设计不合理》，《民主与法制时报》2010 年 6 月 15 日。

B.5

促进仿制药与原研药的有效竞争：美国反垄断制度的经验与借鉴

苏　华*

摘　要： 仿制药与原研药之间是否存在有效竞争与公共医疗的经济性、可及性与可持续性直接相关，因此近年来成为多国反垄断执法机构的关注焦点。美国反垄断立法、执法和司法在规制仿制药与原研药竞争问题时积极扮演着各自的角色，在应对反向支付协议、拒绝交易和专利策略上积累了丰富经验，为我国相关制度发展提供了借鉴。

关键词： 仿制药　原研药　反垄断　专利诉讼　反向支付　拒绝交易

近年来，医药行业反垄断逐步成为多国关注热点。2015 年最新行业报告显示，15 个国家的反垄断执法机构已经或宣布即将开展医药行业反垄断调查，涉及批发和零售环节的纵向垄断、对终端消费者的供应渠道限制以及原研药和仿制药的横向竞争问题。[①] 其中，原研药与仿制药的竞争问题是反垄断执法机构和私人诉讼的焦点。

---

* 苏华，中国社会科学院美国研究所副研究员，主要研究领域为反垄断法与竞争政策。

① Melanie Thill-Tayara, ed., *Getting the Deal Through* 2015: *Pharmaceutical Antitrust*, London: Law Business Research Ltd, 2015.

一　仿制药与原研药的竞争提高公共医疗的可及性、经济性与可持续性

原研药，又称专利药，泛指在专利保护期和专利到期后的品牌药品。仿制药，又称通用名药、非专利药，泛指与原研药作用、活性成分、剂型等同，但制备工艺和辅料可能有差异，在原研药专利到期后上市的替代性药品。原研药与仿制药之间存在可替代性，二者实质差别在于初始研发成本不同。原研药研发风险高、成本高，通过临床试验获得审批而成功上市的概率低。仿制药初始研发成本低，售价通常远低于原研药。仿制药一旦获批上市，原研药的销量通常会下跌，市场份额相应减小。

仿制药与原研药之间的竞争能够提高医疗服务的可及性，确保公共卫生制度的经济性与可持续性。此外，来自仿制药的竞争压力激励企业加大研发投入，尽快推出新药，占领市场。但是，为最大化原研药的市场利润，药企通常使用各种手段对原研药设置保护，包括以用途专利、化合物专利、制剂专利、制备方法专利等组成专利网，并通过专利诉讼等手段削弱仿制药企的竞争。因此，监管部门一方面需要加强药品专利保护，另一方面需要关注原研药企通过横向共谋和滥用知识产权排除、限制仿制药的竞争，在激励创新、保护药品专利权与促进仿制药和原研药有效竞争的紧张关系中寻求平衡。

二　反垄断法与药业反向支付协议

原研药企和仿制药企之间为限制或延迟仿制药竞争而达成的专利诉讼和解协议引起各国反垄断执法机构的特别关注。药业专利诉讼和解是专利权人（原研药企）与实际或潜在仿制药企经谈判达成妥协

以和解其专利诉讼。只有当和解的预期利益大于继续诉讼的预期利益时，争议双方才有可能达成和解。原研药企和仿制药企基于各自利益最大化而寻求妥协，但消费者不可能参与谈判，消费者利益无从体现，因此，原研药企和仿制药企有可能达成损害消费者利益的限制竞争协议。

涉嫌违反反垄断法的药企专利和解协议通常具备两个要素。第一，仿制药企同意在某一确定时间段内不推出某种仿制药；第二，原研药企以某种方式支付仿制药企，以换取后者在某一确定时期内不推出某种仿制药的承诺。原研药企起诉仿制药企专利侵权，却反过来支付仿制药企，这种协议因而称为“反向支付协议”。

（一）制药业为何出现反向支付协议现象？

简而言之，反向支付协议是指仿制药企承诺在一定期限内不制造、不销售廉价仿制药，原研药企为获得仿制药企的该承诺而支付费用的协议行为，实务中表现为药品专利纠纷当事人达成的专利和解协议中的关键条款。

反向支付协议堪称美国药业监管制度设计的产物。为保证原研药的研发热情，同时鼓励仿制药的竞争，美国于1984年颁布《药品价格竞争和专利期补偿法》。《药品价格竞争和专利期补偿法》免去仿制药申请临床验证等程序，仿制药企仅需要提交“简化新药申请”，证明其与原研药具有生物等效性，有效成分、剂型、药效相同，该仿制药即被批准上市。在提出简化新药申请时，仿制药企须对美国食品药品监督管理局（FDA）登记的药品专利进行第一、第二、第三或第四段认证。如果申请人认为其仿制药不构成对原研药专利的侵权，或认为相关专利无效，仿制药企可进行第四段认证。

《药品价格竞争和专利期补偿法》规定的第四段认证使在药品专利到期前，仿制药企有可能提出仿制药生产与销售的申请，该法案还规定首仿药成功上市后即享有180天的排他销售期。因此，第四段认证和排他销售期的制度设计有效激励了仿制药企尽早对高收益原研药提出简化新药申请。《药品价格竞争和专利期补偿法》的实施一度促进仿制药产业在美国迅猛发展，但该法案的设计漏洞促使原研药企通过专利网、专利诉讼、反向支付等策略应对仿制药企的竞争。在Schering-Plough案中，美国第十一巡回上诉法院曾指出："反向支付协议是《药品价格竞争和专利期补偿法》的天然副产品。"[①]

美国学者研究发现，其他行业实际上也存在反向支付，但反向支付抵消了被告给予原告的正向支付（例如，对既往侵权行为的损害赔偿）而不易被发现。也就是说，反向支付和正向支付的净值仍可能导致一个正向支付，但是《药品价格竞争和专利期补偿法》使药业专利诉讼与其他产业的专利诉讼有所不同。差异之处体现在药业专利诉讼有可能发生在仿制药入市之前，而原研药企通过和解能够获得被告在保留首仿药180天排他销售期的条件下推迟仿制药上市的承诺。此外，即便在美国之外，没有类似《药品价格竞争和专利期补偿法》的制度激励机制，在药品专利诉讼中出现反向支付也不奇怪。[②] 近年来，由于仿制药产业的发展诉求和原研药专利集中到期，源于美国的反向支付协议开始呈现蔓延至全球其他地域市场的趋势。

（二）美国反垄断立法、执法和司法在规制反向支付协议时的角色互动

《药品价格竞争和专利期补偿法》规制仿制药的审批与上市，对美国药业竞争产生了深远影响。伴随仿制药产业的迅猛发展，原研药企滥用《药品价格竞争和专利期补偿法》相关条款，延迟或限制仿

① 参见Schering-Plough Corp. v. FTC，402 F. 3d 1056－1060（11th Cir. 2005）。

② D. Crane，"Exit Payments in Settlement of Patent Infringement Lawsuits：Antitrust Rules and Economic Implications"，*Florida Law Review*，2002，54，No. 4，747－797.

制药入市或与仿制药厂达成反竞争的专利诉讼和解协议，逐步导致美国反垄断执法机构和消费者的强烈不满。

反向支付协议涉及仿制药企与原研药企的价值转移和利益平衡。由于《药品价格竞争和专利期补偿法》、反垄断和公共利益、知识产权保护之间的互动，近十年来，反向支付协议的反垄断规制在美国成为各界高度关注的话题，引发多层面、多角度的复杂争议。美国反垄断立法、执法和司法机构在规制药业反向支付协议时开始积极扮演各自的角色。[①]

在立法方面，《2003 年 Medicare 医疗保险处方药改进与现代化法案》（*The Medicare Prescription Drug, Improvement and Modernization Act of 2003*，简称“2003 年 Medicare 修订案”）修改了《药品价格竞争和专利期补偿法》若干批准程序，要求原研药企和仿制药企如就处方药达成专利诉讼和解协议，需向联邦贸易委员会和司法部反托拉斯局申报该等协议。2003 年 Medicare 修订案显著扭转了监管者和被监管者之间信息不对称的局面，不易为外界察觉的反向支付协议浮出水面，有助于反垄断执法机构及时审查协议的合法性，进而采取相应行动。

在反垄断执法方面，1999 年以来，联邦贸易委员会对涉嫌违法的药业专利诉讼和解协议发起系列调查并提起诉讼。联邦贸易委员会关注的重点正是和解协议中是否含有原研药企反向支付仿制药企的条款，或者说原研药企和仿制药企是否达成反向支付协议。通过提起诉讼，联邦贸易委员会激进地挑战反向支付协议，指出反向支付协议限制竞争，阻止或拖延仿制药进入市场，使消费者不能享受低价，因而损害了消费者利益。联邦贸易委员会在一份工作报告中指出，反向支

① Exclusion Payments to Settle Pharmaceutical Patent Cases: They're B-a-a-a-ck! (The Role of the Commission, Congress, and the Courts).

付协议导致美国公众无法获得廉价仿制药，为原研药每年平均多支出约 35 亿美元费用。[①]

反向支付协议有可能成为原研药削弱仿制药竞争的重要手段，但问题的焦点是如何判断药业专利诉讼和解的合法性？是完全禁止和解双方达成反向支付协议，判定该等行为本身违法？还是根据个案具体情形判断反向支付协议是否构成违反反垄断法的限制竞争行为？美国司法系统在若干案件中与联邦贸易委员会的执法思路不完全一致甚至彼此相左。

（三）阿特维斯案判决与合理原则的适用

联邦贸易委员会诉阿特维斯等公司案涉及苏威制药（Solvay）与三家仿制药企阿特维斯（Actavis）、派德克（Paddock）、帕尔（Par）通过反向支付协议就安得乐凝胶达成专利和解。苏威制药是安得乐凝胶的专利权人。联邦贸易委员会诉称，苏威制药为阻止仿制药上市，分 9 年每年支付阿特维斯 1900 万 ~ 3000 万美元，分别支付派德克和帕尔 1200 万美元和 6000 万美元，以此为对价获得安得乐凝胶直到 2015 年的市场独占权。三家涉案仿制药企则通过与苏威达成协议，延迟低价仿制药的上市时间，与苏威共同分享安得乐凝胶的垄断利润。联邦贸易委员会指出，反托拉斯法禁止实际或潜在的竞争对手之间达成协议，赤裸裸地排除限制竞争，涉案企业的行为违反了《联邦贸易委员会法》第 5 条。

2012 年 4 月，第十一巡回上诉法院驳回 FTC 的起诉，基于专利范围测试规则，认为争议协议使得仿制药在专利到期前上市，未超出涉案专利的排他权范围，应免于反托拉斯法的规制。就第十一巡回上

① FTC, Pay-for-Delay: How Drug Company Pay-Offs Cost Consumers Billions, 2010, http: //www. ftc. gov/reports/pay – delay – how – drug – company – pay – offs – cost – consumers – billions – federal – trade – commission – staff.

诉法院的该项裁定，联邦贸易委员会上诉至联邦最高法院。2012 年 7 月，在 In re K-Dur 一案中，第三巡回上诉法院做出裁定，认为原研药企对仿制药企的反向支付协议推定违法。

商业活动的不确定性、上诉法院之间的意见分歧以及联邦贸易委员会坚决反对的态度最终导致美国联邦最高法院的审查。2013 年 6 月，联邦最高法院就阿特维斯案以 5∶3 投票做出裁定，同时否定了专利范围测试规则和反向支付协议直接推定违法的分析框架，指出反向支付具有违法可能性，但法院根据反托拉斯法进行个案评估时应当适用合理原则。①

阿特维斯案法院多数意见指出，反向支付协议的限制竞争效果应通过考察多种因素而综合评估，包括协议与仿制药企向原研药企提供服务的关联度，与诉讼成本有关的协议范围和规模，是否存在可证实的正当化理由等。此外需要注意的是，限制竞争后果是否存在以及限制竞争的程度有可能因为竞争条件的不同而不同。如果反向支付协议导致仿制药企放弃挑战原研药企的垄断高利，该协议将有可能导致实质性的负面效应。无法解释的高额付款有可能意味着专利权人对专利有效性的疑虑，因而企图通过支付仿制药厂，削弱竞争而维持高价。但是，如果付款旨在避免诉讼不确定性和诉讼成本，或旨在支付公平价值而获得仿制药企的相关服务，反向支付协议是有可能被正当化的。

2013 年 6 月，联邦贸易委员会主席艾迪斯·雷米瑞兹发表声明，指出最高法院的裁定明确了药业反向支付协议应当受到反托拉斯法的

---

① 该案更多信息参见：Watson Pharmaceuticals, Inc., et al., http://www.ftc.gov/enforcement/cases-proceedings/071-0060/watson-pharmaceuticals-inc-et-al; Opinion of the Supreme Court of the United States Reversing the Opinion of the U. S. Court of Appeals for the Eleventh Circuit and Remanding the Case for Further Proceedings, http://www.ftc.gov/system/files/documents/cases/130617actavisopinion.pdf。

规制，药企试图获得反向支付协议反托拉斯豁免的企图失败了，这是美国消费者、纳税人和自由市场的重大胜利。联邦贸易委员会将继续推进阿特维斯案诉讼进程，努力证明该案所涉反向支付协议违反了反垄断法。① 美国最高法院阿特维斯案判决指出，反向支付有可能是有利于竞争的诉讼和解的产物，因此，认定反向支付本身违法是不合理的。但是在大多数情形下，反向支付金额不应当畸高，数额较大的反向支付可能意味着相关和解是反竞争的。

笔者认为，美国联邦贸易委员会若干诉讼案例中反向支付较为明显地涉嫌反竞争，因为在这些案例中，反向支付的金额较大且支付目的是推迟仿制药上市。但是另外一些案例情形更为复杂。比如，Schering 案存在 Upsher 公司和 ESI 公司向 Shering 转让有价值的知识产权的情节，该案是否存在反向支付存有争议。此外，协议确定的仿制药上市时间大大早于专利失效的日期。因此，有可能通过经济证据证明 Shering 案所涉和解协议不具有反竞争效果。简而言之，对药业和解协议的竞争效果做出定论需要借助严谨、翔实的经济分析。

（四）反向支付协议的隐蔽表现形式：原研药企承诺不推出“授权仿制药”

阿特维斯案之后，联邦贸易委员会通过利必通案进一步申明关于反向支付的立场。2014 年 5 月，联邦贸易委员会向第三巡回上诉法院提交了一份法院之友意见书，敦促上诉法院撤销地区法院在“利必通直接购买人反垄断诉讼”（Lamictal Direct Purchaser Antitrust Litigation，以下简称“利必通案”）中关于原研药企“不推出授权仿

① Statement of FTC Chairwoman Edith Ramirez on the U. S. Supreme Court's Decision in FTC v. Actavis, Inc. , http：//www. ftc. gov/news - events/press - releases/2013/06/statement - ftc - chairwoman - edith - ramirez - us - supreme - courts - decision.

制药的承诺”不构成反向支付的裁定。①

“授权仿制药”指原研药企自己推出的对应其原研药的仿制药。“不推出授权仿制药的承诺”指原研药企承诺在首仿药上市的排他销售期间，不推出、不生产同种仿制药。尽管《药品价格竞争和专利期补偿法》给予首仿药180天排他销售期，但并不排除原研药企在180天独占期自行推出仿制药，在《药品价格竞争和专利期补偿法》下称为“授权仿制药”。《药品价格竞争和专利期补偿法》的初衷是鼓励授权仿制药在首仿药180天排他销售期带来相应的竞争压力。然而，通过对原研药和仿制药竞争行为的观察，联邦贸易委员会注意到原研药企正试图通过“自己仿自己”威胁并阻止“他人仿自己”。

在利必通案中，私人原告指称，为阻止仿制药巨头梯瓦制药公司推出仿制版抗癫痫药利必通，葛兰素史克和梯瓦公司达成协议，承诺其不推出仿制版利必通，以避免与梯瓦公司的竞争。该案地区法院指出，基于最高法院阿特维斯案判决，“不推出授权仿制药的承诺”本身不违反反垄断法，而且，该承诺并不涉及现金支付，因而不构成反向支付协议。

联邦贸易委员会反对地区法院的裁定。在法院之友意见书中，联邦贸易委员会指出，地区法院将利必通案与阿特维斯案相区别，原因是阿特维斯案原研药企和仿制药企之间存在现金给付，而利必通案原研药企和仿制药企之间存在协议安排但不涉及现金给付。但是，“不推出授权仿制药的承诺”所导致的限制竞争效果与最高法院在阿特维斯案中所涉竞争问题性质相同。原研药企以此承诺为对价与仿制药企达成专利诉讼和解，目的是延迟仿制药上市时间。而联邦贸易委员

① FTC Amicus Brief Urges Court of Appeals to Reverse District Court Finding that “No-Authorized Generic” Commitments are not Reverse Payments Under Actavis Supreme Court Ruling, https://www.ftc.gov/news-events/press-releases/2014/05/ftc-amicus-brief-urges-court-appeals-reverse-district-court.

会的一份实证研究报告显示，当原研药企承诺不推出授权仿制药时，首仿药厂销售收入显著增高，消费者则为首仿药支付更高的价格。[①]因此，联邦贸易委员会认为，“不推出授权仿制药的承诺”是原研药企与首仿药厂分享垄断利润的一个有效工具。

联邦贸易委员会进而指出，最高法院阿特维斯案裁定并未对反向支付协议的补偿形式做出任何限定。该判决重申，原研药企和仿制药企的反向支付协议受反垄断法的规制。如果第三巡回上诉法院不撤销地区法院的裁定，该裁定对阿特维斯案判决的限缩解释将鼓励公司在达成限制竞争的反向支付协议时，通过有意避免现金给付而逃脱法律制裁。[②]

关于不涉及现金给付的专利诉讼和解，如“不推出授权仿制药的承诺”等行为是否可能构成反向支付协议，美国若干联邦地区法院意见不一。利必通案地区法院拒绝了联邦贸易委员会的观点，联邦贸易委员会因而向上诉法院递交了法庭之友意见书，要求撤销地区法院利必通裁定。[③] 在另外两起诉讼中，联邦地区法院认为反向支付中的“支付”一词，理应包括非现金支付形式。[④]

笔者认为，美国反垄断法若干重要判例已说明，美国法院和反垄断执法机构均已认识到协议的形式对于反垄断分析不重要，反垄断法关注协议的实质效果。这一点与欧盟等发达反垄断辖区的执法活动和

---

① FTC, Authorized Generic Drugs: Short-Term Effects and Long-Term Impact: A Report of the Federal Trade Commission, August 2011, https://www.ftc.gov/reports/authorized-generic-drugs-short-term-effects-long-term-impact-report-federal-trade-commission.

② FTC Amicus Brief Urges Court of Appeals to Reverse District Court Finding That 'No-Authorized Generic' Commitments Are Not Reverse Payments Under Actavis Supreme Court Ruling, https://www.ftc.gov/news-events/press-releases/2014/05/ftc-amicus-brief-urges-court-appeals-reverse-district-court.

③ 参见 In re Lamictal Direct Purchaser Antitrust Litigation, Civ. No. 12-995 (D. N. J. Order dated 24 January 2014)。

④ 参见 In re Lipitor Antitrust Litigation, 2013 WL 4780496 (D. N. J. 5 September 2013) 以及 (D. Mass. Order dated 11 September 2013)。

规则制定趋势相一致。[①] 因此，仅仅因为不涉及现金支付就认定原研药企与仿制药企之间未达成反向支付协议，利必通案地区法院的裁定是难以服众的。这种机械地类型化、不考虑行为实质效果的司法逻辑与反垄断实体分析的发展趋势格格不入。

三 原研药企削弱仿制药企竞争的其他手段

（一）原研药企拒绝销售用于生物等效性研究所需样本可能构成违法的拒绝交易行为

由于 FDA 对医药分销渠道设限，有时仿制药企无法从其他任何渠道获取用于生物等效性研究所需的样本，只能向原研药企购买该等样本，而该等样本是仿制药企获得相应新药审批的一个前提条件。联邦贸易委员会认为，如果在前述情形下原研药企拒绝向仿制药企销售用于生物等效性研究所需样本，原研药企的拒绝交易行为构成反托拉斯法禁止的排斥竞争行为。[②] 2013 年，新泽西地区法院一起私人诉讼涉及该等拒绝交易行为，该诉讼因原被告和解而结案。[③] 迄今，美国法院对原研药企该等拒绝交易行为的合法性评估尚未给出实质意见。

（二）原研药更新换代：新瓶装旧药

当药品专利临近到期，药品专利权人通常会改进药品，就药品改

---

① 比如，在州石油公司一案中，上诉法院指出争议中的建议价在效果上等同于限定最高价，因此认定州石油公司事实上固定了汽油的最高零售价，而反托拉斯法关注协议的实质重于协议的形式。欧盟竞争法关于根据默许、间接义务或间接手段认定垄断协议方面也积累了丰富而系统的经验。

② 参见 FTC's Brief as Amicus Curiae in Mylan Pharmaceuticals, Inc v Celgene Corporation, Case No. 2：14 – CV – 2094 （D. N. J. 2014），www. ftc. gov/system/files/documents/amicus_ briefs/mylanpharmaceuticals – inc. v. celgene – corporation/140617celgeneamicusbrief. pdf。

③ 参见 Acelion Pharmaceuticals Inc v Apotex Inc et al, Case No. 05743 （D. N. J. 2013）。

进申请新专利，诱导消费者转而购买改进后的“新”专利药。这种原研药生命期管理策略如果在实质上仅仅是新瓶装旧药，可能给药品专利权人带来反垄断风险。挑战该类行为的私人诉讼原告往往指称，新专利药没有任何实质改进，而仅仅是为了削弱仿制药企的竞争。比如，在 In re Tricor Direct Purchaser Antitrust Litigation 一案中，雅培制药和共同被告向集团原告支付2.5亿美元以和解原告就其“新瓶装旧药”行为所提起的集体诉讼。[①]

四 美国反垄断实践对我国的借鉴意义

2010 年以来，全球主要原研药企集中进入专利到期高峰期。随着仿制药产业的迅猛发展，反向支付协议有逐步蔓延的趋势。在全球经济下行的大环境下，各国公共卫生制度面临的高昂费用意味着巨大的政治压力，一步步触发各国对原研药与仿制药竞争的反垄断规制需求。

在亚洲，由于与韩国仿制药企 Dong-A 达成反向支付协议，葛兰素史克于2011 年被韩国公平贸易委员会罚款260 万美元，这成为亚太国家对反向支付协议开出的首笔罚单。欧委会于 2009 年启动反垄断调查，开始对药业反向支付协议进行监测和评估。2013 年 6 月，丹麦灵北制药由于通过反向支付阻碍抗抑郁药西酞普兰仿制药的竞争，被罚款9380 万欧元，涉案8 家仿制药公司被处以总计5220 万欧元罚款。灵北案成为欧盟对反向支付协议开出的首笔罚单。[②]

反向支付协议在中国已经开始出现。比如，笔者了解到，美国礼来制药公司曾希望向中国某药企反向支付但未能成功，继而起诉该药企专利侵权。该案诉讼程序始于2001 年，终于2009 年，一审、二审

① 参见 In re Tricor Direct Purchaser Antitrust Litigation，No. 05 - 340（D. Del. 9 March 2009）。

② 苏华、韩伟：《药业反向支付协议反垄断规制的最新发展——兼评 Actavis 案及 Lundbeck 案》，《工商行政管理》2013 年第 16 期。

和再审共耗时9年。最终中国药企虽胜诉，但延误了仿制药上市时间，礼来公司则赢得了长达9年的市场垄断权，成为事实受益者。该案说明，对药业反向支付协议以及滥用专利权限制仿制药竞争的反垄断规制缺位是限制中国仿制药产业发展的短板，进而可能影响我国医改进程和公共卫生制度的良性发展。

2007年以来，美国辉瑞公司与北京嘉林药业股份有限公司有关降脂药阿托伐他汀的专利纠纷是另一个值得关注的例子。辉瑞公司拥有阿托伐他汀的专利权，其以“立普妥”为商品名生产的阿托伐他汀产品年销售额逾100亿美元。立普妥成为辉瑞公司名副其实的摇钱树。2011年12月，阿托伐他汀的化合物专利权到期，但辉瑞曾就阿托伐他汀的组合物、中间体和衍生物晶体等提交了多项专利申请，进行了严密的专利布局。在2011年之后，辉瑞仍拥有20余个阿托伐他汀衍生物晶体的专利，其中最为著名的是阿托伐他汀钙I型晶体（立普妥中的活性成分）。北京嘉林药业股份有限公司是我国获批生产阿托伐他汀的三家仿制药企之一。2007年，美国辉瑞将嘉林药业告上法庭，诉称嘉林药业专利侵权，嘉林药业则提起针对涉案专利权的无效宣告请求。2015年5月，就阿托伐他汀钙I型晶体专利权无效行政纠纷案，最高人民法院做出再审判决，维持了北京市第一中级人民法院的判决以及国家知识产权局专利复审委员会此前的决定，宣告阿托伐他汀钙I型晶体专利权全部无效。[①]

从中国反垄断法角度加以考量，在中国市场上，辉瑞是否涉嫌滥用专利权排除、限制阿托伐他汀仿制药的竞争，维持立普妥在我国市场的高价而损害消费者福利？具体而言，辉瑞是否与任何国际或国内仿制药企达成反向支付协议，阻止或延迟阿托伐他汀仿制药在我国上市？对于辉瑞等原研药企“新瓶装旧药”的专利策略是否有可能启

① 赵世猛：《辉瑞公司降脂药专利遭遇“滑铁卢”》，《知识产权报》2015年5月27日。

动反垄断法加以规制？这些都是待解的难题。

有关原研药与仿制药的竞争问题，美国反垄断执法机构在坚持激进执法态度的同时，努力在保护知识产权、激励创新、保护竞争等目标之间寻求最佳平衡点。在美国最高法院阿特维斯案判决之后，联邦贸易委员会和美国法院以及药企之间有关反向支付的立场分歧依然较为明显，这种分歧将在多大程度上有可能调和值得继续观察。美国反垄断制度在促进原研药与仿制药竞争所获得的经验教训值得我国反垄断理论和实务界深入学习研究，以期为我国相关制度发展寻求参照物和借鉴。

B.6

中国中药材价格问题

王诺　马帅　臧春鑫　杨光*

摘　要： 中药资源是特殊的资源，集生态资源、医疗资源、经济资源与文化资源于一身，是关系到人民健康的国家战略资源。中药资源具有极大的开发利用价值，是中药产业的根基。从价格的角度研究中药资源，也就是集中研究中药材这种特殊的商品。中药材价格不仅直接关系到居民用药的可及性，还关系到我国中药产业的健康发展，以及有中国特色的医疗体系的顺利建设。

关键词： 中药材厂　中药资源　中药产业

国务院办公厅于2015年5月发布了《中医药健康服务发展规划（2015～2020年）》（以下简称《规划》），是为了落实《国务院关于促进健康服务业发展的若干意见》制定的唯一的专项规划，也是中国第一个关于中医药健康服务发展的国家级规划，表明中医药事业成为国家重点关注的领域，而中药材作为中药的前端资源，更是具有不可替代的作用。

---

* 王诺，副教授，北京师范大学经济与资源管理研究院，研究方向为宏观经济学、卫生经济学和资源经济问题；马帅，硕士研究生，北京师范大学经济与资源管理研究院，研究方向为资源经济问题；臧春鑫，博士，中国环境科学研究院；杨光，博士，中医科学院中药资源中心，研究方向为中药学、中药资源、资源经济。

价格问题是市场的核心，价格机制的完善也是市场机制的效率保证。探究我国中药材价格的历史形成及其背景，分析我国目前中药材价格的现实问题，解析我国中药材价格的形成机制以及成因，探讨抑制价格波动的对策建议，不但对中药材市场发展方式具有指引性作用，而且对中国中药行业发展具有指导性意义。

一　中药材及中成药价格形成的历史背景

中医药是中国传统的行业，其贸易已有数千年的历史，在贸易中形成自发的交易集散地及交易价格。自新中国成立以来，在计划经济的背景下，国家中药材实施了管制措施。但随着改革开放和市场经济改革的推进以及我国开放程度的不断提高，中药材的价格也被放开。因此，自新中国成立以来，中国中药材价格经历了计划经济时代的派购、代购到目前有管制的市场经济下的价格机制这一历史巨变。

（一）计划经济时期，中药材分类管理、统一收购、统一定价

从新中国成立初期到改革开放，也即 1979 年以前，中药材收购价格分中央和省两级定价，中药材销售价格实行销地全省统一价。而中成药则实行产地定价，全国统一价格。

1963 年，国务院文教办公室、财贸办公室批转卫生部《关于当前中药材市场情况和今后管理办法的意见报告》指出：1961 年恢复集市贸易之后，许多地区的合作货栈开始成交中药材，成交价格高于产地几倍到几十倍。个别城市药材公司还成立了议价门市部，以高出牌价 8 ~ 14 倍的价格为病人配方，针对这些情况，该报告提出管理中药材市场的办法，在价格管理方面，规定了 30 种派购中药材、20 种主要三类中药材和 5 种稀有中药材一律由产地药材公司按牌价收购，或由药材公司委托供销社代购。其他任何单位或个人都不得收购。一

般三类中药材允许在收购牌价的基础上在适当的幅度以内议价收购。30 种派购中药材是圆参、黄连、甘草、党参、当归、川芎、麦冬、附子、生地、白术、三七、菊花、元胡、木香、玉金、红花、丹皮、白芷、茯苓、藿香、金银花、泽夕、山药、牛膝、白芍、黄芪、砂仁、玄参、枸杞、贝母；20 种主要三类中药材是枣仁、枳壳、槟榔、萸肉、君子、北沙参、吴芋、天麻、细辛、五味子、厚朴、黄檗、杜仲、冬花、木瓜、羌活、防风、大芸、桔梗、龙胆草；5 种稀有中药材是麝香、鹿茸、牛黄、僵蚕、龙骨。1964 年，国家管理的中药材收购价格品种共 32 种（30 种派购中药材和麝香、鹿茸）。1973 年 12 月国家计委将国家管理的中药材收购价格品种改为 33 种（增加牛黄）。

（二）改革开放后，中药材及中成药价格市场定价机制逐步形成

党的十一届三中全会以来，中国经济体制改革不断推进，伴随经济政策的调整，中药价格的管理体制和价格体系也做了相应的调整。改革开放初期，国家对中药材价格的管理有所松动。随着改革的推进，市场经济逐渐确立起来，中药材的价格逐渐采取了市场定价的机制。中药价格改革始于 1979 年，改革大体分为五个阶段。

第一阶段：1979 ~ 1982 年。以中药材价格权限下放调整为主。

这一时期，中药材以调整价格为主。按照改革开放的总要求，在价格上做了调整。首先，1979 年，36 种三类药材的收购价格，由中央组织平衡下放到省、区、市自行管理。其次，1980 年，针对二类药材的收购价格管理权限做了进一步调整。二类药材改为只管全国主要产地收购价格，而不是统一管理全国县级以上的市场；三类药材按照品种的产区由当地区或县自行管理，销售价格根据有赔有赚的原则制定，中成药生产和经营均按照有合理利润的原则安排定价。

最后，有些地方和部门出现了哄抬药价、欺行霸市、囤积居奇等现象，严重违反了国务院和国务院有关部、局的规定。例如，高价抢购紧缺药材，插手经营参茸、枸杞、甘草等二类品种，以及利用货栈高价收购药材，转手倒卖，投机渔利，甚至制售假药，进行投机倒把、走私贩运等活动。[①] 针对上述情况，1982 年，国家出台《关于加强中药市场的中药价格管理的通知》，按照物价管理权限，适当调整了部分由于价格低、产销利润低微、经常脱销缺货的传统小成药厂销价格。

第二阶段：1983～1985 年。中药价格调放结合，调中有放。

1983 年，改革中药作价办法，取消全省统一价，恢复地区差价，适当扩大综合差率。中成药实行产地省与销地省各一个价格，适当调整了产地进销差及销地地区差率和中成药生产利润。1983 年，按照国务院国发 16 号文件规定，将二类品种由 33 种减少为 30 种[②]，进一步缩小了二类药价格管理范围，并且两类管理。一是全额收购实行统一牌价的麝香、甘草、杜仲、厚朴四味药材；二是针对其余 26 种，计划内的实行国家牌价，实行计划收购，计划外的则根据产销情况，按照物价管理权限，经批准可以在国家牌价的基础上实行浮动价格，这一变动打开了价格管理的一个口子，改变了“管的过多过紧”的局面。1984 年，根据国务院国发〔1984〕96 号文件规定，将二类药材中的丹皮、天麻、枸杞、鹿茸、白芍、党参 6 种药材划归为三类药材，由此中药材管理品种变为 24 种，两类管理的设置不变。麝香、甘草、杜仲、厚朴由国家管理的 4 种药材，仍由国营药材公司统一收购；其余的 20 种实行计划收购，完成计划后，多渠道经营。其他药

① 张有余：《对中药价格改革的回顾与设想》，《商业经济研究》1990 年第 10 期。

② 国务院规定麝香、甘草、杜仲、厚朴、黄连、党参、当归、川芎、生地、白术、白芍、茯苓、麦冬、黄芪、贝母、银花、山药、菊花、牛膝、元胡、丹皮、桔梗、连翘、萸肉、枸杞、天麻、三七、人参（包括野人参）、鹿茸、牛黄 30 种为二类中药材。

材全部放开，自由购销。三类药材价格根据市场供求情况随行市有升有降，资源稀少的野生动植物药材为保护资源，制定保护价。

这一时期是中药市场体系逐步形成的阶段。1984～1985年，在一些药材主产区，比如成都荷花池，以及历史上形成的集散地，比如河北安国，药材市场逐渐形成，经过多年的发展，药材市场从无到有，规模不断扩大。[①]

第三阶段：1986～1989年。中药材价格取消国家定价，试行有条件地协商定价。

随着经济体制改革的逐步深入和中药材购销政策的调整，中药材价格完全市场化已经呼之欲出。根据价格放开后出现的新情况和新问题，为了更好地发展中药材生产，指导供求，协调各方面的利益，国家医药局、国家物价局于1986年发布了《关于加强中药材价格管理的联合通知》，改原本采用国家定价的麝香、甘草、杜仲、厚朴4个指令性计划品种的价格，为国家指导价格。国家物价主管部门和中药主管部门共同管理麝香、甘草两个品种，而国家中药主管部门管理杜仲、厚朴两个品种，另外20种指导性计划管理品种由中国药材公司组织协调，实行协调价。

同时，对中药材议购议销采取了差率控制。系统内调拨中药材再由购销双方协商定价，但是不突破差率幅度规定；中药材批零差率总体上从严控制，但可根据不同品种具体情况分类把握；中药饮片则是依据加工品种的难易程度，加利润率4%～7%，以此贯彻“按质论价”的原则。为保证配方需要，对价低、量少、零星分散生产以及罕用的冷背药材的销售价格，不规定差率的限制。对于中国药材公司组织协调、实行协调价的20种药材，为了加强管理，中国药材公司

① 毛小莹：《我国中药市场的现状及其发展》，《中国中医药信息杂志》1994年第1卷第1期。

形成了全国收购价格协调会制度，每年召开会议。会议用以沟通产销，分析市场，依据生产成本和市场供求变化，从而商定收购价格意见，而后报备国家中医药局和国家物价局批准执行。[①]

1985 年开始的中药价格改革，促进了中药生产和流通，缓解了群众“抓药难”的问题，同时也抑制了中药材生产的过大波动。但是，由于宏观配套管理措施没有跟上，中药材市场出现了秩序混乱、价格暴涨暴跌等问题。因此，1990 年出台的《国家物价局、国家中医药管理局关于整顿中药价格的通知》（以下简称《通知》），对中药材管理又严格起来。

《通知》指出，中药材价格管理原则不变——统一领导、分级管理：①加强中药材收购价格的管理。对国家规定的收购指导价（包括中国药材公司管理的 20 种药材），各地要严格执行。对放开的中药材，各地物价和中药业务主管部门应对本地区生产的重点品种的收购价格加强指导，必要时由省、自治区、直辖市物价和中药业务主管部门规定最高限价或最低保护价，以维护正常的生产和经营。②对中药材销售价格（不含小品种）实行综合差率控制办法。综合差率产地县最高不超过 17%，二级站最高不超过 20%，销地县（含三级批发）最高不超过 14%。计划单列市执行省统一规定的差率和管理办法。对于北京、天津、上海等保留一个经营环节的城市可在规定的两道环节差率内，由当地物价和中药业务主管部门从紧掌握确定，并报国家物价局和国家中医药管理局备案。③对国家收购指导价格的品种（包括中国药材公司管理的 20 种药材）因供求情况变化产地需要调整价格时，应按照物价管理权限报物价部门和中药业务主管部门批准后执行，同时抄送各销地药材公司，销地可根据产地价格相应调整销售价格。④进口药材不论中央外汇或地方外汇进口的品种，进口口岸

① 国家医药局、国家物价局：《关于加强中药材价格管理的联合通知》。

批发牌价按照外贸拨交价加进销差率19%制定。口岸实行同一价格。销地一律按照国产药材作价办法定价。口岸之间（包括调给储备库和口岸联营单位）调拨按调出地批发牌价倒扣10%作价。[①]

第四阶段：1990～1996年。随着全国物价改革的推进，对中药材价格管制逐步放松。

随着全国物价改革的推进，继续执行三级价格管理药材品种已经极少数，绝大部分药品价格逐步完全放开。20世纪90年代后期进入药价管制再探索阶段。1996年，原国家计委出台《药品价格管理暂行办法》，规定：国家对下列药品实行政府定价和政府指导价，对中成药、中药材及饮片等各类药品的作价办法，由国务院价格管理部门制定，所有经营者必须严格执行国家规定的作价办法。[②] 20世纪90年代以来，我国中药材已然是市场经济下价格机制所主导的自由贸易市场。[③]

这一阶段亦是中药行业经营体制转变的重要时期。过去由于中药材价格管制，按区域划分一、二、三级站市场，按划定渠道范围实行市场责任制。随着计划经济向市场经济的转换，经营体制随之改变。原一、二级站由于转轨困难而受到较大冲击，举步维艰，为了自身的生存和发展，纷纷划小核算单位，各自为政，参与竞争，出现了裂变现象。从工业生产来看，抛开一、二级站产品直接销往医疗单位和零售部门，实际上自销的方式加剧了工商之间的矛盾，而医疗单位和零售部门却是因为此获利颇丰，由此必然吸引其他部门和行业纷纷进入，医药行业的竞争加剧，百业经药的局面由此形成。[④] 在这场医药行业竞争和重新组合过程中，中药材的市场价格慢慢形成。

---

① 国家物价局、国家中医药管理局：《关于整顿中药价格的通知》。

② 国家计委：《药品价格管理暂行办法》。

③ http://www.chinabgao.com/info/82538.html.

④ 严朝贵：《我国中药市场前十大变化》，《中国药房》1996年第7期。

第五阶段：2000 年至今。中药材实行市场定价，中成药品价格也逐步放开。

进入 21 世纪，国家在药品价格管制方面不断出台大量政策，例如，①原国家计委陆续发布《关于改革药品价格管理的意见》、《药品政府定价办法》，定价方式调整为只制定药品最高零售价格，企业和医疗机构在此价格下，自主确定实际出厂、批发和零售价格；②出台《定价药品目录》和《药品差比价规则》，明确政府定价范围和作价办法，将药品按处方药、非处方药分类管理，对医药企业变换剂型规格、变相涨价等行为进行约束；③全面调整药品价格，对政府管制药品的价格进行全面梳理，并不定期进行强制降价，1997～2014 年全国药品累计行政性降价次数高达 32 次之多，累计降价总额近千亿元；④设立专门药品价格评审机构（国家发改委药品价格评审中心），进行市场价格信息调查、药品成本和价格测算等工作。[①]

2015 年 6 月开始，药品进入市场定价阶段。2015 年 5 月，国家发改委发布《关于印发推进药品价格改革意见的通知》，通知要求自 2015 年 6 月 1 日起，除了麻醉药品和第一类精神药品外，绝大部分药品取消政府定价，建立起以市场为主导的药品价格形成机制。这些或多或少地影响到中药材的价格，尤其是中成药的价格，但是中药材的市场经济价格机制早已在中药材的贸易中占据了主导地位。

总之，中药材价格的历史变迁是由我国特殊的经济体制与中药材作为一种关乎国民健康和社会稳定的特殊资源的性质决定的。从计划经济时代到改革开放时期，中药材价格的形成有其深刻的历史背景。研究其历史原因与背景，对我们研究中药材价格形成机制以及历史波动具有重大意义。

① 曹健：《政府为何要取消药品价格管制》，《中国经济周刊》2015 年第 24 期。

二 中药材价格状况及特点

随着中国市场经济体制的确立，中药材价格被市场“无形的手”牵引和推动着。市场的力量是多方面的，在多种力量的作用下，20世纪90年代末到2011年，中药材价格整体出现不断上涨的趋势，而且波动剧烈。中药材价格不断上涨，不仅影响着中医药行业的稳定、健康发展，而且影响人民群众的正常用药。2011年下半年至今，中药材价格虽然在2011年下半年至2012年间有大幅下跌，但总体来讲一直企稳于高位，呈现高位横盘状态。由于投机、突发疫情以及中药材特有属性等，中药材价格波动剧烈，加剧了问题的严重性。

（一）前期中药材价格呈现整体上涨态势

从1988年开始，中药材市场逐步放开，形成了市场定价的中药材价格。20世纪90年代末到现在，中药材的价格整体呈现上涨的趋势。根据中国中医科学院中药资源中心药材市场调查资料，中药材动物类56个品类，根及根茎类108个品类，果实种子类88个品类，花类22个品类，皮类13个品类，矿物类32个品类（矿物类数据从2006年）在1995年7月至2011年6月，以1995年为基点的价格的平均增长率如表1所示，其中各类中药材都有不同程度的增长，特别是根及根茎类中药材，以108个品类为样本，调查发现，价格平均增长了731.01%，而果实种子和花类的平均增长418.62%和430.39%。即使是增长幅度最小的动物类中药材，观察的56个样本后，也平均上涨了114.52%。由此中药材整体上涨幅度可见一斑[①]。

① 杨光、王诺等：《中药市场应慎用“降价令”——基于统计资料的分析》，《中国中药杂志》2014年第1期。

表1　1995～2011年中药材价格增长率

类别	样本数（个品类）	平均增长率（%）	95%置信区间上限	95%置信区间下限
动物类	56	114.52	-0.3184	0.6089
根及根茎类	108	731.01	1.9860	10.6343
果实种子类	88	418.62	1.4395	4.9330
花类	22	430.39	2.0903	4.5175
皮类	13	334.60	-0.1300	4.8221
矿物类	32	300.81	-0.3478	4.3641

资料来源：中国中医科学院中药资源中心调查整理。

中药材主要经历了四轮涨价潮。

第一轮涨价潮：甲肝疫情暴发。

1988年药材市场放开，不再统购统销。同期，上海等地爆发甲肝疫情，北方和西部流感蔓延，板蓝根价格由3元炒到24元，至此敲响了1988年全国药材涨价的钟声。

第二轮涨价潮：减产后价居高位。

中药资源在1990年前后重旱减产，1991～1992年价居高位。天麻、红花等常用药材价格不断攀升。

第三轮涨价潮：各类疫情肆虐。

2003年以后，从“非典”、甲流到手足口病，不时爆发的疫情，中药可以预防疫病的说法广为流传，受到广大人民群众的信任和追捧，需求量不断增加。受SARS疫情影响，2003年的中药材交易炙手可热。以板蓝根、金银花、黄芪等为代表的中药材价格都大幅度上涨。

第四轮涨价潮：各种因素综合作用，新中国成立后最猛涨价。

第四轮涨价潮发生在2011年3月，这次是新中国成立以来最猛的涨价。根据中国中药协会的监测数据，2011 年 5 月所检测的 537 种中药材与上年同期相比，有 371 个品种价格上涨，约占总量的 69%，其中涨幅超过 100% 的品种占总涨价品种的 12%。太子参、白前等涨幅还超过 400%。

2011 ~2012 年（实际上主要集中在 2011 年上半年，2012 年以后出现了价格大幅下跌的情形），中药材价格一直呈上涨势头，其原因是多方面的。从供给方面来看，当年云南持续干旱，导致产量锐减，由于云南是我国中药材主产区之一，从而致使药材价格迅速增长。大部分中药材的生长周期比较长，对水资源有一定的需求，而云南的持续大旱给药材的生长和保育带来了巨大挑战，当归、三七、天麻等 200 多种云南主产的药材价格自 2011 年底至 2012 年初上涨了 30% 左右。另外，近年来成本的增加，也推动了某些中药资源价格的迅速上涨。农村青壮劳力多外出打工挣钱，用工成本逐年提高，而一些品种的采摘属劳动密集型，不能使用大机械化生产，成本的上涨推动了中药资源价格的上涨；从需求角度来看，人们对中药材营养品的青睐，是导致中药材价格持续上涨的重要推手。随着中国老龄化程度的进一步加深及健康保健的理念越来越深入人心，中药资源的养生保健功能得到人们的热捧①。

（二）近期中药材价格整体保持高位

根据中药材天地网发布的中药材价格指数来分析，其中药材价格指数采用合成指数编制方法，选择一系列反映中药材市场运行状况的指标和反映中药材资源利用状况的指标，进行综合处理，用以反映中药材市场价格变动趋势与幅度和中药材行业资源利用变化情况的综合指数体系，主要由中药材市场价格指数和中药材资源指数

① 黄璐琦、王诺、杨光主编《中国中药资源发展报告（2015）》，经济科学出版社，2015。

构成。该指数以全国专业中药材市场和中药材产区为数据采集地，以 345 味中药材，包含 986 种规格品的数据作为样本数据源进行量化测定（见图 1）。

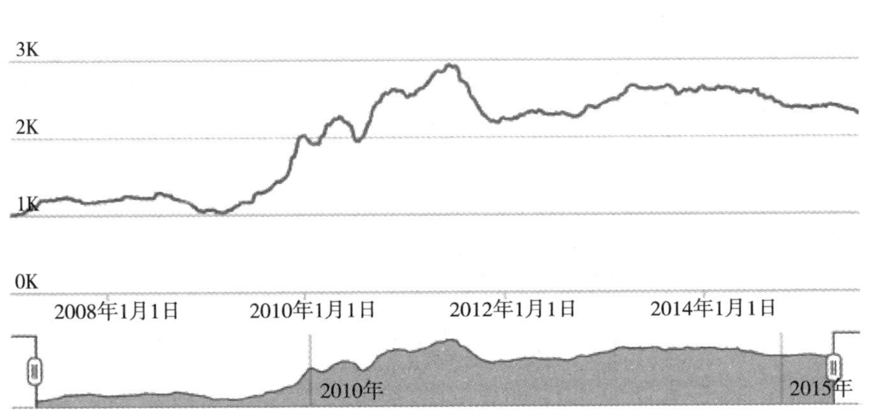

图 1　综合 200 价格指数示意

资料来源：中药材天地网。

从图 1 的综合 200 价格指数走势发现，中药材价格从 2011 年以来上涨幅度加大，特别是 2009～2012 年，涨幅最大。虽然在 2011 年下半年价格有所回落，但中药材价格整体仍然维持在高位，价格呈现横盘震荡的趋势。

1. 野生和家种类中药材价格走势对比

在庞杂的中药材的品种中，为了更好地考察中药材价格变动趋势，我们从野生和家种两个类别价格进行对比分析。选取野生 99 价格指数和家种 100 价格指数进行对比发现（见图 2 和图 3），野生和家种中药材价格在 2011 年上半年以前，都有大幅上涨，野生品种降幅较家种品种更大；但从 2011 年以后，虽然中药材整体价格进入横盘震荡阶段，而单从野生和家种两类品种来看，却出现了不同的走势。野生品种的价格从历史整体来看，一直呈上涨趋势，且 2011 年

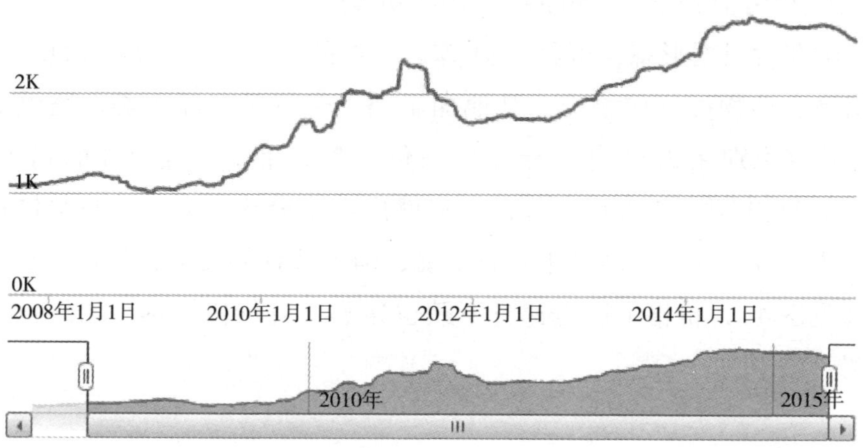

图 2　野生 99 价格指数示意

资料来源：中药材天地网。

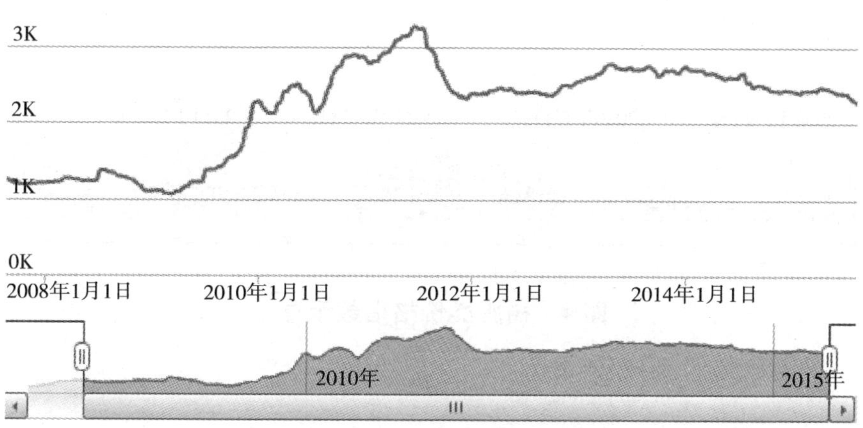

图 3　家种 100 价格指数示意

资料来源：中药材天地网。

经过下跌调整后又继续上涨，在 2014 年又创出新高。而家种药材的走势，基本跟整体走势一致，即 2011 年下跌后在高价位横盘，目前始终没有超过前期高点。

2. 按中药材形态分类的中药材价格走势

中药材根据形态，可分为根茎类、果实籽仁类、叶类、树皮类、树脂类、动物类、矿物类、其他加工类、全草类、藤木类、菌藻类等。这些类别在2011年上半年以前价格都是呈现大幅上涨的趋势。但从2011年下半年以后，价格走势就出现了分化，大部分与整体价格走势一致或在大幅波动中一直上涨，但有些跌幅较大，如树脂类药材（见图4），价格上涨迅速且下跌也猛烈，且价格回落后始终没有回调。

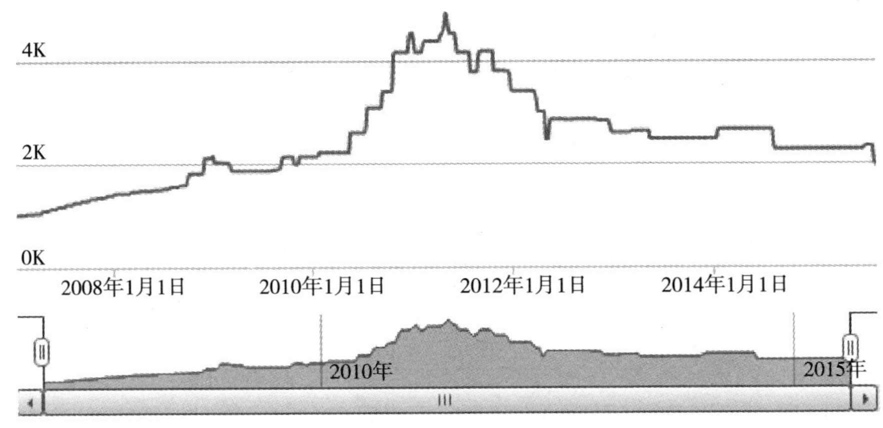

图4　树脂类价格指数示意

资料来源：中药材天地网。

3. 按照省份分类的中药材价格走势

根据地区的不同，选取根据不同省份的药材编制价格指数，从表现来看，与按照中药材形态分类的表现类似，也是在2011年上半年以前中药材全部出现上涨趋势，且涨幅颇大，2011年下半年至今，中药材在不同的市场价格走势也不一致，但是下跌的占比较少，大部分市场与整体走势相似，亦有呈现直线上涨的，如山东省（见图5）。

实际上，近些年来，中药材高位横盘走势还是中药材品种繁多，不同品种自 2011 年下半年来市场表现各异导致的。

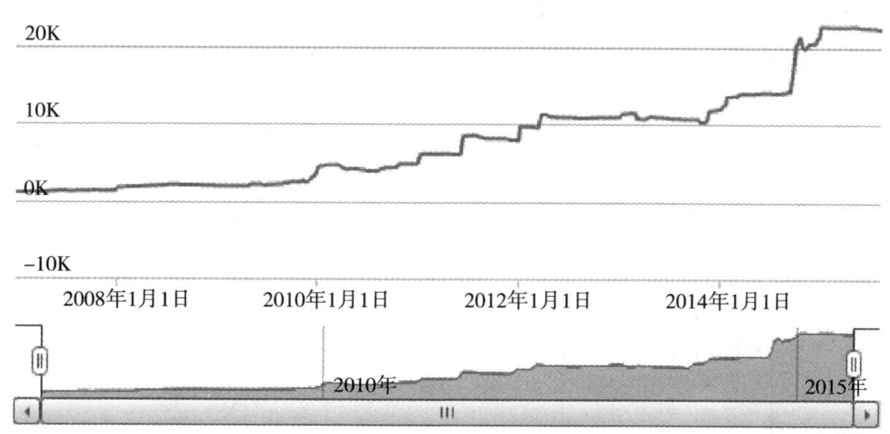

图 5　山东省价格指数示意

资料来源：中药材天地网。

总的来讲，中药材自中国中药材市场开发以来，价格整体呈现上涨的趋势，涨幅巨大，且极易出现暴涨暴跌行情。首先，2009 年初至 2011 年中，中药材整体，尤其是常用品种出现大幅上涨的行情，呈现幅度大、频率快的特点。而后，2011 年中至 2012 年中，中药材价格从高位跌落，66% 的常用品种价格下降，177 个品种跌幅在 21% ~50%，31 个品种跌幅高达 51% ~100%。最后，由于各个品种表现不同，涨跌不一，中药材整体反而呈现高位横盘的走势。

（三）中药材价格呈现剧烈波动的特点

中药材价格整体出现上涨的趋势，而后整体回调，且经常出现暴涨暴跌行情，原因何在。为了更好地表述中药材价格波动的原因，论述供需关系以及信息不完全和信息不对称对中药材价格的影响，图 6 可以更好地说明。

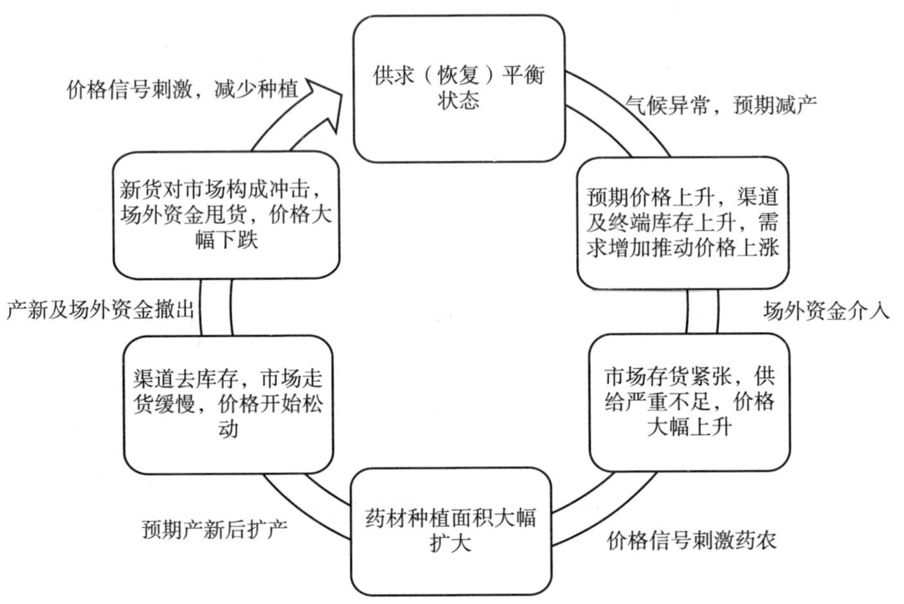

图 6　中药材价格波动的原因

资料来源：黄璐琦、王诺、杨光主编《中国中药资源发展报告（2015）》，经济科学出版社，2015。

1. 疫情等突发因素造成价格的剧烈波动：以板蓝根为例

板蓝根作为人们生活中的一种常见中药，广泛地应用于临床之中。2009 年之前，板蓝根的价格在 6 元（千克价，下同）左右浮动。然而，从 2009 年开始，板蓝根的价格先是出现了大幅的上扬，从之前的 6 元逐步攀升至 25 ~26 元，最高价为 30 元左右，之后板蓝根价格于 2010 年 7 月开始回落，一直持续至 2012 年 9 月 8 元的价位（见图 7）。

板蓝根的种植区域较为广泛，过去以安徽、河南、山东、河北、山西等省市为主，近年来主产地已经漂移到西北的甘肃，东北的大庆

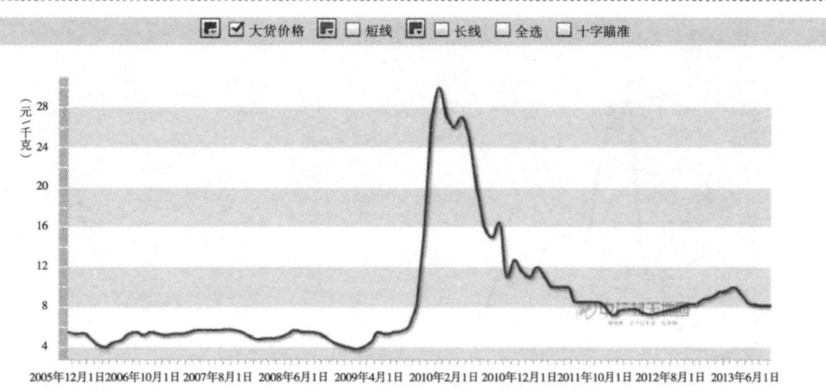

图 7　板蓝根近年价格走势

资料来源：中药材天地网。

一带。由于板蓝根的生长周期较短，行情价格的高低直接对板蓝根生产面积的减扩起着敏感的快速效应。市场好行情一旦出现，又由于板蓝根籽种可储存时间较长，生产兴趣会很快起步。因此，由价格发出的信号机制对板蓝根的生产具有很强的指导性。

随着 2009 年春季甲流猝不及防地爆发于墨西哥，而后甲型 H1N1 流感在全球范围内蔓延，有关部门出台了服用板蓝根冲剂的预防疾病的指导意见。不论此观点是否具有科学性，但造成了板蓝根价格不断攀升毋庸置疑。于是在 2010 年，全国各产区均扩大了种植面积，据相关综合统计，2010 年全国板蓝根种植面积在 40 万亩左右。种植面积扩大后，板蓝根供过于求，形成了大量的囤货，最终又降至 7 元左右。

近年来流感疫情多发，与板蓝根类似，出现价格暴涨暴跌的中药资源还有党参、连翘、金银花、当归等（见图 8）。

2. 投机因素导致的价格剧烈波动：以黄连、三七为例

除受流感疫情等突发因素的影响外，中药材价格的剧烈波动与市场的投机炒作密不可分。由于中药材属于农副产品，价格早已放开，所以存在市场炒作。中药材种类多，但市场品种总量有限，且易于保

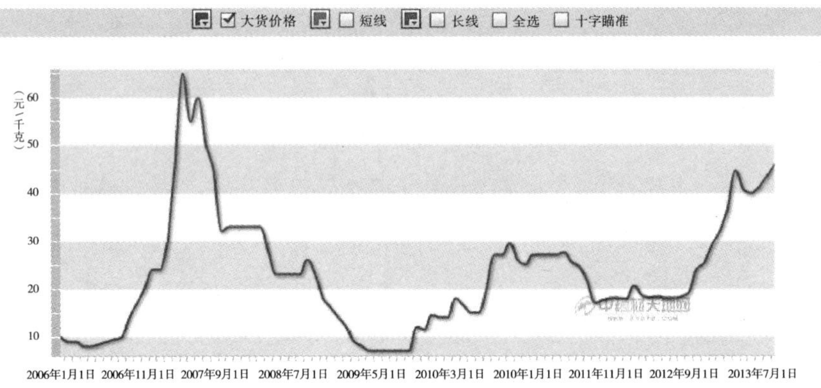

图 8　当归近年价格走势

资料来源：中药材天地网。

存，具有投机品的特性。投机商用一定的资金，就可以在市场上垄断一些药材品种进行炒作。而这些药材本身，需求短期内变化不大。例如，三七在价格低的时候每千克不到 50 元，高时可达 600 元以上。

黄连是一种常用中药，也是 30 种名贵中药材之一。多年生草本植物，喜冷凉、湿润之处，怕高温和干旱。因此，黄连的种植需要补苗、追肥、培土、摘除花苔，需要大量的劳动力，是一味非常费工时的药材。除此之外，黄连是 6 年生品种，因此具有种植投入大、成本高、费工费时、收益慢的特点。

由于恢复生产的困难，其高价期维持时间较长。如图 9 所示，黄连每千克 100 元以上的高价位维持了 5 年，自然灾害等扰动较少。从 1998 年开始，黄连的价格开始逐步攀升，说明供需出现矛盾，造成人气高涨。2000 年起开始上升陡峭，出现峰形，即每次价格上涨都伴随着短暂的回落。峰形与投机参与的程度及速度有关，可能有囤积因素。黄连的陡峭峰形传递出一定的信息。由图 9 可知，黄连高价位持续时间较长，说明确实存在供需错位；价格波峰陡峭，行情来快去急，说明当价格出现上涨时，资金进入踊跃期，造成价格迅速蹿高。

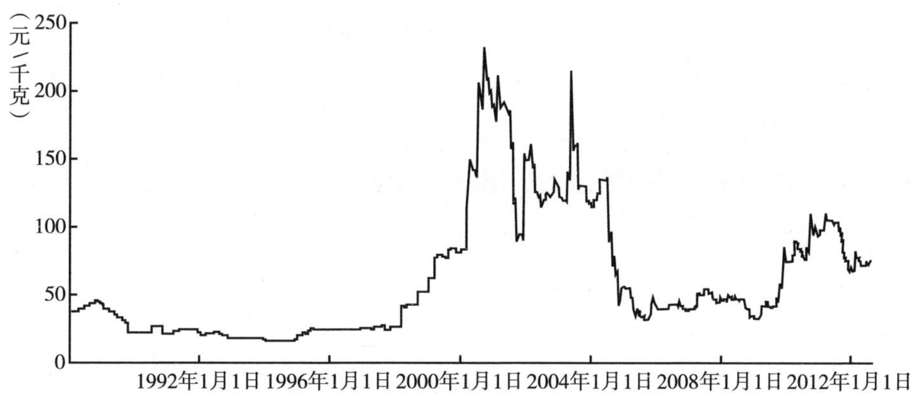

图 9　黄连的价格曲线

资料来源：中国中医科学院中药资源中心调研数据。

当然，在现实生活中，中药材价格波动很难单独归咎于某一因素，更多的是多种因素综合作用的结果。

再以三七为例。2010 年其价格暴涨，吸引大量资本入场，沿海商人入住文山承包土地种植。至 2013 年底，文山的三七种植面积暴涨到 29.23 万亩，采挖 6.99 万亩，当年产量达 1000.59 万千克。三七的种植区域在这个时候向红河州和曲靖市扩展，红河州一跃成为云南省最大种植三七的地区，曲靖市种植面积亦达 11.939 万亩。单讲文山一地，2014 年三七的产量已超过 2 万吨，市场需求不过 7500 吨左右。市场供给大于需求，供需严重不平衡。①

三　中药材价格状况的进一步分析

中药材是我国传统的医药资源，凝结着先人的智慧，是中华民族的宝贵财富。近些年中药材的价格，涨幅巨大，波动剧烈，价格高

① 许旭：《中药材价格大幅涨跌解读》，《中国市场》2015 年第 10 期。

企，这些影响了中药材行业以及其他相关行业的健康发展，影响人民的卫生保健生活和社会稳定。中药材的生产、运输、交易有其自身特点，影响价格的因素颇多。

1. 供需特性决定中药材的价格波动性较强

家种的中药材不同于普通的水稻、玉米、小麦等农产品，从生物学角度来讲，其特点有两个：其一，大部分中药材种植周期比较长；其二，中药材的种植区域比较窄，区域性强，具有道地性的特点。从市场角度来讲，中药材品种具有市场容量相对较小、需求的集中度相对较高的特点。从政策角度来讲，国家政策对农产品与中药材的价格波动的容忍度不同。从供给方面来讲，周期长、范围窄，易于投机参与，形成市场势力。再者，市场容量小导致需求比较集中，两方面决定了中药材的价格波动幅度要高于普通的农产品。

中药材种植特点决定了其价格的不稳定。由于药农分散且数量众多，盲目性比较大，当价格上涨时，往往一哄而上，大面积扩种。但由于中药材种植周期较长，上市时往往供大于求，导致价格下跌。前期的价格上涨尤其是前期暴涨的那种，往往投机成分比较大，波动得更剧烈。

2. 信息不对称导致供需失衡是药材波动的深层次原因

中药材兼具药品与农副产品的双重属性，其产量受自然条件的制约，价格呈现“多了是草，少了是宝”的周期性波动。实际上中药材与农副产品的价格走势具有较高的重合度。如果我们在更深层次考虑，造成中药材价格波动的根源是信息不对称。药农不能及时了解供需信息、价格信息以及种植信息，导致种植不合理，在市场的大起大落中深受其害。例如，2006 年受价高刺激，药农盲目扩种蒿草，致使供大于求，供需严重失衡，价格暴跌，“蒿草”变成“稻草”。因此今后由政府出面建立畅通的全国中药材产销信息体系显得尤为必要。[①]

一方面，全国性的中药材信息采集和披露制度不健全，国家在全国批准设立了17个中药材专业市场，其内部交易信息较为透明，各大中药材交易市场以及大型中药材企业、第三方平台都有交易价格和交易量的统计，但目前缺乏全国性的权威信息平台。此外，在更为重要的中药材生产环节的信息较为贫乏，各个药材品种的种植面积、亩产等信息没有部门或行业协会实时采集，对外发布。另一方面，农产品市场主体对于市场信息的处理和把握能力有很大差异，大部分农户和经销商对信息或信息甄别能力有待提高，中药材种植经营时常出现“一拥而上”或“一哄而散”的现象。[②]

3. 中药材具有特殊的需求特征

（1）中国人口结构和疾病谱改变，也是中药材价格的重要推动力量

随着中国人口的老龄化，疾病谱也悄然改变，恶性肿瘤、心脏病、脑血管病已经成为对人民生命健康最大的危害，中医在这些慢性疾病预防和治疗中具有独特的理论与方法，能发挥无法替代的作用。随着社会发展水平的不断提高，人们的保健意识逐渐增强，开始重新认识中医的价值，选择中医治疗的就诊人次逐年上升，可以预期的未来，中药材的需求量会逐渐增加，实际需求量会平稳增长。有资料显示，中国每年要消耗中成药、保健品、中药提取物、中药饮片等药材达到70万吨[③]。

（2）一旦发生重大流行疾病，中药材具有不可预期的超额需求的特点

由于环境污染、生态破坏和人类滥用抗生素等诸多因素，急性传

---

① 陈达、王火旺等：《对近几年我国中药材价格波动情况的分析与思考》，《经济理论与实践》2012年第11期。

② 陈达、王火旺等：《对近几年我国中药材价格波动情况的分析与思考》，《经济理论与实践》2012年第11期。

③ 张淑丽、陈春等：《浅析中药价格与市场稳定性的关系》，《中国医药指南》2011年第9期。

染病等疾病时有爆发。由于目前缺乏可靠的预警预防机制，一旦急性传染疫情发生，中药材的需求量就会激增，一般很难满足需求量，对中药材的短期剧烈波动有极大的影响。2009 年，全球大流行的甲型流感使人猝不及防，人们对具有清热解毒、抗菌、提高免疫力等功效的中药材（板蓝根、金银花、重楼、青翘、牛蒡子、菊花、芦根）的需求猛增，货紧价扬。例如，金银花 100 多元/千克猛涨到 700 多元/千克，重楼从 200 多元/千克涨到 1200 多元/千克[①]。

4. 中药材的供给环境直接影响质量

（1）环境污染问题带来中药材供给质量问题

目前中国公共环境中土壤污染虽然比较隐蔽，但一般具有污染区域面积大、污染物种类增加、污染物含量高的特点。鉴于中国环境监督工作滞后，距离有法可依、执法必严、违法必究局面还很远，致使中药材种植和 GAP 基地建设滞后，中药材质量难以保证。[②]

（2）生产经营模式粗放也是影响质量的重要原因

中药材种植长期以来游走在大农业体系的边缘，种植方式依然采取传统的模式，难以提高其生产管理水平。中药材种植仍然延续传统的粗放经营模式，种植管理水平低下，种子、种苗的来源基本都是群众自繁、自留、自引及相互串换得来，种子基因分离、人为混杂、种性退化、抗病性差的现象十分严重，特别是部分地方品种由于种植时间长，退化更甚。[③]

（3）劳动力等成本上升，也是中药材价格上涨的动因

在中国的城市化进程中，农业人口大量涌入城市，城镇人口大量

① 育小河、肖培根等：《关于中药资源的基本形势、科学保护与再调查的几点看法》，《中国中药杂志》2005 年第 50 期。

② 张淑丽、陈春等：《浅析中药价格与市场稳定性的关系》，《中国医药指南》2011 年第 9 期。

③ 任长秋：《中药材价格变动成因及影响》，《人民论坛》2011 年第 315 期。

增加。相反，由于农村劳动力减少，同时人们的生活水平逐渐提高，用工成本增加，外加中药材种子种苗、化肥、农药价格都出现不同程度的上涨，中药材价格当然亦是水涨船高。此外可农耕用地成为制约中药材种植发展的重要因素之一。

（4）自然灾害也是影响中药材供给的重要因素

中药材产量受自然条件的影响颇大，一旦自然灾害影响产量，需求不变，价格自然提高。同时，经营者为了减少自己的损失，便将因受灾而减产的中药材价格推高。短时期内出现供不应求、价格暴涨的情况①。同时，在供给减少的情况下，需求不变，一旦受灾，往往很难弥补带来的缺口，价格自然高涨。2010 年的干旱导致三七价格暴涨 5 倍就是鲜活的例子。

5. 野生中药材资源面临巨大的可持续利用的压力

中国野生资源过量开发，使野生中药材资源可持续利用面临难以突破的瓶颈。为了更好地保护和合理利用野生资源，国家虽然颁布了《野生药材资源保护管理条例》，物以稀为贵，在巨大引诱下，人们对野生资源进行竭泽而渔的开发。国家通过实施开发代用品、加大繁殖力度或禁止使用等对策和措施，对保护珍稀濒危动物资源虽然起到了一定的作用，但尚不能从根本上扭转珍稀动物药资源的濒危局面，甚至出现了越名贵越珍稀越濒危的恶性循环②。野生中药资源的稀缺性，造成其价格整体上一直处于上升状态。

四　对中药材价格的政策建议

中药材价格整体上涨及剧烈波动带来的社会影响，上文已经做了

① 汤少梁、蒋苏苑：《中药材市场价格波动成因分析及对策建议——基于中药材的“农副产品”属性》，《观察思考》2014 年第 1 期。

② 印敏：《对目前中药材价格上涨因素的一些分析》，《工作探讨》2013 年第 22 期。

详细分析，并指出，稳定中药材价格是整个中药资源市场、整个中药产业以及整个社会的需要。

（一）国家编制中药资源价格指数，建立价格预警机制

构建中国中药资源价格模型，能够有效地进行价格预测分析；同时，设计独具特色的价格指数（含质量导向的价格指数、贸易导向的价格指数、品种导向的价格指数等），对中国中药资源的生产、销售具有一定的指导意义，可以起到稳定价格的作用。为了进一步防范价格波动的风险，要设计中药材价格预警指数，建立中国中药材风险预警系统，预测中药资源市场价格的转折点，通过预警指数的变化及时调控中药资源市场，维持中药资源市场的持续稳定发展。

价格指数的编制主要是采用古典循环法，观察中药资源价格时间序列绝对量本身的波动，一般观察时间序列的长期趋势及循环要素的波动。而中药资源预警指数则在价格指数的基础上编制。注重通过预警指数的指标选取，决定预警灯体系科学性强弱的第一个因素就是监测指标选择的好坏。同时，预警指标状态区域划分就是事先将中药资源市场价格指数分为几个判断区间。临界点就是判断中药资源市场价格波动状态的数量标准。状态区域的划分和临界点的确定是决定预警系统科学性强弱的一个重要因素。

（二）通过金融手段，抑制价格波动

1. 建立中药资源市场平准基金

平准基金，又称干预基金，是政府通过特定的机构，一般是证监会、财政部、交易所等来运作，以法定的方式建立的基金，目的是稳定市场，手法是通过逆向操作，熨平非理性的剧烈波动。平准基金不以营利为目的，只以稳定市场为目标。

基金来源主要是财政收入，通过参与者根据交易值缴纳外，政

府还可以发行债券，要求机构投资者以购买等方式保证其资金来源。平准基金的功能具体为针对暴涨暴跌的中药资源品种，下降敲入认购期权，上升敲入认沽期权，平抑价格波动，稳定市场价格。设立中药资源市场管理委员会，上报国家药品监督管理局，对平准基金进行操作和管理，遵从公平、公开、公正“三公原则”，入市干预和退出市场应及时公告，定期公布基金总额；[①] 根据中药资源市场发展的不同阶段而调整干预措施。具体运作中，由专家团商议表决中药资源的合理价格浮动区间，根据价格指数进行操作。由监管部门及时对外发布，要求高度公开、公平、公正、透明，这有利于市场做出及时、准确的判断。

采用平准基金作为稳定中药资源价格的手段，可以有效地平抑中药资源市场价格的异常波动，增强投资者的信心，提高中药资源市场的效率；有利于提高中药资源市场及其参与者抗风险能力，提高政府对中药资源市场的监管水平；有利于促进资金的合理流动，提升中药资源市场的整体福利水平。作为一种介于政府调控与市场自我调节的调控手段，平准基金在短期内可以缓解中药资源价格暴涨暴跌的现象，长期来看能作为调节中药材市场供需的工具，稳定和完善中药资源市场。

2. 建立中药资源期货交易市场

中药材具有可贮藏、能明显地进行商品品质评价和划分、可大量生产和流通等良好的商品特征。面对其近年来的价格波动，政府可充分发挥期货在发现价格和规避风险方面的明显优势，建立中药资源期货交易市场。

中药材现货交易价格风险客观存在，不同产地产品价格差异较大。我们在设计中药资源市场交易所内交易的中药资源期货合约的

① 宋贤卓：《设立平准基金　稳定中国股市》，《当代经济》2008 年第 8 期。

时候，要充分考虑中药资源的特性以及各方参与者的需求、资金约束、产地制衡等，设计出具有中药资源特色的期货合约。因为涉及远期实物交割，所以，商品的参数属性等必须详细写入期货合约里，商品品质的标准化是最关键的因素。因为中药资源种类繁多，制定严格的区分标准非常困难，因此并不是所有的中药资源都符合期货交易的条件，我们更需要根据中药资源的自身属性，制定符合期货交易要求的中药资源标准，并且请法定的第三方机构进行标准检验。

对于交易单位的设定，由于中药资源的种植和现货交易量偏小，因此，为了调动各方参与者的积极性，中药资源期货的交易单位可适当调低标准，以保持总交易手数控制在一定范围，比如对于三七来讲，可以规定为500千克/手。通过对常用的大品种中药材进行摸索尝试，在成熟之后向其他品种扩展延伸，逐步规范化、体系化。同时，为了鼓励套期保值、限制过度投机，可以适当提高进入交易所市场进行期货交易的保证金比例，并在进入交割月份后，进一步大比例提高；对中药资源经纪公司会员进行资本、能力等的审核，实施投机头寸的限仓制度；交易所对中药资源套期保值申请的经营范围、业绩、现货购销合同等进行审核，核定其套期保值头寸。关于期货交割场所，可以选择几个大型的中药资源专业市场作为交割地点，如安徽省亳州市、湖南省岳阳市、四川省成都市等。

（三）互联网和大数据背景下的中药资源信息化

中药资源市场严重的信息不对称是价格信号部分失灵的诱因。国家在这方面开始投入，加强中药资源动态监测与保护，建设中药材追溯系统，打造精品中药材。[①] 通过建设中药资源动态监测信息化系

---

① 国务院办公厅：《中药材保护和发展规划（2015～2020年）》。

统，提供动态监测数据。同步开展中药资源出口贸易状况监测与调查，在国际范围内保护重要中药资源和生物多样性。对动态监测数据及其他类型数据进行分析、整理，从而更好地利用、开发和保护我国宝贵的中药资源。完善中药资源保护与监测体系，建设中药资源监测站点和技术信息服务网络，主要覆盖80%以上的县级中药材产区①。

"互联网+"的前提是互联网作为一种基础设施的广泛安装，其内涵在根本上区别于传统意义上的"信息化"，或者说互联网重新定义了信息化②。在互联网和大数据的背景下，需要在互联网思维下重新定义信息化，重新思考中药资源信息化的概念、内容和实现路径。

因此，"中药资源信息化"应该升级为"互联网+中药资源"。

首先，通过数据化重新用互联网概念定义中药资源信息化，通过数据化更加有效地配制中药资源市场的资源，解决信息不对称的深层问题。其次，通过"互联网+"将与传统中药资源相关的产业转型升级，实现中药资源产业的在线化、数据化，通过云（云计算、大数据）、网（互联网、物联网）和端（终端、APP）等新的基础设施，利用新的数字化手段优化中药资源传统行业的运行模式，实现中药资源行业跨越式发展。最后，物联网通过视频识别标签（RFID）、传感器和二维码等技术，使物体智能化；实现中药材质量中关键的溯源机制。

---

① 国务院办公厅：《中药材保护和发展规划（2015~2020年）》。

② 曹磊等：《"互联网+"：跨界与融合》，机械工业出版社，2015。

B.7

我国历年药品降价效果及原因分析

侯昱微*

摘　要：　一直以来，有关部门为了管住药价，对其设以层层行政管制，然而事与愿违的是，药价不仅没有降多少，这层层的管制却成为“低价药”杀手和腐败滋生的土壤。药品最高零售限价的取消、以市场为导向的药品定价机制全面铺开，正是为被层层利益环节束缚住的药价松绑，有望使药价虚高、低价药紧缺等扭曲现象得到缓解。

关键词：　药价　定价机制

2015年6月1日起，由国家七部委联合制定并发布的《推进药品价格改革的意见》（以下简称《意见》）正式施行。除麻醉、第一类精神药品仍由国家发改委制定最高出厂价格和最高零售价格外，其他药品定价主要交由市场决定，此前有关药品价格管理的政策规定与《意见》不符的一律废止[①]。这一被称为“中国药品历史上最大规模的改革”的启动，标志着在中国持续将近20年的药品政府定价时代正式结束。

---

* 侯昱微，中国社会科学院研究生院政府政策与公共管理系博士研究生。

① 《推进药品价格改革的意见》，2015。

一　中国药价改革历程

自改革开放以来，中国一直在不断探索合理公平的药品价格管理方法与政策。药品定价政策经历了全面管控、基本放开、政府定价、政府指导与市场调节相结合等几个发展阶段。

1. 20世纪90年代初期之前

全面的药价管制阶段。延续计划经济时代的政府定价机制，对大部分药品实行三级价格管理制度，严格控制药品生产、流通、终端销售三阶段的价格，即出厂价、批发价、零售价均由国家制定；产销分开，医院作为销售方按照批发价加价15%出售，基本不存在“看病贵”的问题①。

2. 20世纪90年代初期到1996年

经济生活各个方面都在向市场化发展，医药市场也不例外。绝大部分药价的放开使医药市场得到爆炸式的发展，制药工业快速建设，同时也使居民医药费用逐渐攀升，“看病贵”的问题显现。

3. 1996年至2012年

自1996年起，我国新一轮政府干预药价的序幕拉开。此前的药价放开导致医药市场不正当竞争行为日趋严重，药品“回扣”现象比比皆是。为了降低药品虚高价格、减轻患者医药负担，1996年9月起，国家施行原国家计委发布的《药品价格管理暂行办法》。这一暂行办法意在加强药品价格管理，规范药品价格秩序，合理调整药品资源配置和药品结构，扭转医药市场混乱状况，促进医药卫生事业的健康发展，减轻公费医疗、劳保和群众负担②。1998年12月起，各

① 曹建军：《药品降价政策的效果分析》，《中国物价》2010年第7期。

② 《药品价格管理暂行办法》。

地物价部门开始执行《国家计委关于完善药品价格政策改进药品价格管理的通知》，其中规定了药品作价办法、分类药品利润率限制、最高进销差率和批零差率、差别差率等具体的药品定价方案。至此被纳入政府定价范围的药品种类主要是一部分进口药品和用量较大的200种左右药品[①]。自2000年起，政府开始进行日趋严格和系统的药价管制。2000年7月，原国家计委发布《关于改革药品价格管理的意见》，同年11月颁布《药品政府定价办法》，规定政府只限定药品最高零售价格，药品生产企业、流通企业和医疗机构在此价格之下，自主确定实际出厂、批发和零售价格；同时出台《国家计委定价药品目录》和2005年的《药品差比价规则》试行办法，明确政府定价范围和作价办法，施行药品定价分类管理（处方药与非处方药），对医药企业变换剂型规格、变相涨价等行为进行约束[②]。

4. 2012年至今

2012年9月，国家发改委发布《国家发展改革委办公厅关于对部分药品进行成本价格调查的通知》，这一调查被认为是中国药价改革向市场靠拢的关键一步。2014年11月，国家发改委发布《推进药品价格改革方案（征求意见稿）》，明确提出从2015年1月1日起，取消原政府指定的最高零售限价或出厂价格[③]。至2015年6月《意见》实施，药价的市场自我调节机制正式被引入，有望促进我国医药市场持续健康发展。

二 历次药品降价汇总

1996年以来的这20年里，政府为了管住药价，制定了一系列管

① 曹建军：《药品降价政策的效果分析》，《中国物价》2010年第7期。

② 《国家计委定价药品目录》，2000。

③ 国家发改委：《推进药品价格改革方案（征求意见稿）》，2014。

制政策，如单独定价、最高限价、集中招标等。最直接的莫过于直接出台药品降价政策通知。据统计，1996 年以来，政府共进行了 38 次政策性药品降价（见表 1）。

表 1　1996 年以来国家公布药品降价政策概况

序号	时间	降价范围	平均降幅
1	1997 年 10 月	制定 15 种抗生素和 32 种生物制品最高零售价格	15%
2	1998 年 5 月	制定 38 种解热镇痛类药品最高零售价格	10%
3	1999 年 4 月	制定青霉素、头孢类抗生素、生物制品等 21 种中央管理药品最高零售价格	20%
4	1999 年 6 月	降低头孢呋辛等 114 种进口（进口分装）药品价格	5%
5	1999 年 9 月	降低降纤酶、细胞色素 C 两种生化药品价格	15%
6	2000 年 2 月	降低机采人血白蛋白等 12 种中央管理生物制品价格	10%
7	2000 年 7 月	调整头孢类抗生素和生物制品等 9 种中央管理国产药品最高零售价格	15%
8	2000 年 11 月	制定氨苄西林等抗生素和消化系统药品等共 21 种中管国产药品最高零售价格	20%
9	2001 年 5 月	制定医保目录中阿莫西林等 69 种抗感染药品的最高零售价格	20%
10	2001 年 7 月	制定医保目录内九味羌活丸等 49 种中成药品最高零售价格	15%
11	2001 年 12 月	制定抗肿瘤、循环系统用药、神经系统用药以及治疗精神障碍用药等医保目录 383 种化学药品最高零售价格	20%
12	2002 年 1 月	制定 30 种抗感染类药品单独定价方案（暂行），包括 11 种甲类药品和 19 种乙类药品	—
13	2002 年 2 月	降低佳息患、施多宁和双汰芝 3 种抗艾滋病病毒进口药品的零售价格	—
14	2002 年 6 月	公布 262 种药品补充剂型最高零售价格，包括 101 种国家基本药品目录中的甲类品种和 161 种乙类品种	—
15	2003 年 1 月	制定消化道、血液系统及诊断用药等医保目录内 199 种化学药品最高零售价格	15%
16	2003 年 2 月	制定医保目录中 267 种中成药最高零售价格	14%

续表

序号	时间	降价范围	平均降幅
17	2003 年 10 月	制定藿香正气水等 107 种中成药最高零售价格	15%
18	2004 年 5 月	调整枸橼酸芬太尼等 3 种特殊药品价格	—
19	2004 年 6 月	大幅调低头孢呋辛酯等 24 种抗感染类药品最高零售价格	30%
20	2004 年 7 月	发布奥美拉唑等 18 种消化系统药品单独定价方案	—
21	2005 年 4 月	调整口服脊髓灰质炎减毒活疫苗丸剂等 4 种计划免疫药品价格	—
22	2005 年 10 月	下调抗生素、维生素、生物制品等 22 种药品零售价格	40%
23	2005 年 11 月	单独定价复方氯唑沙宗等 15 种药品最高零售价格	—
24	2006 年 6 月	制定阿霉素等共 300 多个剂型规格的抗生素、抗肿瘤药物最高零售价格	23%
25	2006 年 8 月	制定青霉素等共 99 种抗微生物药品最高零售价格，共涉及 400 多个剂型规格	30%
26	2006 年 11 月	调整华蟾素注射液等 32 种中成药肿瘤用药的 100 多个剂型规格的最高零售价格	14.5%
27	2007 年 1 月	调整心血管系统、血液类等 10 类 354 种药品的最高零售价格	20%
28	2007 年 3 月	制定九味羌活颗粒等 278 种中成药内科用药最高零售价格	15%
29	2007 年 4 月	制定追风透骨片等 188 种中成药专科用药最高零售价格	16%
30	2007 年 5 月	制定吡喹酮等 260 种西药最高零售价格	19%
31	2008 年 1 月	制定粘菌素等 47 种药品最高零售价格	—
32	2009 年 10 月	公布 296 种基本药物零售指导价格	12%
33	2010 年 12 月	降低头孢曲松等 174 种规格剂型药品单独定价药品最高限价，取消头孢呋辛等 16 种规格剂型药品单独定价	19%
34	2011 年 3 月	调整治疗感染和心血管疾病的抗生素和循环系统类药品最高零售价格，共涉及 162 个品种，近 1300 个剂型规格	21%
35	2011 年 9 月	降低部分激素、调节内分泌类和神经系统类等药品的最高零售价格，共涉及 82 个品种，400 多个剂型规格	14%

续表

序号	时间	降价范围	平均降幅
36	2012 年 5 月	调整部分消化系统类药品最高零售限价,共涉及 53 个品种,300 多个剂型规格	17%
37	2012 年 10 月	调整部分免疫抗肿瘤和血液系统类等药品价格,共涉及 95 个品种,200 多个代表剂型规格	17%
38	2013 年 2 月	调整部分呼吸解热镇痛和专科特殊用药等药品价格,共涉及 20 类药品,300 多个品种,700 多个代表剂型规格	15%

资料来源：国家发改委网站。

从调价次数来讲，1999～2007 年是药价调整频率较为密集的一段时期，平均每年有三次的调价政策出台；从调价范围来讲，2007 年是调价范围最广的一年，共涉及 614 种化学药品和 466 种中成药；从调价幅度来看，2005 年 10 月针对 22 种抗生素、维生素、生物制品的降价幅度最大，平均降幅达到 40%①。化学药品中，由于临床使用范围广、换代快速、品类最多，抗菌药物成为大多数调价的重点，共有 17 次，累计调价品种 400 种左右。其次是单价较高的抗肿瘤药物、免疫调节类药品，需长期服用的心脑血管类药物，以及临床常用的消化、呼吸系统药品，这些药品的调价次数都在 12 次左右。相对来讲，中药制品在历次被调价药品中所占比例不大，降价幅度较小。20 年来共有 6 次中药制品调价，且均为中成药，并未提及中药材及中药饮片。

三 药品降价政策效果分析

自中国施行药品政府定价政策以来，政府几乎每年都会出台药品降价通知，涉及药品种类 2400 余种。可是仍有一些药品价格虚高，

① 陶婷婷：《我国药品价格调整政策分析：1997～2011 年》，《中国卫生政策研究》2011 年第 9 期。

患者普遍反映感受不到药品降价带来的好处。定量研究表明，药价管制并没有显著降低患者的医疗支出。全国人大代表、广西花红药业董事长韦飞燕更是一语惊人："90%以上的药品都有降价空间，价格砍掉50%，一点问题都没有。"2015年3月，70万种药品底价曝光，其中大部分药品的零售价是出厂价格的七八倍。尽管如此，这些药品的零售价仍然不高于政府制定的最高零售价。如此之高的中间利润不禁让人疑惑：药品降价政策出台了几十次，真的有效果吗？

实践证明，这几十次的降价政策，从开始时的卓有成效，已逐渐转变为正面效果与负面效果并存的状态，单纯的强制性降低药品价格，已不再能够有效反映药品供需情况和抑制药价虚高现象。

（一）药品降价政策的正面效果

首先，药品降价政策对抑制药品价格总水平上涨起到了一定作用。药品降价直接降低了一些常用药品的费用支出。药品降价政策主要针对临床使用范围广、药品种类多或用药时间长的药品进行降价，很多常用药在这20年来一降再降，有些药品的降价总幅度甚至接近90%[①]。并且，药品降价政策出台后的一段时期内，医药品零售价格指数和医疗用品消费价格指数均有降低。研究表明，这两项指数最大的当月降幅分别为0.46个百分点和0.27个百分点[②]。这说明在政策出台后的几个月内，药品零售价与消费价确实有不同程度的降低，但是对消费价格即居民支出价格的影响要远小于对零售价格的影响。

其次，药品降价政策具有积极的引导作用。部分降价政策针对成本低、价格高的普通仿制药品有较大程度的影响，能够在一定程度上抑制非创新药的盲目发展，鼓励科技含量较高、创新性强的药品发

① 陶婷婷：《我国药品价格调整政策分析：1997～2011年》，《中国卫生政策研究》2011年第9期。

② 吴斌珍、张琼：《政府药品降价政策的效果评估：1997～2008》。

展。另外，药品降价政策迫使医疗机构，尤其是公立综合医院，改变其收入结构中对药品收入的依赖。尽管有些医院将药品收入转移到药房，但降价政策对医院收入结构的趋势性改变仍是不可忽视的。

（二）药品降价政策的负面效果

其一，药品降价政策并没有实现其实施初衷，特别是在减轻患者医药负担这方面。尽管降价政策实施之后，医药品零售价格指数和医疗用品消费价格指数均有所降低，但其降低幅度并不高，并且影响时间也仅限于政策实施后的4～5个月。而与消费者关系更加密切的医药支出负担（包括绝对医药支出水平、医药支出占总支出比重）则几乎不受降价政策影响，反而有上升趋势①。

其二，药品降价政策对于医药企业的冲击比较强烈，然而并没有将产业引向升级换代和降低费用的方向②。降价政策往往压缩了医药企业的盈利空间，边缘企业常常经营困难甚至亏损。加之中国医药企业药品创新能力和动力皆严重不足，一旦政策降价，医药企业会放弃利润空间较小的降价药，转而寻找高价药仿制生产，出现实际医药消费价格升高，消费者出现“药价越降越高”的感受。

其三，药物短缺、药物滥用现象严重。降价幅度过大会直接导致医药企业和医疗机构不愿生产或销售降价药物，某些低价药就此消失于市场（即“降价死”），消费者无法享受到药品降价所带来的好处。另外，多次降价使疗效好、价格较高的药物变为普通药物，造成药物的快速低档化和药物滥用。在中国，抗生素使用量过大就是一个典型的例子，随意使用抗生素令患者的抗药性增强，低档抗生素已无法产生作用。

---

① 吴斌珍、张琼：《政府药品降价政策的效果评估：1997～2008》。

② 曹建军：《药品降价政策的效果分析》，《中国物价》2010年第7期。

四 药品降价政策几乎失效的原因分析

中国药价屡降不低，常有天价药的新闻爆出，新医改以来，公立医院“看病贵”的问题也一直没有得到彻底解决，过去将近40次的药品降价政策似乎都被某种力量牵绊住，无法真正达到降低消费者医药费用的目的。那么，究竟是什么原因使得这一次次的降价政策如“拳拳打在棉花上”呢?

（一）中国滞后的医疗体制是药价虚高的土壤

改革开放以来，中国医药行业在市场化道路上摸索前进，整个行业无论从生产、流通、销售等各个方面看来已经逐步遵从市场机制。然而中国的医疗制度安排仍有许多历史遗留问题，导致在行业向市场经济转轨的过程中出现了各种扭曲。

首先，原本应该为社会公众提供公共产品的非营利性医疗机构，成为追逐药品收入利润的营利性机构。当医院医生都以营利为目的时，药品降价政策自然会遭到其变相抵制。医生开大处方、开高价药的情况在此环境下比比皆是，滥用药物情况愈加严重。

其次，医药不分、以药补医的情况始终无法彻底改变。最初施行以药养医是因为计划经济体制下，医疗机构药品购销不以营利为目的，顺价加价15%只是出于核算需要①。而改革开放后，国家不再全部负责医疗机构盈亏，加之中国医疗服务价格尤其是医疗技术人员劳务价格长期偏低，为了维持医疗机构发展，国家允许医院通过药品销售来取得利润，以弥补医疗服务上的亏损。医药不分带来的直接影响

① 文学国：《政府不当管制与医改面临的困境》，《中国医药卫生体制改革报告（2014～2015)》，社会科学文献出版社，2014。

就是医院医生为了增加盈利，总是希望药价越高越好。而医疗行业又是一个专业技术性非常强的领域，医疗机构和患者之间存在天然的信息不对称，患者无法分辨医生所开药品是不是相同疗效药品中价格较低的。新医改实施以来，各公立医院的药品收入均有所下降，但仅仅是把药品销售转移到药房，药房与医院之间的关系又是一个模糊地带。实际上，医院销售药品取得差价利润只是以药补医的“明补”。与其相互补的是医生收受回扣的“暗补”。显然，只有药价虚高时，医药公司才有支付“暗补”的空间，自然不排除掌握着处方权的医生为自己的利益而开高价药、滥用药①。

最后，“管办不分”情况不可忽视。政府卫生管理部门与医院各种利益纠缠在一起，统一的药品招标制度就是其典型表现②。这一制度建立的初衷是解决以药补医的问题，认为切断了医药公司与医院医生之间的利益链条。然而实际情况却是招标药品价格居高不下，招标管理机构内部腐败不断。卫生管理部门插手医院药品购销，使医院失去降低药品采购价的能力和动力，药品采购的价格决定变为“进价越高，收益越大”，这明显违背市场基本运行规律。

（二）药品降价政策本身的效果不确定③

在目前的市场情况下，单纯的降价政策会对相关各方产生影响，政策效果无从提前精准确定，而药品价格也往往受到各方影响而无法顺利下降。

首先，降价政策会对医疗机构和医生产生直接影响，导致医院药

① 文学国：《政府不当管制与医改面临的困境》，《中国医药卫生体制改革报告（2014～2015）》，社会科学文献出版社，2014。

② 陈文玲：《药品价格居高不下究竟原因何在——对药品价格问题的调查研究与思考（上）》，《价格理论与实践》2005 年第 1 期。

③ 曹建军：《药品降价政策的效果分析》，《中国物价》2010 年第 7 期。

品收入的下降。因此医院作为实际上的一个营利机构，会采取一系列的“软抵制”措施来弥补其因药品降价而遭受的收入下降，如转而使用相同疗效的高价药，在合理范围内加大药品用量等。其结果往往是，在降价政策出台初期，医院收入有所下降，之后会逐渐回升甚至更高于政策出台前水平。医药企业对政策的反应也无法量化，但基本情况也是为了弥补利润的下降，转而生产高价药而放弃低价药品。

其次，药品价格无法完全决定消费者的医药费用，因而降价政策也无法精准控制医疗费用的升降。实践中，使用药品的品种、数量取决于患者病情、当前医疗技术、医生水平和用药偏好、类似药品价格等因素，其中医生可以在多个环节起决定作用。降价政策的出台，会影响以上各个方面，最终患者医疗费用是否真的下降，还是主要取决于医院医生。

（三）药品价格管制体系的不合理

之前中国对药品价格实行政府管制和市场调节相结合的方式，政府主要制定药品最高零售价格，医药企业、机构可以降价销售。中国药品价格经历了从计划经济时期的严格控制到20世纪90年代初的基本放开，再到90年代后期逐步加强管理的过程。1997年政府只管理约200种药品价格，2000年扩大到1500种，2004年扩大到2400种，但也只占有市场流通数量的20%左右。许多药品在放开过程中价格快速上涨，积累的矛盾较多[①]。药价始终降不下来，现行定价方法难辞其咎。

一是定价依据无法测定。中国现行的药品定价方法依据的是社会平均成本。然而不同企业在生产药品时的成本构成不同，社会平均成

① 国务院深化医药卫生体制改革领导小组办公室编写组：《深化医药卫生体制改革问答》，人民出版社，2009。

本计算难度非常大，导致药品定价缺乏准确科学的依据，比较随意[①]。

二是对企业的真实成本无法判断。目前定价方式主要是成本加成，然而对于药企虚报成本、多计费用的行为，药价管理部门缺乏有效的审查和监督机制。它们相对于企业来讲处于严重的成本信息缺失状态，导致政府制定的最高零售价格高于市场成交价，留下了极大的价格空间。并且药品真实价格形成的最有效依据是市场供需情况，单用成本加成法本身就会造成药品流通中间环节过多，各层经销商纷纷顺价加成，药价自然居高不下。

三是加价率管制对于控制药价高企并无太大意义。顺价加价也是计划经济时代的遗留问题。如今继续执行这一政策，无疑会产生诸多问题。不论是15%还是0%的加价率，都会有一个隐藏含义，那就是药价越高，收益或回扣空间就越大。

四是不允许医院“二次议价”对药价高企也有影响。医院“二次议价”本就是符合市场规律的购销双方谈判的过程，符合医院目前作为一个市场经济参与者对于成本控制的需要。不允许医院“二次议价”，实际上是把医院的差价收益行政剥夺，医院没有任何动力去选择最合适的药品供应方，药企之间也不会展开公开的价格竞争[②]。这样一来，堵住了企业的正当竞争途径，更是助长了抬药价、送回扣等不正当竞争手段。

（四）药品生产、流通、终端各个环节扭曲

与其他商品大打低价战不同，医药企业靠虚高定价的怪异行为来占领市场。这种竞争方式，除了把药价越推越高，将违法因子渗透到

---

① 陈文玲：《药品价格居高不下究竟原因何在——对药品价格问题的调查研究与思考（上）》，《价格理论与实践》2005年第1期。

② 文学国：《政府不当管制与医改面临的困境》，《中国医药卫生体制改革报告（2014～2015）》，社会科学文献出版社，2014。

医疗系统各个环节外，对于消费者和整个行业发展都无益处。疗效好的药品可能因为回扣空间少而逐渐被边缘化甚至被淘汰，普通仿制药却可能因为价格空间大而成为医疗主流用药。目前，中国医药产业的生产能力虽然已居世界前列，医药制剂加工能力位居世界第一，但在中国生产的化学药品中，仿制药品占有 90% 之高的份额，同类药品竞争激烈[①]。因此，药企投入很大力量在广告宣传上，原本技术含量并不高的普通药由于宣传费用的增加，也变得价格高昂起来。改革开放以来，中国形成了三级批发加零售的药品流通模式，陈文玲指出，药品从生产到最终出售要经过 6 ~9 个环节[②]，每一个环节都顺价加价，最终到达消费者手中的药品，其价格早已无法体现其真实价值。另有评论认为，成本并不能决定药品价格，真正导致药品价格高企的是药品供需情况的不平衡与扭曲。在药品生产批发阶段，医院相较于医药企业处于买方垄断，而在医药零售阶段，医院对于患者处于卖方垄断，可以说，整个医药流通市场都处于医院的垄断之下[③]。医药企业如果不把价格空间拉大并让利给医院，那么结果很有可能就是产品无人问津；消费者对于拥有信息不对称优势的医院，也只能接受虚高的药价。

综上所述，药价屡降不低，不仅仅是因为降价政策不到位，许多深层次的原因如医疗制度滞后、药品定价机制不合理、医药市场结构混乱、供需扭曲等，都造成了药价“越降越高”的怪现象。深化医疗体制改革，破除医疗终端市场垄断，放开医药行业，多管齐下才能逐渐将药价控制在一个合理范围内。

---

① 陈文玲：《药品价格居高不下究竟原因何在——对药品价格问题的调查研究与思考（上）》，《价格理论与实践》2005 年第 1 期。

② 陈文玲：《药品价格居高不下究竟原因何在——对药品价格问题的调查研究与思考（上）》，《价格理论与实践》2005 年第 1 期。

③ 喻涛：《中国的药价为什么这么高?》，《长江商报》2013 年 7 月 19 日。

借 鉴 篇

Experience and Lessons

B.8

“追根究底，止于至善”：长庚医院的合理化经营管理

王 冬 黄德海*

摘 要： 由王永庆先生1976年捐资创建的长庚医疗财团法人（简称“长庚医院”），引入台塑企业的管理理念和管理方法，开创了医院管理的新典范。其近40年的经营绩效久盛不坠的成功经验和方法，如“医管分工合治”的治理模式、“幕僚管理医院”模式、责任经营模式及基于效益分享的绩效评核与奖励制度管理模式等，对大陆医院在当前医改背景下建立科学合理化管理模式，提高运营效率，实现优质服务病患的目标，具有重要

* 王冬，南方医科大学人文与管理学院教授；黄德海，清华大学社会科学学院教授。

的借鉴和参考价值。

关键词： 长庚医院 经营管理

一 长庚医院概况

（一）建立背景

20 世纪 70 年代初期，台湾的医疗设施十分匮乏，医疗水准偏低。公立医院经营方式老旧、服务态度不佳、成本资源控管观念缺失。“红包文化”“三长一短”的现象盛行。民众一旦罹病几乎一床难求，很多患者无法获得良好的诊疗。

台塑企业创办人王永庆先生出身贫寒，其父王长庚罹患肠套叠却因没有钱交保证金和送红包，在王永庆怀抱中过世，让王永庆抱憾终身，由此激起他兴办平民医院的念头。加之基于回馈社会的使命感，王永庆于 1976 年 12 月创设了兼具医疗服务、教学与研究功能的综合性医院。为纪念父亲，王永庆引用父亲名讳中的“长庚”二字为医院之名，成立“财团法人长庚纪念医院”。长庚医院的建立打破了当时台湾公立医院一统天下的局面。

长庚医院在建院之初即定位为非营利性财团法人医院，以落实医疗平民化，提供充裕、低成本、良好品质医疗服务为宗旨。积极礼聘当时台湾和海内外权威医师加入长庚医疗团队，提升医疗水平。同时引入台塑企业的先进管理方法，不断改善作业流程及制度，激发工作人员潜力，达到效率与品质双向提升目标。在发展过程中，打破了当时台湾医疗界沿袭已久的陋习，陆续创造出许多先例，如“禁收红包”，开创“急诊先看病后缴费”，废止“住院保证金"，实行"医师费制度"，首创"专科医师制度"和"护理人员专业分级制度"，创设全方位整合的医疗照护体系，等等。这些做法都导引了台湾的医疗卫生走向良性发展，引发了台湾医疗卫生体系的新变革。

（二）发展状况

长庚医院自1976年正式开业，至2015年已近39年，它已在台湾各地遍地开花，分别在基隆、台北、林口、桃园、云林、嘉义和高雄等地设立院区（又称分院）。整个长庚医疗体系的病床数达到1万余张，超越台大、荣总，成为台湾最大的医学中心，也是亚洲甚至全世界数一数二的大规模医疗机构。另外，厦门长庚医院于2008年5月开业。长庚医院援建的北京清华长庚医院亦于2014年11月开业。长庚医院的业务范围从医疗领域扩展到养生、居家护理和养老等健康领域，在桃园和嘉义设立两所护理之家、一个养生文化村。

现阶段，长庚医院（不含厦门长庚医院）总员工近2万人，其中，主治医师占9%，住院医师占6%，护理人员占39%，医技人员占18%，行政管理人员占18%。长庚医院医疗服务量占全台湾的8%～10%，门急诊人次每年超过800万人次，住院每年55万人次，手术量每年15万人次。全台湾有1/4的医学院毕业生在长庚进行过住院医师培训。林口长庚的颅颜整形外科、心脑血管、显微重建中心，高雄长庚的肝脏移植中心，闻名于世界。在科研领域，长庚医院设立研究员制度，发表于《科学引文索引》（SCI）的论文年平均超过1000篇，居全台湾医院之冠。

自创院以来，汲取台塑经验，实施"企业式"管理模式，追根究底，止于至善，加强成本管控，加大激励力度，依靠严密的制度化管理取得了极大的经营效益。即使在台湾医保总额支付越来越少的现阶段，每年依然能够取得近 5 亿元的净医务收益（不包括其他的投资收益，如基金收益等）。

二 医管分工合治

医师作为病患代理人，往往会不计代价治疗患者，但在医疗资源有限的情况下，这种做法必然影响到医院的长期发展，最终影响到治疗人数与品质。因此，如何在合理成本下发挥有限资源的最大功效，给病患提供最有效率和最高品质的医疗服务也就越来越重要。

基于此长庚医院建立伊始引进台塑企业的管理模式，以“医疗和行政幕僚两个体系联结和互动”为骨架，赋予“医管”双方不同的权力和责任，发展至今已然形成长庚医院“医管分工合治”的组织结构，即医疗专业技术人员负责提升医疗专业水准，专业管理幕僚负责经营管理和效率改进，重大战略问题均上报决策委员会进行决策。

这一结构有别于传统医院的直线职能制，为长庚医院进一步推动事业部制度、责任中心制度以及目标管理制度等一系列责任经营制度提供了坚实的组织保证。在这种运作模式下，经营管理上高度集权，医疗专业上高度分权，两者共同追求医院合理化经营的新格局。行政幕僚人员通过标准化工作程式，使医院的组织结构趋于“机械化”形式。与此同时，医疗专业人员则把组织结构拉向专业化形式，两种力量在协调中取得平衡。此种组织结构，充分发挥了专业分工所形成的比较优势，既避免非专业人员管理医疗业务，又有专门管理人员从事合理化经营工作，极大地提高了医院的经营效率。

（一）总部层面上的“医管分工合治”

长庚医院在性质上属于医疗财团法人，实行董事会治理模式。董事会下设有决策委员会，负责研拟重要决策与发展方针，审议讲师级以上主治医师职位评定及晋升条件，审订人事及薪资制度，审议其他重大决策事项等。[①] 如图 1 所示，其下设有两个平行机构。

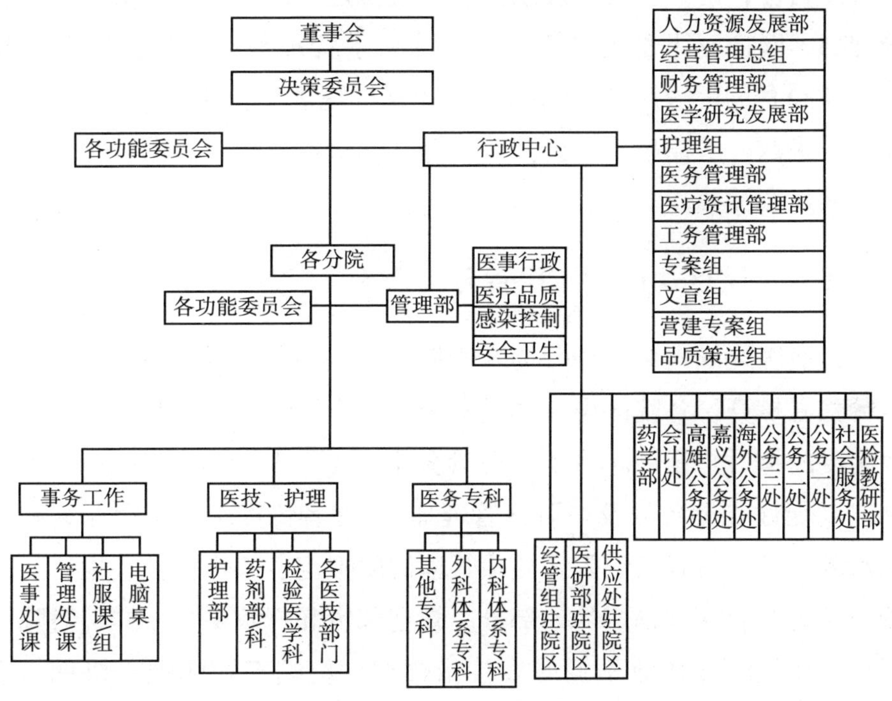

图 1　长庚医院组织结构

一个是跨部门的“各功能委员会”，即医疗专业管理体系。长庚医院在整个医院层面成立医疗品质与伦理审议委员会、手术暨病理组织审查委员会、感染管制委员会等数十个跨院区专业委员会，由以院长、科主任为代表的医疗专业人员组成，主要负责配合特定任务拟定及执行方案，制订医疗技术作业流程，推动医疗质量提高，以及提升

① 黄德海、王冬：《历史演变与理论探索：医院管理中的幕僚角色及其职能》，《南京社会科学》2012 年第 12 期。

与医疗安全和教学科研等有关的其他业务和技术的水准。[①] 另一个是作为整个医院参谋及服务机构的行政幕僚管理体系。医院层面设立“行政中心”，作为整个医院运营的“总参谋部和控制中心”，主要担负管控责任，由人力资源发展部、经营管理总组、财务管理部、医务管理部、医疗资讯管理部等构成，除从事管理推动及项目改善工作外，还同时负责医疗制度的拟订、计算机化规划及推动、业务稽核、原物料采购、法律事务及公共关系等共同事务工作，协助各院区、科室提升运营绩效。[②]

（二）院区层面的“医管分工合治”

长庚医院依地域可划分为 8 个院区，各院区以事业部方式经营，实行独立核算。各院区设有“院务委员会”，掌管全院重大决策及作业制度的检讨与修订。另依“医管分工合治”原则，设有 20 多个系列“功能性委员会”及“院区管理部”，前者负责院区医疗业务和技术水准提升，后者负责院区各项管理制度拟定、工作稽核、检讨与改善。作为专业管理幕僚的一部分，管理部也和行政中心一样，对院区医疗体系的医疗作业不拥有直接指挥权，但拥有如沟通、协调、审核、稽核等管理许可权。值得一提的是，为保证院区经营分目标与医院整体总目标相统一，管理部负责人由行政中心派驻。[③]

（三）专科层面上的“医管分工合治”

长庚医院再进一步细分科室等医疗及非医疗单位为利润中心和成

① 黄德海、王冬：《历史演变与理论探索：医院管理中的幕僚角色及其职能》，《南京社会科学》2012 年第 12 期。

② 黄德海、王冬：《历史演变与理论探索：医院管理中的幕僚角色及其职能》，《南京社会科学》2012 年第 12 期。

③ 黄德海、王冬：《历史演变与理论探索：医院管理中的幕僚角色及其职能》，《南京社会科学》2012 年第 12 期。

本中心，实施责任经营制度。"科主任"被赋予经营专科的权力和责任，负责科室医疗服务、教育训练、学术研究及医务行政等规划等。为辅助科主任管理、保证执行和推动医院各项管理制度，长庚医院设立驻院区的专科经营助理，负责所在科室规章制度细则拟定、经营分析、设备资材动用分析及管理、专案改善工作等。[①] 专科经营助理由行政中心直接派驻各科室，隶属于行政中心，不接受院区院长和管理部的领导。采取派驻方式有助于落实医院发展策略，使总部行政中心可以直接管控各科室的日常经营活动。

三　幕僚管理医院

长庚医院为追求经营管理合理化，以严密控管为特色，造就了较高的服务品质和管理水准。整个医院行政和幕僚总人数占医院总人力近1/5，他们对提升医院品质和效率发挥了基础性作用。幕僚既是医院制度与流程的设计者，发挥参谋职能，提供决策支持服务，又是"最接近问题的专家"，发挥管理功能，统筹组织资源，代为行使管理职权。[②]

（一）医院总部的幕僚管理

长庚医院总部设有行政中心，作为总幕僚机构，主要担负管控责任，成员由高级管理职员担任，分为"专业管理幕僚"与"共同事务幕僚"。

"专业管理幕僚"主要集中于人力资源发展部、经营管理总组、

① 黄德海、王冬：《历史演变与理论探索：医院管理中的幕僚角色及其职能》，《南京社会科学》2012 年第 12 期。

② 黄德海、王冬：《历史演变与理论探索：医院管理中的幕僚角色及其职能》，《南京社会科学》2012 年第 12 期。

医务管理部、财务管理部、医疗资讯管理部、驻院区经营组等十多个专业职能部门，编制人数400余人（含驻院区各机能组等），不仅专责全医院管理制度的设计、制订、推行、审核和稽核等工作，还经常深入基层担负重大专案的分析、改善等工作，目的在于全面优化各项管理制度、流程、操作规范和办事细则，确保医院在制度化的轨道上平稳运行。① 以“肾透析成本改善”为例，台湾人肾病发病率较高，过去因设备、管理及服务跟不上等，肾透析价格高达每人次6300元新台币，而且一个患者一周只能透析两次。长庚医院便组织幕僚团队深入调查研究。针对透析费用高、服务提供量有限等问题，幕僚们提出了改善方案：一是改进技术和操作人员的激励机制，按透析次数和品质计算并发放绩效奖金；二是把几十个透析室的排程工作全交由电脑完成，这样原本一天只能安排一个批次，大幅增加为三个批次，提高了效率，同时也节省了人力；三是加强仪器和药品采购等管理环节。如此多方修正，终于把肾透析价格控制在4200元新台币以下，增加了患者透析次数，挽救了许多生命，医院收入未因此下降，反而相应提高了。

“共同事务幕僚”是根据专业管理幕僚部门设定的规章制度、流程、表单执行相关作业，并就作业异常或规章制度、流程、表单部分存在的疏漏提出改善建议，主要由会计处、供应处和工务处等行政后勤支持部门构成。职责是集中处理整个医院的原材料采购、资金调度、工程营建、法律事务等共同性事务，目的在于统筹医院资源、发挥整体力量，在多个重复性业务领域实现规模经济，减少用人成本，提升各项事务处理的品质和效率。②

---

① 黄德海、王冬：《历史演变与理论探索：医院管理中的幕僚角色及其职能》，《南京社会科学》2012年第12期。

② 黄德海、王冬：《历史演变与理论探索：医院管理中的幕僚角色及其职能》，《南京社会科学》2012年第12期。

从分工和专业化的角度来看，"专业管理幕僚"主要提供专业管理服务，如制度和流程设计、检讨、改善，以及管理制度执行前后的审核；"共同事务幕僚"则根据前者设计拟定的制度、流程和表单执行，完成医院的各项共通性管理事务和作业。

（二）院区的幕僚管理

各院区均设有管理部，院长是院区医疗主管，管理部组长是院区行政大主管，具有院长级核决权限，由行政中心派驻，接受行政中心考核。管理部在院区和行政中心之间起着承上启下的桥梁作用，其基本职能分为三大类：一是督导医疗、行政部门开展工作，如安全卫生、品质管理、感染控制、成本绩效、资产、医事、院长信箱等；二是人事作业，如晋升、教育训练、人评会、满意度等；三是代表医院层面参与对外事务处理，如医院评鉴、对外交流、处理病患抱怨等。

管理部人员依功能分为院区幕僚人员和事务人员两部分。院区幕僚人员集中在如医事行政组、感染管制组、安全卫生组和品质管理组等部门；院区事务人员是负责挂号、收费等事务的一线部门人员，如医事处、管理处人员等。两者之间相互制衡，幕僚人员负责管控各项事务作业，制定院区各项规章制度，事务人员则负责具体事务操作执行。

以挂号作业为例，管理部的医事行政组排定医师门诊表，设定医师的看诊量，确定医院可提供的门诊服务量。这些信息确定后，医事处才能进行挂号作业，并且管控挂号数，不可任意增减。医师排班资讯由管理部统一管控，可以做到及时准确，即使出现停诊、转诊情况也有因应措施。医事处因为无须收集、整理医师的时间、排班、诊数等资讯，就能专注在第一线服务。管理部负责管控挂号作业，医事处负责挂号的实务作业。管控者不接触实务，实务者没有管控权，两者既相互配合又相互制衡，有效地避免了监管与实务界限不明的弊端。

（三）专科经营助理制度

长庚医院实施分科经营，科是经营主体，医院起到管理、协调作用。从经营管理层面来看，各临床专科被定位为利润中心，科主任主要担负经营管理专科的重责大任。从实践的视角观察，如果单纯依靠科主任去管理，因其是专业技术专家，不是经营管理专家，较难发挥利润中心的管理职能，也难以执行各项政策。

为充分发挥专业分工，让医师在主导科室发展的同时也能够集中精力提高医疗技术和医学研究，同时也为加强专科经营事项管控，减少管理层次，长庚医院直接由行政中心派驻人员负责各专科管理，这些人员被称为“专科经营助理”。其不接受院区院长和管理部领导，直接对行政中心负责，接受行政中心的考核，薪酬收入不和专科经营收入挂钩。这种专科经营助理制度，便是长庚医院最为典型的经营管理特色之一。专科经营助理与专科医疗主管之间属于合作关系，在医院目标和专科经营方向下，专科经营助理协助、分担医疗主管的工作，遵循医院经管目标，不断地提升和改进绩效。

每个专科经营助理负责一个或多个科室，其作业分工以专科为单位，而非以业务流程划分。因此，除了需要对专科的人、材、物等详熟于心，还要充分熟悉专科技术和管理特性。专科经营助理的功能分为四个方面：一是在机构目标与科目标下，协助医疗主管规划推动各项医疗发展计划；二是为医疗主管分担行政工作，使医疗主管能全力投入医疗工作；三是协助行政中心及相关主管掌握现场动态；四是作为院方与临床专科之间沟通的桥梁。此外，专科经营助理负责科室经营分析、绩效管理、人事管理、设备管理、空间规划、信息化推动等例行性非医疗工作，还负责监测病患就医过程中的各项流程，针对突发问题进行检讨改善，完成医疗主管交办事务。

以专科经营损益分析为例，专科经营助理每月观察分科损益表，进行经营损益分析，及时掌握科室的各项经营收入和费用支出资料，从中分析各医疗专案损益状况，向科主任报告成本及收入增减的原因，并针对异常状况研拟改善措施，提报主管核准。此外还要做跨院比较，增强竞争力。通过采取明确目标、合理量化、信息收集、准确量度、比较分析、目标修订等措施，使各专科经营绩效能在促进医院整体目标诉求的同时，不断得到提升和改进。

四　责任经营制度

为了更好地管控成本，使医院不致因规模日渐庞大而降低效率，长庚医院采取了台塑企业的责任经营事业部制度。各院区作为大的责任中心——事业部，根据自身组织编制、诊疗程序、医疗服务特色等，全盘规划各自的经营目标，统筹院区诊疗、教学和研究作业。各院区内按照部门、专科或疾病类别划分为收益中心和成本中心两类小责任中心，实施利润中心制度，即以科别各自建构成一个单独计算损益的单位，经由分科经营，衡量经营绩效，将其导入医疗服务的例行运作，并定时给予评估和比较。若发现异常则提报至幕僚部门，进行管理制度与绩效的检讨改善，以追求经营管理的合理化。图 2 为该医院的责任经营实务运作关联图。

长庚医院每月收入先归属到各收益中心，与目标收入或标准收入相比较，如产生差异，即由幕僚人员深入分析原因，提出改善对策。各个成本中心按照目标管理制度，每月通过“费用管制表”等表单，对实际成本与目标成本或标准成本进行月成本分析、比较，发现异常就跟踪追查，提出改善方案。

（一）分科损益管理

分科损益管理是在分权负责的管理制度下，依照组织设计框架，

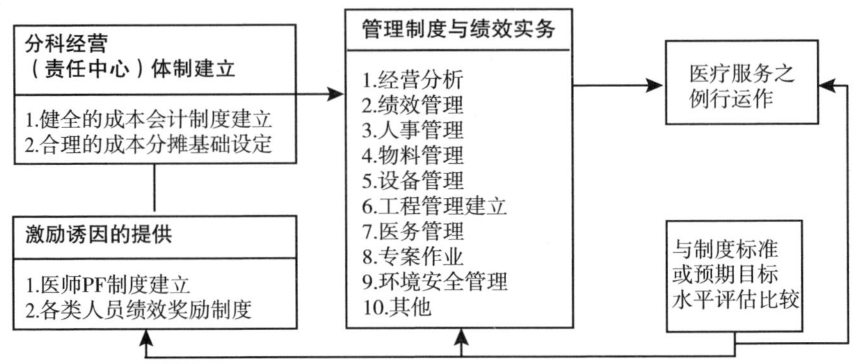

图 2　长庚医院责任经营实务运作关联示意

资料来源：魏庆国、王舜睦：《医疗机构绩效管理》，华杏出版股份有限公司，2009 年第 1 版。

配合营运需要，提供专科别（收益部门）的收入、成本及损益信息。实施分科损益的前提是确定每个科的经营责任，并按照内部拨转制度，制订收入归属原则和成本分摊基准，公正计算出每科的收入和成本。长庚医院的分科除了按专科、亚专科别和按疾病别划分以外，更为了避免科内因“一山不容二虎”造成人才流失，还把重要科别再细分为一科、二科，鼓励正当竞争，提高管理绩效。

长庚医院按照“谁执行，谁收入”的原则把收入归属到各收益中心，即归属到作业执行者，如住院费依签床科别归属该科收入，手术费以实际手术科别为收益归属单位，麻醉费归属麻醉科，检验、检查费归属于实际作业单位。两个以上单位共同执行的收入，则依各单位执行项目收费标准予以拆分或依协商比例拆分。

成本分摊作业一般首先通过信息化的会计账务系统将原始凭证报销汇集到成本库；其次基于公平合理的测量原则，与各部门充分协商，建立各成本项目的成本分摊基础；最后根据各成本中心特点，采取直接分摊法、阶梯分摊法、相互分摊法等成本分摊方法，将各成本中心的成本分摊至收益中心。各专科直接成本如人事费用、计价与不计价医药材、水电等直接汇集至各专科，支援部门成本按照部门特性归入损益科目后，依各项分摊基础，采取阶梯分摊法分摊至各部门，如清洁费以及电力、空调、蒸汽等。护理站成本按照门诊人次、住院床日、手术工时分摊至各收益中心。

专科经营助理负责各科的经营损益分析，主要依据各科收入减去成本计算该科损益，并将本月与上月及上年同期资料进行比较，如有异常，即研究拟定改善对策，每月提报科主任和主管。

（二）分类管理制度

分类管理制度是指在责任中心的架构下，以目标管理为准则，依据专科成本的控制责任，对不同成本项目特性实施管理的一种责任经营制度，目的是激励专科开源和节流，创造专科管理绩效。该制度根据成本的不同控制责任，把成本分为“可控”与“不可控”两类，明确专科责任，借由参与管理及自我控制，增加医师的切身感，减少医院对医疗专业的干涉，赋予专科经营的自主权，增强其成本管控意识。

可控成本是指各专科能够控制、负责且执行的一组成本，比如在人事成本方面，专科可以决定招聘和晋升人员的数量；在变动成本方面，专科可以决定开何种药、开多少药、用多少纱布等；在固定成本方面，专科可以决定杂项购置、消耗品、事务费用、洗缝费用等。不可控成本是指应由院方控制、负责且向各专科分摊费用的一组成本。水费、电费等变动成本，折旧费、修护费、修缮费、空调费、清洁费、医疗事务费、医学教育费、药剂调配费及其他固定成本等，管理费用和研究费用等间接成本，均属于不可控成本，均由医院负担。

考虑到专科可能会为降低成本而做出发展不利的节省，有些可控成本会被认定为不可控成本。例如，以用人来看，主治医师、护理人员、技术人员和其他人员的成本一般划归各专科，而住院医师则划归医院。尽管住院医师理论上应划归专科，但因为其身份特殊，住院医师的招聘以培养主治医师为目的，如果交由专科执行，可能会引发主治医师刻意减少住院医师名额或只招聘“自己人”的弊病，从而对医院的长期经营造成损害，所以住院医师成本由院方承担。在固定成本中的杂项购置方面，针对不同杂项和购置原因，成本归属也不相同。例如，购置原因是“新增部门或原有部门扩充之需”，杂项成本便由医院负担，如果购置是因遗失或损坏，则由专科负担成本。

目标可控成本总额与实际可控成本总额之差就是管理绩效。按照“管理绩效 = 可控制费用（当月医务收入 × 可控费率） - 实际成本（含主治医师薪资）”公式，计算专科管理绩效。可控费率又叫分类管理费率，是专科与医院的拆账比例。如果是正绩效，则在原有主治医师费的基础上，增加管理绩效分摊收入；如果是负绩效，在原有主治医师费的基础上，扣除负管理绩效分摊亏损。医院则不论该科管理绩效的正负，每月提取“1 - 可控费率”的医务收入。

分类管理制度是一种全面建立“下层结构”的分权化改革，其诱因是成本控制与减少浪费，实质上则引导医院从单纯追求成长，转变为规模扩张与成本控制并重。如此一来，各专科对可控成本项目（如不计价药材、杂项购置及事务费用）能有效管制，节省的人员及材料等可控成本可以转变成收入，医院按照可控费率提取收入后，剩余部分若为正绩效，可计入医师费中，由科内员工（主要是医师）共同分享。若为负绩效，科室医师要从原有医师费中“吐回”部分收入，以弥补负绩效，亦即负绩效由科室医师负责。

实施分类管理制度时，必须基于合理化管理精神，准确区分管理绩效是医院的投资效益还是专科经营效益，例如，医院投资更新专科设备带来的效益应该归于医院，因此，专科须定期检讨可控费率，合理反映投资效益及非专科经营所得归属院方和专科的经营所得归属给专科。

五 成本管控制度

成本管控并非指一味地追求成本最小化，长庚医院对其解读为“追求完美、止于至善；当用不省，当省不用”。长庚医院的成本控制已经脱离了简单的成本核算，采用台塑的单元成本分析方法，持续优化成本结构，演变成一套“管理会计”理论下的管理制度。通过作业整理和工作分析，建立作业基准，然后预测并制订各类别的明细“单元成本”标准。再通过报表把作业基准“逐条细化为一张张覆盖医院所有管理活动的表单”。这些报表不仅可记录每项作业对于医院资源的消耗情况，同时记录责任人和责任单位是否履行了责任、履行程度如何等各项基本信息。

幕僚人员首先在医疗开始前就确定各项“标准消耗”，既要能被医疗单位所接受，又要能起到管理与控制作用；其次是在医疗活动完成后，要对“成本差异”逐项进行分析。遇到不合标准之处，系统会自动提醒管理者，管理者可针对“管理异常”深入分析，找到成本超标的关键因素。

（一）单元成本分析

长庚医院的单元成本分析法起源于王永庆在20世纪60年代初期提出的“作业整理”这一概念，并引入管理大师彼得·德鲁克的目标管理方法，同时深受戴明的“全面质量管理”和日本人的“源流分析法”的影响。经过多年实践和改进，逐渐演变为一套带有强烈台塑企业文化色彩的成本管理方法。它从建立标准开始，先把实际与标准进行对比，即可在单位成本统计表中看出成本差异，然后循差异点逐项深入检讨，达到成本改善的目的。

单元成本分析从单位成本出发，层层向下追溯产品成本结构的构成要素。由于从科室的损益表无法看出该科发生成本的实际情况，因此必须深入单元成本分析，才有办法明确各项成本结构。成本分析可分为六项，具体范例如表 1 所示。

表 1　耳鼻喉鼻黏膜下中隔矫正术单元成本分析范例

单位：元

<table>
<tr><td rowspan="8">用人费用</td><td colspan="2">人员类别</td><td>人数</td><td>月薪资</td><td>耗用时间</td><td>成本总计</td></tr>
<tr><td colspan="2">主治医师</td><td>1</td><td>180000</td><td>20 分</td><td>755.56①</td></tr>
<tr><td colspan="2">住院医师</td><td>1</td><td>60000</td><td>60 分</td><td>565.52</td></tr>
<tr><td colspan="2">护理人员</td><td>1</td><td>30000</td><td>60 分</td><td>282.76</td></tr>
<tr><td colspan="2">医技人员</td><td>1</td><td>35000</td><td>10 分</td><td>54.98</td></tr>
<tr><td colspan="2">行政人员</td><td>2</td><td>25000</td><td>10 分</td><td>78.54</td></tr>
<tr><td colspan="2">其他人员</td><td>2</td><td>20000</td><td>10 分</td><td>62.84</td></tr>
<tr><td colspan="2">小计</td><td>—</td><td>—</td><td>—</td><td>1800.20</td></tr>
<tr><td rowspan="13">不计价卫药材成本</td><td colspan="2">项目</td><td>单位</td><td>单价</td><td>用量</td><td>成本总计</td></tr>
<tr><td colspan="2">1. 鼻棉</td><td>包</td><td>3.15</td><td>2</td><td>6.30</td></tr>
<tr><td colspan="2">2. 可卡因</td><td>瓶</td><td>63.00</td><td>1</td><td>63.50</td></tr>
<tr><td colspan="2">3. 2% 塞罗卡因 E</td><td>瓶</td><td>55.00</td><td>1</td><td>55.00</td></tr>
<tr><td colspan="2">4. 2×2 纱布</td><td>包</td><td>17.00</td><td>2</td><td>34.00</td></tr>
<tr><td colspan="2">5. 酒精纱布</td><td>块</td><td>17.00</td><td>4</td><td>68.00</td></tr>
<tr><td colspan="2">6. 抽吸管</td><td>条</td><td>55.00</td><td>1</td><td>55.00</td></tr>
<tr><td colspan="2">7. Furacin 纱条</td><td>条</td><td>1.00</td><td>10</td><td>10.00</td></tr>
<tr><td colspan="2">8. 大手术包</td><td>包</td><td>200.00</td><td>1</td><td>200.00</td></tr>
<tr><td colspan="2">9. 大手术衣</td><td>包</td><td>180.00</td><td>1</td><td>180.00</td></tr>
<tr><td colspan="2">10. 手套</td><td>副</td><td>4.50</td><td>4</td><td>18.00</td></tr>
<tr><td colspan="2">11. 小手术包</td><td>包</td><td>50.00</td><td>1</td><td>50.00</td></tr>
<tr><td colspan="2">小计</td><td>—</td><td>—</td><td>—</td><td>739.80</td></tr>
<tr><td rowspan="6">设备费用</td><td colspan="2">项目
房屋折旧(平方米)</td><td>取得成本
60(平方米)</td><td>月折旧金额
2115.60</td><td>使用时间
60 分</td><td>成本总计
11.75②</td></tr>
<tr><td rowspan="2">设备折旧</td><td>吸引器</td><td>17000</td><td>472.00</td><td>60 分</td><td>2.62</td></tr>
<tr><td>小计</td><td>—</td><td>—</td><td>—</td><td>2.62</td></tr>
<tr><td rowspan="2">维修费用</td><td>吸引器</td><td>17000</td><td>340.00</td><td>60 分</td><td>1.90</td></tr>
<tr><td>小计</td><td>—</td><td>—</td><td>—</td><td>1.90</td></tr>
</table>

续表

合　计	2556. 27
作业费用(14. 92%)	381. 40
行政管理费用(5. 00%)	127. 81
教学研究费用(5. 00%)	127. 81
成本总计	3193. 29

注：①用人费用 = 月薪资 ×1. 36（耗用时间/每月工时），主治医师用人费用 = 180000 ×1. 36 ×20 分/（22. 5 天 ×8 小时 ×60 分 ×60% 负荷率）=755. 56 元。

②折旧费用 = 月折旧金额 ×（使用时间/每月可使用时间），房屋折旧费用 = 2115. 60 ×60 分/（22. 5 天 ×8 小时 ×60 分）=11. 75 元。

其他人员指患者输送执行人员等。医师时间是从术前至术后的时间。护理人员时间是从术前准备至术后护理的时间。

资料来源：庄逸洲、黄崇折《财务、研究、品质暨设施管理》，医务管理系列丛书，华杏出版股份有限公司，2005。

1. 用人成本

指直接参与该项手术、处置、检查、检验等医疗活动相关人员的薪资成本。长庚医院的人力资源发展部每年 7 月底前核算主治医师、住院医师、护理人员、医技人员、行政人员、其他人员等的月均用人费用，提供给医务管理部、经营管理总组及院区经营管理组等各机能部组，作为计算用人成本的依据。

2. 不计价卫药材成本

医疗资讯管理部每年定期统计平均采购或进货成本（择一采用），提供给医务管理部、经营管理总组及院区经营管理组等各机能部组，作为计算不计价卫药材成本依据。计算时，用实际耗用量乘以单价即可，但向病患收费的计价卫药材不可列入。

3. 设备费用

包括房屋及医疗仪器设备的折旧及维护费用，以每人次使用的时间及其取得的成本计算。房屋及设备取得成本包括购买价格或建造价格，以及使其达到可供使用状态前的合理及必要支出在内，折旧费用

以每月执行件数分摊计算为原则，但多个收费项目共用的设备或该项设备动用率高者，仪器设备折旧可依实际执行时间计算。

4. 作业费用

包括事务费用、医疗事务费、空调费、清洁费、水电费、蒸汽费、气休费、杂项购置、医疗行政费、护理行政费等，按该成本中心作业费用占总成本的比例计算每次耗用的作业费用。

5. 行政管理费

会计、人事、企划等部门的成本，一般按医务总成本的5%计算。

6. 教学研究及社会服务费用

医院具有教学研究及社会服务的责任，此部分成本将使收入减少，为持续营运，须向病患收取，一般按医务总成本的5%计算。

（二）成本分析与改善流程

医院成本分析与改善的过程，是按照作业整理结果设定作业规范，有了标准作业规范后设定目标成本（标准成本），再执行成本控制，将实际成本与目标成本做比较，若有差异则做异常追踪改善，进而达到提高医院作业效率与效益、降低作业成本的目的。长庚医院全院实行信息化，由电脑网络管理系统实现成本目标值设定、差异分析、成本稽核和跟催等作业，明确责任归属，杜绝人为延误，提高医院作业的效率与效益，达到降低作业成本的目的。

1. 标准成本的设定

医院成本控制按照单元成本分析的精神，要求每个科室都要对人员经费、材料消耗、管理费用做出详细的预算，并呈报给院方批准执行。以“中医住院护理服务成本分析”为例，标准成本的设定如下：首先按照作业整理方法，并咨询中医临床护理师及护理主管，订立中医住院护理常规，设计中医住院护理项目及工作内容；采取时间动作分析方法，以码表实际测量每项“中医住院病患护理活动项目”时间，设定中医住院护理活动工时，收集分析并计算出患者每日所需护理项目及护理时数；再参考护理人员月均薪资换算护理人员的平均时薪，将中医病房所有住院病患平均每日所需护理活动频率乘以每项护理活动执行的标准工时，再除以总住院日数，计算各班次每位病患所需的护理工时，换算护理时数，再乘以每天每位住院患者所需的护理时数，最后求得每位病患每班所需的护理费。①

长庚医院依据三方面作为成本目标值预算的参考值：一是理论根据，如水电用量，可根据科学理论求得；二是同业中先进医院的实绩；三是本医院历史最佳实绩或近几年的平均数。现阶段的长庚医院因绝大部分作业的目标成本都已按照上述方法算出，并经过多年的实践改善，其成本逐年降低。基于此，常规作业已不再进行时间动作分析，改采上年度成本值或往年平均值作为成本管控的标准值。

长庚医院每年 10～12 月开始编制下一年度的目标预算。各成本中心参考最近一年的费用明细，依成本管控项目及目标费用设定基准原则，填报"经费预算表"、"用人费用拟定预算表"及"设备折旧费用拟定预算表"，拟定各成本专案目标。

2. 成本差异分析与改善流程

图 3 为长庚医院针对收益中心和非收益中心分别制订的成本管理作业具体流程。单元成本分析之后，以目标成本值设定管制基准，每月由电脑作业对各项成本的实际值与目标值做比较，填写"部门费用管制差异分析表"，超出管制基准者列印"成本差异反映单"，供费用发生部门深入了解差异原因，然后加以检讨改善。如确属异常，经单位主管核实，需要深入分析查报者，应查明相关原因并填报"成本差异报告单"，最后再拟定改善对策呈主管核准后据以执行。

① 钟蕙如、林淑琼、李秀茹、林宜信：《中医住院护理服务成本分析之研究》，《中医药管理杂志》2009 年第 10 期。

改善后因目标成本发生变化，则列印“目标修订通知单”，参照新的目标成本执行。倘若发生重大异常案件或需要专案办理者，就另填“专案改善提报表”，呈核后依限期加以执行，其结果应填“专案改善执行报告表”，列入各月经营报表，并检讨、修正目标。成本管控是院区经营管理组会同各成本中心共同进行，并由电脑控管，将所有改善方案的期限、负责人员输入电脑，编立案号，以使计划确实执行。

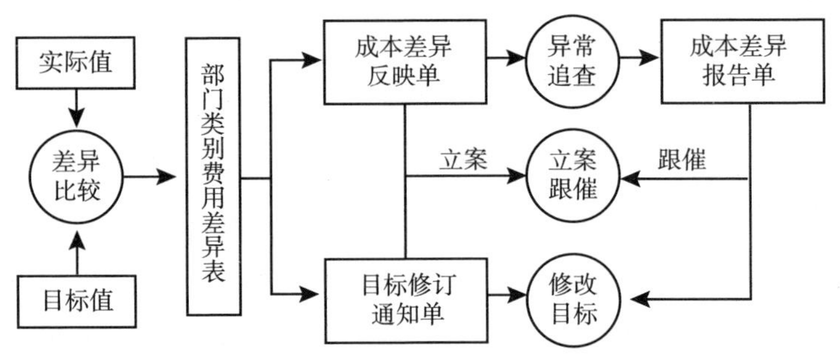

图 3　成本管理作业关联示意

3. 立销案及逾期催办作业

对立案的“成本差异反映单”“成本差异报告单”“目标修订通知单”“成本管理稽核明细表”，预定完成日为出表日后的 14 天。如按期完成，财管部、各院区管理部及经营管理组在“立（销）案资料输入”中进行销案。如逾预定完成日尚未结案，则由各院区管理部每月列印“成本管理催办单”送各部门处理。经呈准需要修订“预定完成日”者，于“立（销）案资料输入”中更改。催办次数第二次以上者，则由财管部以“催办单”跟催。

六　持续性品质改善

（一）长庚医院的品质管理理念

提升医疗品质，必须先对每一项医疗服务目标品质设定一个标准

（平均值）、一个允许范围（标准差），如此才能在执行中找到不合标准的异常改善，改善后再设定一个新的标准（平均值）、一个允许范围（标准差），最后再找出不合标准的异常去改善，如此周而复始，不断地提升医疗品质，达到成本控制的目的。因此，针对“品质管理”，长庚医院的执行理念有三：一是利用平均值设定标准，二是利用差异性管制稳定流程，三是针对差异原因不断地改善，并优化标准。由于不断追求品质的提升，长庚医院的各项品质管理指标都居台湾各大医院领先地位。

长庚医院医疗品质管理传达的一个最重要的观念是，每个分院、每个委员会（包括决策委员会所属的各委员会和各院区相关委员会）、每个部门（包括各临床专科、医技部门、护理部门与行政部门）以及每个员工，都是推动品质管理的一分子，医疗品质提升活动是“全院运动”，而不是仅属于某一部门或品管人员的工作。

为使资源得到善用，达到“整合”与“协调”之效，整个长庚体系与医疗品质相关的制度规划，主要由行政中心统筹负责。院区管理部负责统筹各院区品管的推动与执行，肩负着全院区品管的重责大任，管理部组长必须定期向院区院长报告品管结果。另外，长庚医院设立医疗品质审议委员会，全力推动“全院性品质促进计划”，有系统、有步骤、有方法、有组织地提升整个医院的医疗服务水准与品质。

（二）品质管理运作程式

长庚医院在推动品质管理作业时，首先建立了作业标准，向相关作业人员进行宣传或提供教育训练。其次，各部门依发展愿景设定品质管制指标、评价目标值及品质监测方案，分析评价品质监控的变数与目标值间的差异，检讨改善执行未臻理想的事项，重新检视组织结构、作业标准；若有不足、不当或水准已提高，则应同步修订作业标准或结构、指标及评价目标值，并指定负责人追踪改善后的执行成效。最后，品质监测结果包括指标值、目标值、实际值、采取行动及现状问题解决情形，并逐一做成记录呈报存档（见图4）。

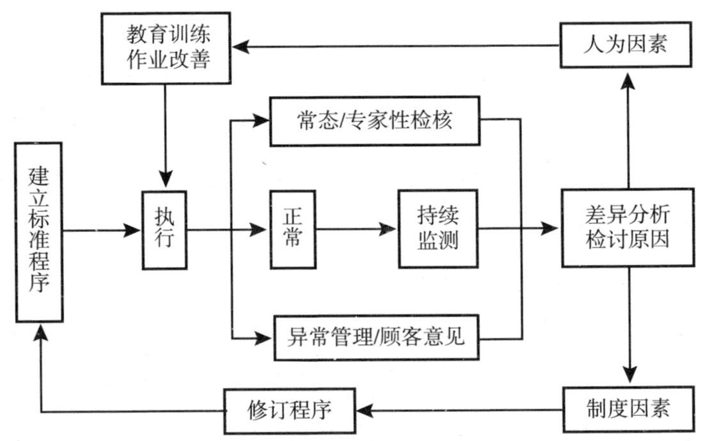

图4　长庚医院品质管理运作程序

1. 医疗品质指标设定

长庚医院遵循常见评比项目以及主管机关要求的品质管理监测指标，也有依据本院及各部、科经营管理需要，以自我考核品质提升为目的，消除因异常事件而制订的内在指标。各部科或委员会拟设定品质指标时，应填妥“指标设定表”，经主任（主席）核签提报院区医疗品质审议委员会审议，并经管理部初核，呈报行政中心核定后，纳入医疗品质指标系统。

2. 目标值设定

目标值，即管制基准，一般按照比例计量或次数计量。比例计量用以测量品质可被接受的比例，如“门诊手术患者等候手术超过2小时的比例≤20%”；次数计量用以了解与品质相关因素的尺度，如“门诊处方签调剂错误件数≤0”。对重要事件、指标事件发生直接及间接影响病患生命或安全者，目标值应设定为“0”。对间接影响患者服务品质的指标，由行政中心（属各院区一致性共通指标的目标值）或院区及单位（属院区及单位专业目标值）参考医护专业近 5 年文献观点或院区前一年度实际值设定次年度目标值，设定原则如下：①已达目标值者，应以前一年度实际值与医护专业近 5 年文献的观点相比较，取最优值作为设定原则；②若当年度未达到目标值，则下一年度应沿用前一年所设定的目标值。

3. 建立责任中心

依据各指标性质，呈现重点异常责任单位，向下细拆分到最基层专科，如"14 天再入院率""手术伤口感染率"等拆分至专科别，"院内感染率""48 小时重返加护病房率"拆分至病房别。无法再细拆分的指标则由责任中心负责，例如，"72 小时重返急诊"的责任中心是急诊医学科。

4. 品质监控

对于常规作业，视作业性质及重要性拟定周期性的品管监控计划。对突发事件，或该项指标持续 3 个月未达目标值，则拟定专项性品管监控计划。行政中心于每年 12 月底会提报院区监控及检核计划，院区管理部除了行政中心拟定的必要检核项目外，应再依院区特性及负责范围，拟订院区自主监控与检核计划，于每年 12 月底前提交下一年度品管监控及检核计划呈报行政中心。而医疗品质审议委员会、相关医务委员会、部科及执行部门，应于每年年底前提交下一年度品管监控及检核计划呈报给院区管理部门，以应对医疗环境变化及保障现场品质。

对于超出管制基准的指标即异常事件，由电脑自动稽核，如发现异常，电脑系统自动立案，并自动用电子邮件通知负责部门主管，告知异常指标、月份、实际值、基准值、案号及应回复日，部门主管需在"指标异常说明表"中输入原因分析及改善措施。

各院区及部门于异常发生后，应深入检讨、分析原因、研拟具体改善措施及追踪成效，并于时效内完成口头及书面提报。行政中心接获异常信息时应主动了解、协助处理，并检讨改善及后续检核追踪。对异常或意见反映发现的重大异常事件，应视异常发生的原因、所造成影响及损害程度，对责任人员依“人事管理规则”施予惩处。

院区各月指标异常案件的销案，由院区品质管理人员在医疗品质审议委员会主席核签完成的异常说明表内输入结案日期。院区连续两个月异常的案件销案须呈院区院长核阅，由院区品管人员依据核签完成的异常说明表输入结案日期。院区连续3个月异常的案件销案应呈送至行政中心，由行政中心依据核签完成的异常说明表输入结案日期。案件销案逾期时，应以电子邮件跟催部门主管。

（三）持续性品质改善

持续性品质改善是指不断选择改善主题，采取各种管理改善工具，切实做到各项作业流程的合理化，在提升医疗品质的同时，也注重降低成本。基本作业程序如下。

（1）依重要或优先程度选定改善议题。

（2）视主题涉及范围及影响层面邀组团队成员。

（3）确定主题属性，厘清改善议题的现状与希望达到的结果，考量改善的重点方向。

（4）衡酌主题属性与改善方向，决定改善进行时主要应用的工具。

（5）按各使用工具步骤选用相关方法，必要时可另结合其他辅助改善工具。

多年来，长庚医院坚持推行品管活动，陆续采用了诸如全面品质管理及依据“全面品质管理”理念的各项品质管理技术与工具，包括品质改善小组、品管圈、根本原因分析法、医疗失效模式与效应分析、提案制度小组、5S（整理、整顿、清扫、清洁、教养）等。这些方法不断地被引进到各个分院，提高了全医院的医疗与服务品质，节省了成本，提高了行政效率，并在无形中树立了良好形象。比如，长庚医院从 1988 年起参照台塑企业品管圈制度开始实施品管圈管理活动，辅以奖励措施，强调员工自主管理、改善创新，而不仅是要求员工完成既定任务。长庚医院的品管圈活动按照“目标管理循环”的相关内容实施，根据不同品质改善类型采取组圈、教育训练、圈活动暨成果发表、奖励措施。

七 绩效评核制度

良好的制度设计对激励员工的意愿及态度，使员工愿意尽其所能努力工作以达成机构目标非常重要。在“切身感”理念的指导下，长庚医院创院之初即沿袭了台塑企业的绩效评核制度，根据不同部门和不同职位的作业特点，依据目标管理的基本精神设计了医院各类员工的绩效奖励制度，合理区分个人和医院的责任，使员工在开始工作前即可清楚了解到“自己能拿到多少钱”。这种“先算后做”的做法使医院能“相对准确地估算员工的贡献度”，有效地激发员工的工作积极性。这种制度的推行在医院内营造了一种良好氛围，所有人根据各自制定的目标享有各自的权利，然后再善尽各自的责任，并获取各自应得的报酬。

（一）医师绩效评核与奖励制度

长庚医院首开台湾先例，借鉴美国的医师费与医院费分立制度，并结合台湾医疗体制的实际情况，设定完全变动薪的医师费制度。医师与医院为合伙关系，医疗收入以拆账方式分给医师与医院。医师费为医师劳务所得，不负担经营风险；医院费为医院经营成本回收及风险负担或回馈。这种思想体现了用以激发员工“切身感”的效益分享精神，使长庚医院吸引了大批优秀医学人才。

1. 医师费设计基本理念

长庚医院推行医师费制度的基本理念，是依据医师执业的专业性、独立性、主导性与责任性，以医师在执行各项诊断、治疗、处置、手术、检查、检验的工作所投入资源、心力及技术的贡献程度，即以医师技术能力与辛劳付出程度为基准，再参考市场行情（保险支付标准）与医院政策等因素制订医师费提拔比例。“医师费”是不管医院经营绩效如何，主治医师在提供每项医疗服务后，均由医院拨付事先订立的比例金额作为主治医师的酬劳，如门诊、手术、检查检验等。

2. 医师费提拔原则

医师费提拔原则是按照医师投注心力、时间与贡献度的大小，一般是按照手术（含麻醉）项目、医师亲自操作、医师亲自判读、医师虽非亲自参与但有间接贡献的顺序，设计医疗服务项目的医师费提拔比例。医师费提拔比例不是固定的，根据医疗市场行情、医保给付政策、医院整体发展及平衡专科医师收入等因素做相应调整，如对于持续或阶段性鼓励发展的项目，特别核给一定比例医师费或者阶段性提高医师费率，以资鼓励。

3. 医师费提拔比例的 RBRVS 校正

以医疗收费的某一比例为订立标准，因要充分反映医疗成本，故使用昂贵仪器设备的检查或治疗项目收费较高，医师因此得到较高的医师费，实际上并不一定是医师付出较多，而可能与医疗仪器的资本支出较多有关；而一些需要靠医师累积知识经验去做的判断性、评价性项目的收费较低，若直接设定比例分配医师费，就会造成技术水平高而设备费低者的医师费分配偏低，影响医师操作该服务项目的意愿。“对医师投入的人力资源成本未能充分反映”这种不合理情况，促使长庚医院逐科推动实施以资源为基础的相对值表

（RBRVS），作为医师"服务收入"金额的重新评估计算依据。对一些依靠设备科室如放射诊断科、核子医学科等，先以 RBRVS 校正个别医疗项目中医师投入资源的技术收入，再实施重分配制度。

4. 医师费重分配制度

长庚医院为实现教学、研究与服务方面的不断进步，医师除了医疗服务，还必须投入相当多的精力在教学研究上。因此，所提拔的医师费并不直接归入医师个人的薪资账户，而是归属到以群体执业为中心的临床专科层级，再实行科内重新分配给每位主治医师。重分配的理念有三：兼顾服务、教学与研究，发扬群体合作的团队精神，尊师与敬重前辈的伦理价值。基于这三个理念，考量主治医师的"年资"、"服务收入"与"教学、研究与行政"三项因素，使科内各医师在这三方面的表现以相对积分的方式（年资积分、收入积分、科内积分）来表示，并将执业收入依三种积分按比例重新分配，建立"三三三制"重分配制度。

另外为保障医师的基本生活水准和维持推动进修研究的动力，提升医师对医院的忠诚度，搭配设定的最低保障及最高限额。保障薪制度是为了照顾医师基本生活收入，以及一些不适合衡量绩效的特殊专科（如精神科）或医师进修学习等，如新晋升主治医师的医师费未达基本保障额度者，则补足到保障金额。最高限额是考虑到医师可能会为迅速提升自己绩效，无限制诊治患者，过度使用医疗资源，增加不必要的检查等而设立的，亦即当分配的医师费超过限额时，超出部分依超限分配率计算，将超限未分配的金额单独拨出成立基金，作为医师出国进修等补助之用。

并非所有的诊疗收入都参与重分配，一些特殊的诊疗收入，如正常门诊时间之外的门诊、手术、麻醉等诊疗费和其他经呈报核准项目的医师费不用参与科分配。

长庚医院每位医师创造医疗收入后，按照医师费提成比例（特

定专科经过 RBRVS 校正）提拔后作为分配前诊疗收入，归属到以群体执业为中心的临床专科，经过年资、收入和科内三项积分的科内重新分配给每位主治医师后，再加上每位主治医师不参与重分配的其他诊疗收入，若有超过上限金额标准的部分，则乘以上超限分配率后回归给医师，最后再加上不受上限的医疗收入，就是单个主治医师实得的收入（见图 5）。

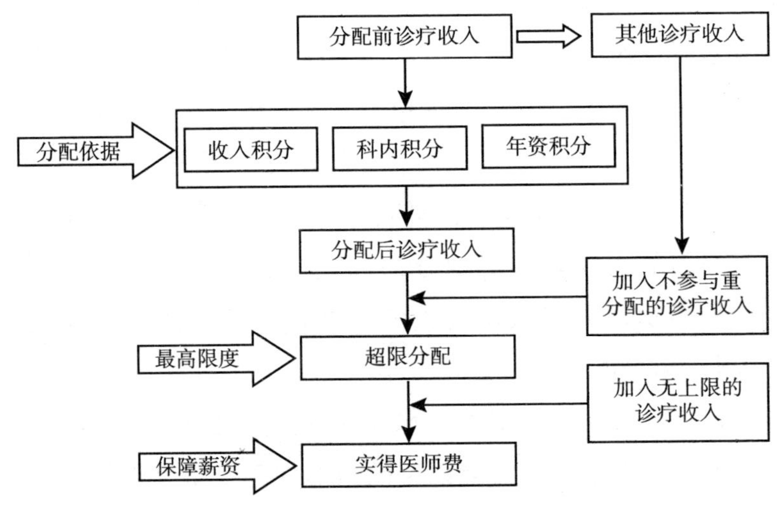

图 5　长庚医院医师费重分配流程

（二）非医师人员绩效评核与奖励制度

课长级及以下人员，根据不同作业性质设立评核指标和绩效基准，依个人业绩核发效率奖金，课长级以上人员则主要依据整体经营业绩，核发经营津贴和主管特别酬劳金。绩效评核与奖励制度分为定量评核、定期主管评核和年终评核。

1. 定量评核

（1）选定绩效评核项目

采取台塑企业的作业整理法，调查现阶段各类作业的品质、流程或效率等，以及预期可能会发生的影响绩效的问题、最易产生工作绩效的方面，同时考虑日后评核的难易度加以设定绩效评核项目。对医技、护理、工务等单位而言，绩效部分大致包括服务量、品质和成本等指标；对于共同事务幕僚如医事、会计等，除自身常规性工作内容，一般还要着重依据其处理事务的效率和正确率进行评核；对于专业管理幕僚，长庚医院依据其完成专案管理的数量、品质和时效进行评核。

（2）设定绩效评核薪资比重

为使员工有切身感，长庚医院将员工的部分固定薪或全部固定薪转换为变动薪，即绩效奖金。各部门根据医疗服务特性，一般有全薪评核和津贴评核两种方式。全薪评核是将员工每月全部薪资所得，都转换成以“变动薪”的方式计算支付给员工每月的工作酬劳，适用于可自行开拓新的服务项目与第一线临床专科。津贴评核是指除本薪以外，将员工薪资的一部分，比如各式各样的津贴，转换成以变动薪，依工作量或业绩的多寡，核算为“绩效奖金”后拨发给员工，适用于第二线专科或非利润中心的单位。

（3）绩效奖金计算与分配

基于对各单位的作业情况、员工需求及机构目标的评估，长庚医院主要按单价制、费率制和负荷制三种计算方式计算绩效奖金，目前使用最多的是单价制和费率制。由于负荷制基本上是把出勤工时作为计算基础，但基于相同出勤时间工作负荷不一定相同，因此现在多不使用负荷制。

医疗活动是团队性较强的工作，大部分科室实施团体绩效评核，即先计算团体的绩效奖金总数，再依事先所设定的奖金分配方式，分配至员工个人。常用的奖金分配方式，包括个人产值、平均分配、出勤工时、职务评点、个人考核结果或上述几项分别给以权重的混合制等。必须特别注意的是，为保证分配的公平性，有些费用应先行分给个人有不同努力或付出的部分，例如，组长由于担任管理责任，就要先支付组长津贴。

（4）绩效评核与奖励制度的修订

部门组织职能变更或业务内容变动时，或工作方法变更、作业流程改变、医疗仪器设备功能更新时，绩效评估方法应相应改变，以免与现实产生重大的脱节；政策或人为的支付或收费价格的调整，如医保给付标准、医疗收费标准或医疗服务的成本等有所调整、变动或变更时，因价差而造成的绩效奖金增加或减少时，如果并非员工努力或懒惰等原因，那么医院有必要加以修正，以免造成不公平现象；部门绩效连续三个月成长（或衰退），超出部门业务量变化基准的150%或未达50%时，即原本所设定的绩效奖励标准可能有错误或不公平，应仔细分析发生原因，必要时针对绩效奖励办法加以检讨与校正；另外一些特殊情况，如人力市场价格变动、法定工时变动时，也要修订部门绩效评核与奖励制度。

2. 定期主管评核

（1）部处长级及以上人员

长庚医院部处长级及以上人员，按其职责范围内的整体绩效，由其上级主管综合考核评定，核发经营津贴。评核指标在其可控职责范围，强调进步率、创新与专案工作能力等。先由受评人申报“年度工作目标”的阶段目标达成情况及工作绩效重点，再由其主管评核得分及填写“主管评语”，并与受评人沟通说明评核依据，再由受评人签名认可。

（2）课长级及以下人员

课长级及以下人员，采取以“计件方式”为基础的主管评核制度。部门主管平时对其部属的服务态度、作业时效、工作品质、工作执行（协调）、安全卫生等项目进行评核（基层主管人员还包括计划能力、领导能力），以80分为基础分，随时根据部署工作表现，于“平时工作评核记录表”内予以加减分，并注明加减分的理由，再于次月5日前就全月所记录内容向受评人说明，并提供改进意见或嘉勉，列为绩效奖金的评核依据。对于绩效出现较大异常的部属，在安排说明及提供改进意见后，填写“人员工作考核辅导记录表”，经受评人签认列入追踪改善计划。

3. 年终考核

部处长级以上人员按其职责范围内取得的整体绩效，综合考核评定。课长级及以下人员年终考核包括工作考核积分、考勤积分、奖惩积分和案件处理时效积分四项综合评价。年终考核成绩中工作考核成绩为 80 分，考勤成绩为 20 分。奖惩积分依从业人员全年度奖惩记录，按规定标准加减考核成绩。案件处理时效积分是依从业人员各项案件处理时效情形，按月计算其提前或逾期日数，并按规定标准加减考核成绩。

年终考绩未达标准者予以检讨提报。每年年终考核作业后，于次年 1 月列印一张“考绩异常人员检讨处理提报表”，然后分送各部处（临床专科由驻院区经营组负责）进行检讨，经院区管理部、院长核签，再送行政中心人力资源发展部，汇总呈行政中心主任（或执行长）核定。单位主管每季与上年度考绩异常人员会谈辅导，并提供改善或嘉勉意见，填报“人员工作考核辅导记录表”，呈部处长级主管核决。

八　启发与应用

（一）“企业式”经营，提高医院营运效率

虽然医院是以服务病患为目的，不同于一般企业以追求利润最大化为目标，但医院若不重视经营管理，缺乏营运定位及成本控制观念，就没有合理适量的绩效与收益，则将无法永续经营。在医疗人才、设施、技术等面临约束的当前，借鉴现代企业的管理理念和方

式，实行“企业式”经营对于医院的持续发展和赢得竞争优势越来越重要。长庚医院引入台塑企业的管理模式，结合医疗事业特点，形成了一套独特的医院管理模式，成为国际上知名的标杆医院。

医院“企业式”经营不是把医院变成企业，也不是简单照搬企业经营的一套办法，而是从实际出发，将企业经营中一些适合医院经营的原则和理念，进行合理的移植。这并不是改变医院性质，而是以经营企业的模式来经营管理医院，采用企业中广泛运用的科学管理方法来统筹医院各项活动和资源，提高营运效率，降低成本，取得更大的社会效益与经济效益，实现持续经营和优质服务病患的双重目标。

（二）“医管分工合治”，形成专业合力

医院是由医疗专业部门和管理部门结合而成，两者互动关系非常复杂。一直以来，医疗专业人员执行医院中的主要功能，管理人员扮演协助医护人员的角色。但随着医疗产业内外环境的大幅变迁，只有医疗专业管理和科学精细管理的两方保持平衡，医院才能持续高效发展。因此，针对医疗技术精益求精的专业技术管理与针对流程改善、成本管控、合理化经营的科学精细化管理，应在医院中并存，即“医管分工合治”。

长庚医院逐步培育和打造医院专业管理团队，把医院的医疗业务、学术活动与医院的行政管理、经营管理分开，临床诊疗、医学科研、临床教学等医疗专业业务，均由医疗专家团队即各委员会负责管理，而财务、人事、后勤等方面的行政管理和经营管理，则由专职的经营管理团队负责运作。[①] 这样，医院可在一定程度上让医疗专家有

① 王琼、蒲川：《推动我国医院院长职业化进程——国外医院职业化管理模式对我国的启示》，《中国卫生事业管理》2009 年第 10 期。

更多时间和精力投入提高医疗专业水准工作，同时又有助于提高医院的管理效率和经营能力。

为避免组织的官僚化，提高沟通效率，降低成本，推动医院健康、可持续发展，长庚医院决策实行集体作业，设立最高决策委员会，由医院专家和行政中心领导组成，负责制定医院发展战略、财务审计和内部控制及重大事件的裁决处理。该委员会位居行政中心各类功能性委员会和院长之上，对医院董事会负责。由行政管理部门与各分委员会提出的议案，经决策委员会审议认定后形成政策制度，由各职能部门负责具体落实。

（三）管理制度化，制度表单化，表单电脑化

管理制度化、制度表单化与表单电脑化既是台塑企业合理化管理经验的浓缩，也是长庚医院获取竞争优势的法宝。长庚医院不是靠人管理，而是靠制度管理。医院要识别、诊断、消除各种异常，推行管理合理化、精细化，就必须建立一套严密的管理制度，这是实施精细化管理的基本前提。

长庚医院建立时，在内无规章制度和外无经验可资借鉴的情况下，王永庆指派成立“五人工作小组”，检讨医院营运问题，引进企业经营理论与经验，逐步建立长庚医院管理体系。在引进台塑企业各项专业管理制度后，长庚医院又结合医疗服务行业的特点，组织专业管理幕僚开展作业整理，对一系列繁杂作业进行深入分析和检讨，逐步建立了医院的目标管理制度、预算管理制度、绩效评核制度、各种经营报告制度、专科经营助理制度、医师费制度、分科经营制度，以及涵盖医疗、医事、总务、财务、人事、一般材料和医药、工程与设备养护七大管理机能在内的一套经营制度体系。为了能有效又简单地实施管理制度，长庚医院行政中心持续推进制度表单化，把制度的实施部门、解决问题、推行步骤、评价标准等内容都纳入表单，拟订制

度编码，分类分级编号，并通过电脑系统实现全面无纸化，即表单电脑化。

（四）个人利益与企业利益相结合的切身感管理

王永庆的经营哲学可总结为一个朴实的道理，即“切身感”，至今仍是台塑企业的最高管理法则。“切身感”，本意指的是一个人对利益攸关之事所做出的有意识反应。王永庆认为，人性都是自私的，只有对自己的事业有“切身感”，才会下苦心去经营。一个企业的管理制度如果设计合理，久而久之就会达成“员工为企业工作就像为自己工作一样努力”这样一种境界。他认为，“切身感”是一种更高层次的“心灵沟通”。如果管理过程讲究合理化，那么员工必定会“心往一处想，劲往一处使”；而且做得越合理，员工的“切身感”也就越强烈。只要员工按照分工标准履行了各自的责任，那么就应该给予相应的报酬和奖励。长庚医院责任经营制度之所以能长期有效地运作，关键在于员工切实地负起了经营责任，充分享受到了经营绩效提升后的成果。唯有实施这种基于效益分享的绩效评核激励机制，才能在最大范围内激发出全体人员的责任感，即增强“切身感”。

（五）融责任在内的目标管理

目标管理思想是医院经营的总体责任被层层向下分解，将责任融入目标管理。以医院成本中心为例，按照责任原则，长庚医院将医疗服务项目成本分为可控与不可控两部分，并将成本中心所能控制的成本按照“横向到边，纵向到底”的原则一一列出，包括服务量、品质、人事、能耗等内容，然后针对每一项运用单元成本分析法，对构成的要因深入分析后，再据以设定标准成本。在医疗品质监控方面，长庚医院依据各品质管理指标订立责任中心，并依据各指标性质呈现重点异常责任单位，向下细拆分到最基层专科或病房。如果所有单位和个人都能实现各自的分目标，那么医院的整体目标也就能够顺利实现。

目标体系确定后，就是考虑如何控制目标的执行过程，以及对执行的结果实施合理的绩效评核，以便为最终的“论功行赏”环节提供事实依据。长庚医院不是为预算而预算，而是推行“寓预算于目标管理”，亦即“按照目标达成的方案编制预算”，强调把预算与目标的执行方案紧密结合起来。也就是说，每个员工不仅要积极制订各自的工作目标，更要同步制订达成各自目标的具体方案，以便后续的目标管理活动能够真正落实。

目标达成方案的内容通常比较具体，可分解为多个“细微项目”，而且尽可能用数据或图表直接表现出来，然后再据以编制预算。目标达成方案和每个月实际产生原物料和水电等资料，全部输入电脑，经会计人员整理为单位成本报表，上级便可看出预算执行情况，如有问题，即进一步追查原因。经营者通过目标及其达成情况，即可对全体员工（包括经营者在内）进行管理并评核绩效。

（六）注重异常的检讨改善

制度化管理往往会使整个单位产生僵化思想，一切按制度办理，如果出现突发状况，现有制度又没有相关规定，或者有比既定制度更有效的方式，就会无法及时处理，从而影响创新性，不利于培养及时反应能力。为了避免这种情况，长庚医院以合理化为目标，在制度化管理原则下，辅以基于异常管理的持续性检讨改善，及时发现问题源头，提高应变能力和创新能力。

异常管理制度是长庚医院能够精益求精、做到止于至善的关键。对长庚医院来说，在“医管分工合治”的组织结构下，幕僚管理人员负责异常管理，解决异常事件后，制定相关流程制度，将此形成常规事件，常规事件根据相应的规章制度例行处置。幕僚管理人员只关注异常，面对未曾预料到的异常，采取超出现有的知识集合和惯例集合进行调适，不断地检讨改善，搜寻新的问题解决办法，逐步使各项活动达到合理化。

（七）管理中心务求信息化

为谋求持续经营，长庚医院始终坚持以信息化作为推动发展的基本工具，彻底实现了各项医疗事务的线上作业与线上管理。建院一开始，长庚医院先从会计、采购、资材着手，进而将挂号、诊疗、病历、检验、药剂等作业电脑化，再发展为无纸化电子医院，现在已经实现全面电脑化。电子信息系统是支持医疗、行政等各项作业的基础，是将长庚管理模式应用于实际工作的基本工具。HIS、CIS、PACS、LIS 等仅仅是资料获取系统，仅有它们还不能被视为电脑化。信息化是各项系统有机联系和稽核的实现，对医疗、教学、科研和行政管理起辅助决策作用。

由长庚医院行政中心资讯管理部在深入了解医院医疗管理需求的基础上，以各类表单为基础，长庚医院自行开发各类软体系统。原来台塑企业 ERP 生产、营业、人事、资材、工程和财务六大管理机能被引入医院后，演变为医疗、医事、总务、财务、人事、一般材料和医药、工程与设备养护七大管理机能，形成医院资源计划系统（HRP）。其运行原则如下：一是所有资料从源头一次输入，多次传输使用；二是各机能之间相互串联，环环相扣；三是各机能之间相互钩稽；四是注重异常管理。不仅实现了即时记录分析医院各项资料以适时稽核，及时追踪处理各类异常状况，减少各项作业处理过程中的延误，同时还可发现医院各项流程中的管理瓶颈，及时进行改善或再造。

（八）“追根究底，止于至善”的管理态度

“追根究底”就是对问题不追究到水落石出、绝不甘休的态度。

追根究底在成本管控上体现为单元成本分析，把成本分析到影响成本因素的最根本处，例如，层层分析每一项医疗服务的用人成本、不计价卫药材成本、设备费用、作业费用、行政管理费及教学研究和社会服务费用。一项医疗服务单元成本的构成可能有数千种，每一种都有它发生变化的不同因素，只有彻底追踪、检讨改善，才能建立一个确实的标准成本。在保证病患安全上，根本原因分析法是“追根究底”的体现，也就是针对医疗事件或事故以一套系统化的程式，用抽丝剥茧的手法一层层追踪下去，直至找到问题发生的原因，执行改善行动。

“止于至善”是一种不断进步的动态过程，经由不断改善，而接近以至达到最完善、最完美的理想境界。正是基于这一理念，长庚医院不断对材料、流程、技术等不合理之处持续改善，使各项活动逐渐走向合理化，品质不断提高，成本不断下降。

附　录

Appendix

B.9

2010年至2016年3月以来中国医改大事记

侯昱微

第一阶段：新医改总体设计（2009 ~2011年）

• 2009 年 1 月 21 日，在时任总理温家宝主持召开的国务院常务会议上，《关于深化医药卫生体制改革的意见》和《2009 ~ 2011 年深化医药卫生体制改革实施方案》获原则上通过。新一轮医改方案正式出台，并提出建立健全医疗保障体系，基本公共卫生服务的均等化，实现“重治疗”向“重预防”转变的前提。

• 2009 年 2 月 9 日，陕西的能源强县神木发布实施《神木县全民免费医疗实施办法（试行）》（神政发〔2009〕3 号），在全国率先实行“全民免费医疗”。

• 2009 年 3 月 17 日，中共中央、国务院向社会公布《关于深化医药卫生体制改革的意见》（中发〔2009〕6 号）。其中提出了“有效减轻居民就医费用负担，切实缓解‘看病难、看病贵’”的近期目标，以及“建立健全覆盖城乡居民的基本医疗卫生制度，为群众提供安全、有效、方便、价廉的医疗卫生服务”的长远目标。

• 2009 年 3 月 18 日印发的《国务院关于引发医药卫生体制改革近期重点实施方案（2009 ~ 2011 年）》（国发〔2009〕12 号）提出 2009 年到 2011 年五项重点改革内容：一是加快推进基本医疗保障制度建设；二是初步建立国家基本药物制度；三是健全基层医疗卫生服务体系；四是促进基本公共卫生服务逐步均等化；五是推进公立医院改革试点。

• 2009 年 8 月 18 日，九部委联合发布《关于建立国家基本药物制度的实施意见》（卫药政发〔2009〕78 号），其中规定：“2009 年，每个省（区、市）在 30% 的政府办城市社区卫生服务机构和县基层医疗卫生机构实施基本药物制度，包括实行省级集中网上公开招标采购、统一配送，全部配备使用基本药物并实现零差率销售；到 2011 年，初步建立国家基本药物制度；到 2020 年全面实施规范的、覆盖城乡的国家基本药物制度。”

• 2009 年 8 月 18 日，国家发布了《国家基本药物目录（基层医疗卫生机构配备使用部分）》（卫生部令第 69 号），遴选确定了 307 种基本药物。各地根据当地实际和群众的用药习惯，又增补了部分品种，平均增加 210 种，基本满足了群众在基层用药需求。

• 2009 年 8 月 18 日出台《国家基本药物目录管理办法（暂行）》（卫药政发〔2009〕79 号），规范了基本药物采购和配送，合理确定了基本药物的价格。

• 2009 年，预约挂号服务广泛推行，政府开始实行医保补助，每人每年 80 元，医保异地结算大范围推行。

•2009 年，广东省湛江市在充分利用原有医保管理服务体系的基础上，改进服务方式，提高管理效率，整合新型农村合作医疗和城镇居民基本医疗保险两项制度，建立全市统一的城乡居民医疗保险制度，并引入商业保险参与管理。

•2010 年 1 月，卫生部要求各地推行“先诊疗，后结算”模式。同年，国务院发文鼓励社会资本办医疗机构。

•2010 年 2 月，原卫生部等四部委印发《关于公立医院改革试点的指导意见》（卫医管发〔2010〕20 号），北京市开启公立医院改革，将门头沟区医院确定为北京市第一家公立医院改革试点医院，通过购买服务的方式引进凤凰医疗集团开展重组－运营－移交（ROT）改革。

•2010 年 11 月，以基本药物制度为核心的综合配套改革的“安徽模式”成为正面典型。实行基本药物制度，取消药品加成，切断了以药补医机制的利益链条。

•2010 年 11 月 19 日，国务院办公厅印发《建立和规范政府办基层医疗卫生机构基本药物采购机制的指导意见》（国办发〔2010〕56 号），推出了招生产企业、招采合一、量价挂钩、双信封制、集中支付、全程监控六方面创新举措。

•2010 年 11 月 26 日，国务院办公厅转发国家发改委、卫生部等部门《关于进一步鼓励和引导社会资本举办医疗机构意见的通知》（国办发〔2010〕58 号），明确提出了加快推动社会办医的指导思想和政策措施。

•2010 年 12 月 10 日，国务院办公厅印发了《关于建立健全基层医疗卫生机构补偿机制的意见》（国办发〔2010〕62 号）。

•2010 年，医保“一卡通”开始在全国推行，北京实现实时结算。试点实行三级医院双休日全天全科目门诊和节假日门诊服务，社区医院试点实行 24 小时服务。

•2011 年，《关于进一步加强新型农村合作医疗基金管理的意见》（卫农卫发〔2011〕52 号）中提出，将门诊统筹与门诊总额预付制度相结合，将住院统筹与按病种付费、按床日付费等支付方式改革相结合。

•2011 年 2 月，国务院办公厅印发《医药卫生体制五项重点改革 2011 年度主要工作安排》（国办发〔2011〕8 号），从加快基本医疗保障制度建设、初步建立国家基本药物制度、健全医疗卫生服务体系、促进基本公共卫生服务逐步均等化、积极稳妥地推进公立医院改革五方面，明确了 17 项具体工作任务，并划定了承担各项任务的责任部门。

•2011 年，政府强制降低药价及诊疗价格，要求医疗机构以“零差价”销售基本药物，并推行政府主导下的“基层综合改革”，包括医院管理体制、药品招标采购配送制度、人事制度、分配制度、保障制度的改革等。

•2011 年 7 月 1 日，国务院印发《关于建立全科医生制度的指导意见》（国发〔2011〕23 号），明确了全科医生制度框架和主要任务，要求到 2012 年每个城市社区卫生服务机构和乡镇卫生院都有合格的全科医生。

•2011 年 7 月 2 日，国务院办公厅印发了《关于进一步加强乡村医生队伍建设的指导意见》（国发办〔2011〕31 号）。

•2011 年 7 月 5 日，国务院办公厅转发国家发展改革委、财政部、卫生部《关于清理化解基层医疗卫生机构债务意见的通知》（国发办〔2011〕32 号），保障基本药物制度和基层医疗卫生机构综合改革顺利推进。基层医疗卫生机构以政府投入和医保支付等为主的补偿渠道初步形成。

•2011 年人社部发布《关于普遍开展城镇居民基本医疗保险门诊统筹有关问题的意见》（人社部发〔2011〕59 号），提出要充分发挥医疗保险团购优势；通过谈判，控制医疗服务成本，减轻患者费用负担；在实施总额预算管理的基础上，探索实行按人头付费等付费方式，建立风险共担的机制，促进医疗机构和医生主动控制费用。

• 2011 年，人社部发布《关于进一步推进医疗保险付费方式改革的意见》（人社部发〔2011〕63 号），提出加强总额控制，探索总额预付；结合门诊统筹的开展探索按人头付费；结合住院门诊大病的保障探索按病种付费；建立和完善医疗保险经办机构与医疗机构的谈判协商机制与风险分担机制。

• 2011 年，三明市职工医保统筹基金亏损达到 2 亿多元。这个亏损量占全市当年本级财政的近 15%，基金欠付全市 22 家公立医院医药费 1700 多万元。

• 2011 年，北京市成立北京市医院管理局，开启北京市“管办分开”的探索。

第二阶段：攻坚阶段的规划设计（2012 ~2015年）

• 2012 年 1 月 5 日，全国卫生工作会议在京召开。会议主题是：围绕深化医改这个中心，总结 2011 年卫生工作，部署 2012 年工作任务，坚定信心，振奋精神，扎实工作，确保人民群众共享医药卫生改革发展成果。为取消“以药补医”列出时间表。即先行在 300 个县试点推开，力争 2013 年在县级医院普遍推行，2015 年在所有公立医院全面推开。

• 2012 年 1 月 6 日卫生部新闻办公室发布的信息指出，“十二五”时期，基本医疗保障制度由扩大范围转向提升质量。大力促进非公有医疗机构发展，形成多元办医格局。

• 2012 年初，福建省三明市开始“断链”（斩断医药与医院之间的利益链条）。同年2月，三明医改正式启动。第一个动作就是将省第八批药品集中采购中标药品目录（三明片区）的129种辅助性、营养性且历史上疑似产生过高额回扣的药品品规，列为第一批重点跟踪监控对象。三明规定：凡采购使用这129种品规的全是22家公立医院，必须备案，医院院长要审批签字、开具处方的医生要签字备案且公开采购数量。

• 2012年3月14日，国务院印发的《"十二五"期间深化医药卫生体制改革规划暨实施方案》（国发〔2012〕11号），明确了2012～2015年医药卫生体制改革的阶段目标、改革重点和主要任务，是深化医药卫生体制改革第二阶段的指导性文件。

• 2012年推广就医"一卡通"，发放社会保障卡1.99亿张。职工医保、城镇居民医保和新农合在统筹地区内普遍实现了医药费用即时结算。18个省份城镇基本医保实行了省内异地就医联网结算，部分省份开展了跨省"点对点"联网或委托结算，减少了群众"跑腿"、垫资。

• 2012年5月，北京试点开展公立医院改革，选取5家市属医院进行法人治理运行机制试点、医保总额预付试点、医药分开改革试点等。

• 北京市友谊医院、朝阳医院分别于2012年7月1日、9月1日启动"医药分开"改革。2012年12月1日，同仁医院、天坛医院、积水潭医院也正式启动。在取消药品加成、挂号费和诊疗费的同时，按照医师职级确定患者在门诊的医事服务费。

• 2012年推行"大病医疗保障"，尿毒症、肺癌、宫颈癌、甲亢等20项大病被广泛纳入医保。

• 2012年，国家发改委、卫生部、国家中医药管理局发布新版《全国医疗服务价格项目规范》，公布的医疗服务价格项目。

• 2012年，北京市出台《北京市公立医院改革试点方案》，在全国率先启动大型公立医院综合改革试点。

•2012 年广东省湛江市率先开展城乡大病保险，逐步在欠发达地区走出了一条“城乡一体，市级统筹、商保参与、诊疗规范、大病保险”的医保新路子。

•2012 年底，福建省三明市将原本由三位副市长各管一摊的医疗、医药、医保三项工作统一交给一位副市长来管。“三明医改”的第二个动作：斩断药品和医院的利益链条，堵住“以药养医”的老路。

•2013 年 2 月 20 日，国务院规定各地基层医疗卫生机构一般诊疗费原则上控制在 10 元左右，以“收支两条线”方式管理，并以绩效考评取代以往“与处方挂钩”的工资分配模式。

•2013 年初夏，福建省三明市卫生局要求 22 家公立医院一律按药品通用名上报各自临床用药目录，由卫生局药采办遴选和审定后，交给市医疗保障基金管理中心，由管理中心再通知由市药监局选定的、有资质的 9 家药品配送公司来负责与全国各地药企或药品代理商议价采购。

•2013 年国家卫生计生委启动了基层医疗机构专项整治工作，初步建成基层医疗机构信息管理数据库。

•2013 年开始，北京市医改办联合相关委办局、试点医院、专家团队成立联合调查评估组，对公立医院改革试点情况进行了系统评估，总结了试点经验与成效，分析了改革面临的主要问题，研究提出了下一步深化改革的具体建议，并形成了政府和第三方双“1 + 6”评估报告（“1”是总报告，“6”是管办分开、医药分开、法人治理运行机制、医保调节机制、财政价格补偿机制、创新医疗服务模式 6 个专题报告）。

•福建省三明市先后在 2013 年和 2014 年出台了“单病种付费制度”和“患者次均门诊/住院费标准制度”。

•2014 年 3 月 26 日，五部委联合出台《关于推进县级公立医院综合改革的意见》（国卫体改发〔2014〕12 号）及其配套文件，以破除“以药养医”机制为关键环节，理顺医药服务价格，增加政府投入，推动建立科学补偿机制和适应行业特点的人事薪酬、绩效评价等制度，控制医药费用不合理过快增长。

•2014 年 4 月 22 日，最高法、国家卫计委等部门印发《关于依法惩处涉医违法犯罪维护正常医疗秩序的意见》（法发〔2014〕5 号），对殴打医疗人员或故意伤害医务人员身体等 6 类涉医违法犯罪行为进行严惩。

•2014 年 5 月 1 日起，经国家卫计委要求，全国二级以上医疗机构，患者住院 24 小时内，须由经治医师和患者沟通签下不收、不送红包协议。

•2014 年 8 月，中国明确允许境外投资者通过新设或并购的方式在北京、天津、上海等 7 省市设立外资独资医院。

•2014 年 9 月，北京市门头沟区妇幼保健院与凤凰医疗集团签订投资—营运—移交协议（IOT 协议）。后者向门头沟区妇幼保健院一次性投资 1500 万元，以换取管理门头沟区妇幼保健院及收取绩效年度管理费的权利，至 2030 年 12 月 31 日止。

•2014 年 9 月 23 日，北京市发布《北京市人民政府关于促进健康服务业发展的实施意见》（京政发〔2014〕29 号），在 2012 年首次针对社会医疗机构出台的相关文件“京 18 条”的基础上，进一步加快推动多元化办医的步伐，允许公立医院以特许经营的方式与社会资本开展合作。

•2014 年 11 月，国家发改委下发《推进药品价格改革方案（征求意见稿）》（发改价格〔2015〕904 号），拟于 2015 年 1 月 1 日起，取消原政府制定的药品最高零售限价或出厂价格，药价在市场竞争中形成。

●2014 年 11 月，国务院《关于创新重点领域投融资机制鼓励社会投资的指导意见》（国发〔2014〕60 号）中明确，积极推进公立医院资源丰富地区符合条件的医疗事业单位改制，为社会资本进入创造条件，鼓励社会资本参与公立机构改革。

●2014 年 11 月 28 日，北京首家实行医管分工合治的三甲公立医院——北京清华长庚医院正式开业，该医院由北京市医院管理局与清华大学共同建设、共同管理，借鉴台湾长庚医院的管理模式，建立法人治理结构。此举是北京市探索公立医院管理改革的新尝试。

●2014 年 12 月 9 日，中国社会科学院研究生院和社会科学文献出版社共同发布《医改蓝皮书：中国医药卫生体制改革报告（2014 ~ 2015)》，梳理了中国新一轮医改的主要成绩，剖析了当前医改的诸多困境。《医改蓝皮书》称，中国新一轮医改实施 5 年多，体制上的束缚已经成为医改的最大障碍。

●2014 年，阿里巴巴将支付宝系统引入医院，互联网时代，信息化是支撑医疗事业发展的重要支柱。2014 年医改重点工作任务提出，加强卫生信息化建设。国家卫计委信息中心主任孟群透露，正在研究移动医疗立法。

●2014 年 12 月 15 日，北京大学国际医院正式开业运营，这是北京最大的社会资本投资的非营利性医院。此举既标志着以北大医学部为代表的国内优质医疗资源进一步盘活，也是我国医改在投资体制模式上的创新，可谓是医疗体制改革的“试验田”。

●2014 年 12 月，上海市在全国率先开展家庭医生制度改革，目前全市 17 个区（县）的 245 家社区卫生服务中心有近 4000 名家庭医生为 936 万名常住市民提供健康管理服务，占常住人口的 48%，占户籍人口的 55%。逐步试行“1 +1 +1”就医模式和分级诊疗制度。

●2015 年开始，北京市在对前期改革试点评估基础上，结合国家《关于城市公立医院综合改革试点的指导意见》（国办发〔2015〕

38号）和新形势、新要求，对公立医院改革进行了顶层设计，研究制定了北京市公立医院综合改革三年行动计划，明确了2015~2017年重点任务安排。

• 2015年1月22日，系统总结了三明公立医院综合改革基本思路与实践的《三明市公立医院综合改革》一书，由福建人民出版社出版发行。分为上篇“成效篇”与下篇“实践篇”。上篇从“改革管理体制、改革医药体制、改革医疗体制、改革医保体制”四个方面，详细总结了三明市公立医院综合改革的举措；下篇则侧重于改革成效与社会各界给予的关注，既有政策解读，也有一些现象的剖析，还有理论思考和实践探讨。

• 2015年全国两会（即全国人大会议和全国政协会议）上，民进中央向全国政协递交提案，建议推动公立医院人事薪酬制度改革。

• 2015年3月23日，国务院办公厅印发《国务院办公厅关于进一步加强乡村医生队伍建设的实施意见》（国办发〔2015〕13号）。

• 2015年3月30日，国务院办公厅印发《全国医疗卫生服务体系规划纲要（2015~2020年）》（国办发〔2015〕14号），明确要求，科学布局优质医疗资源，合理确定公立医院床位数、大型设备配置等，支持社会办医院扩大床位规模。

• 2015年4月1日下午，中央全面深化改革领导小组第十一次会议召开，审议通过了《关于城市公立医院综合改革试点的指导意见》等5个文件，并强调公立医院是我国医疗服务体系的主体，要坚持公立医院公益性的基本定位，破除公立医院逐利机制。

• 2015年4月26日，《国务院办公厅关于印发深化医药卫生体制改革2014年工作总结和2015年重点工作任务的通知》（国办发〔2015〕34号）公开发布，《通知》指出，2015年将全面深化公立医院改革，在全国所有县（市）全面推开县级公立医院综合改革，在

100 个地级以上城市推行公立医院综合改革试点。

• 2015 年 4 月 27 日，京医通系统支持社保卡应用、第三方支付平台这两大新增功能，27 日在北京世纪坛医院开始试点运行。打破了传统跨院诊疗系统不具备线上业务办理能力的困局，患者足不出户，即可实现微信缴费、就诊提示、就诊路线导航等多项功能。

• 2015 年 5 月 4 日，国家七部委联合印发《关于印发推进药品价格改革意见的通知》（发改价格〔2015〕904 号），宣布自当年 6 月 1 日起取消绝大部分药品政府定价，未来药品价格将主要由市场竞争来形成。

• 2015 年 5 月 8 日，《国务院办公厅关于全面推开县级公立医院综合改革的实施意见》（国办发〔2015〕33 号）发布，要求把深化公立医院改革作为保障和改善民生的重要举措，全面推开县级公立医院综合改革。

• 2015 年 5 月，国务院印发《关于城市公立医院综合改革试点的指导意见》（国办发〔2015〕38 号），提出推动建立基层首诊、双向转诊、急慢分治、上下联动的分级诊疗模式，意在破解大医院患者扎堆“看病难”现状。

• 2015 年 6 月 28 日，深化医改高峰论坛暨分级诊疗制度与实施路径研讨会，在华中科技大学同济医学院举行。

• 2015 年 7 月 20 日，中国医学科学院主办的《中国医改发展报告（2009～2014）》研讨会在北京举行。

• 截至 2015 年 9 月，三明市先后 4 次对公立医院医疗服务价格进行调整。至 9 月第四次调整时，总共涉及 3100 多个项目。

• 2016 年 1 月 26 日，国家卫生计生委网站公布了 2016 年卫生计生工作要点。在将要推行的多项卫生计生重点工作中，加快推进医药卫生体制改革居首位。

• 2016 年 2 月 14 日，李克强总理主持召开国务院常务会议，首要议题就是部署推动医药产业创新升级，更好地服务惠民生稳增长。

• 2016 年，福建省三明市“三明医改”获得了世界卫生组织和世界银行的关注和肯定。然而其声名鹊起后，“三明医改”造成大量医护人员辞职，诊疗费大幅提价，患者负担反而更重。

• 2016 年 2 月 6 日，《北京市城市公立医院综合改革实施方案》（京政发〔2016〕10 号）公布。北京市是国家第一批公立医院改革试点城市，在总结前期改革成果的基础上，该方案提出了下一阶段公立医院改革的总体思路、基本原则、改革目标、重点任务和保障措施，力争在关键领域和重点环节取得突破，不断地释放出改革红利。

• 2016 年 3 月 5 日，李克强总理在政府工作报告中部署“2016 年重点工作”时，关于医疗卫生改革 2016 年的工作部署提出了 14 项建议。明确要求“协调推进医疗、医保、医药联动改革”。这是政府工作报告首次明确提出“三医联动改革”。

• 2016 年 3 月 11 日，《国务院办公厅关于促进医药产业健康发展的指导意见》公布。其中指出，实施三医联动改革，充分发挥市场机制作用，药品实际交易价格主要由市场竞争形成。

皮书起源

“皮书”起源于十七、十八世纪的英国，主要指官方或社会组织正式发表的重要文件或报告，多以“白皮书”命名。在中国，“皮书”这一概念被社会广泛接受，并被成功运作、发展成为一种全新的出版形态，则源于中国社会科学院社会科学文献出版社。

皮书定义

皮书是对中国与世界发展状况和热点问题进行年度监测，以专业的角度、专家的视野和实证研究方法，针对某一领域或区域现状与发展态势展开分析和预测，具备原创性、实证性、专业性、连续性、前沿性、时效性等特点的公开出版物，由一系列权威研究报告组成。

皮书作者

皮书系列的作者以中国社会科学院、著名高校、地方社会科学院的研究人员为主，多为国内一流研究机构的权威专家学者，他们的看法和观点代表了学界对中国与世界的现实和未来最高水平的解读与分析。

皮书荣誉

皮书系列已成为社会科学文献出版社的著名图书品牌和中国社会科学院的知名学术品牌。2011 年，皮书系列正式列入“十二五”国家重点出版规划项目；2012~2015 年，重点皮书列入中国社会科学院承担的国家哲学社会科学创新工程项目；2016 年，46 种院外皮书使用“中国社会科学院创新工程学术出版项目”标识。

中国皮书网

www.pishu.cn

发布皮书研创资讯，传播皮书精彩内容
引领皮书出版潮流，打造皮书服务平台

栏目设置：

- ☐ 资讯：皮书动态、皮书观点、皮书数据、皮书报道、皮书发布、电子期刊
- ☐ 标准：皮书评价、皮书研究、皮书规范
- ☐ 服务：最新皮书、皮书书目、重点推荐、在线购书
- ☐ 链接：皮书数据库、皮书博客、皮书微博、在线书城
- ☐ 搜索：资讯、图书、研究动态、皮书专家、研创团队

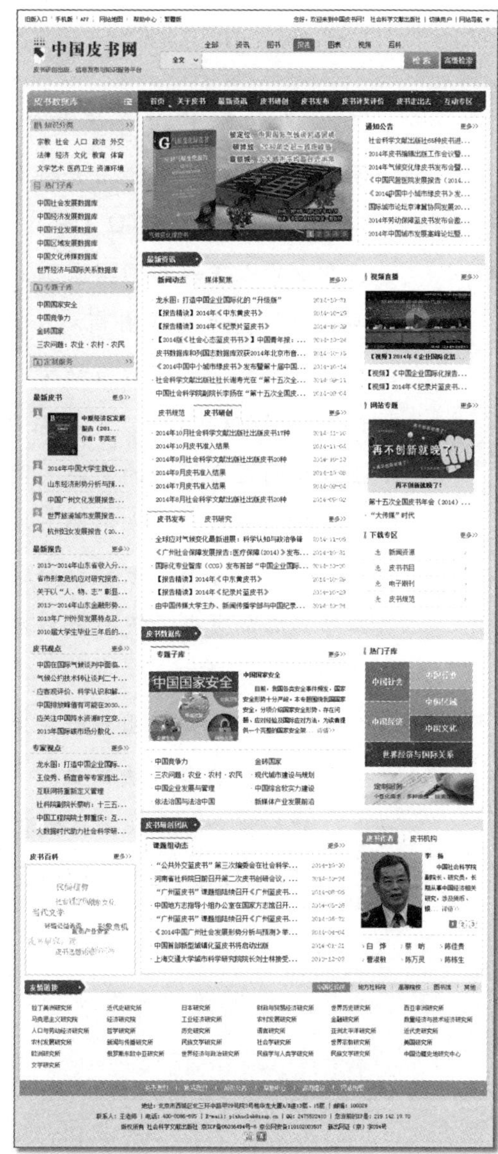

中国皮书网依托皮书系列“权威、前沿、原创”的优质内容资源，通过文字、图片、音频、视频等多种元素，在皮书研创者、使用者之间搭建了一个成果展示、资源共享的互动平台。

自2005年12月正式上线以来，中国皮书网的IP访问量、PV浏览量与日俱增，受到海内外研究者、公务人员、商务人士以及专业读者的广泛关注。

2008年、2011年中国皮书网均在全国新闻出版业网站荣誉评选中获得“最具商业价值网站”称号；2012年，获得“出版业网站百强”称号。

2014年，中国皮书网与皮书数据库实现资源共享，端口合一，将提供更丰富的内容，更全面的服务。

法律声明

权威报告·热点资讯·特色资源

皮书数据库

ANNUAL REPORT(YEARBOOK) DATABASE

当代中国与世界发展高端智库平台

WWW.PISHU.COM.CN

皮书俱乐部会员服务指南

1. 谁能成为皮书俱乐部成员？

● 皮书作者自动成为俱乐部会员

● 购买了皮书产品（纸质书/电子书）的个人用户

2. 会员可以享受的增值服务

● 免费获赠皮书数据库100元充值卡

● 加入皮书俱乐部，免费获赠该纸质图书的电子书

● 免费定期获赠皮书电子期刊

● 优先参与各类皮书学术活动

● 优先享受皮书产品的最新优惠

3. 如何享受增值服务？

（1）免费获赠100元皮书数据库体验卡

第1步 刮开附赠充值的涂层（右下）；

第2步 登录皮书数据库网站（www.pishu.com.cn），注册账号；

第3步 登录并进入“会员中心”—“在线充值”—“充值卡充值”，充值成功后即可使用。

（2）加入皮书俱乐部，凭数据库体验卡获赠该书的电子书

第1步 登录社会科学文献出版社官网（www.ssap.com.cn），注册账号；

第2步 登录并进入“会员中心”—“皮书俱乐部”，提交加入皮书俱乐部申请；

第3步 审核通过后，再次进入皮书俱乐部，填写页面所需图书、体验卡信息即可自动兑换相应电子书。

4. 声明

解释权归社会科学文献出版社所有

皮书俱乐部会员可享受社会科学文献出版社其他相关免费增值服务，有任何疑问，均可与我们联系。

图书销售热线：010-59367070/7028
图书服务QQ：800045692
图书服务邮箱：duzhe@ssap.cn

数据库服务热线：400-008-6695
数据库服务QQ：2475522410
数据库服务邮箱：database@ssap.cn

欢迎登录社会科学文献出版社官网（www.ssap.com.cn）和中国皮书网（www.pishu.cn）了解更多信息

社会科学文献出版社 SOCIAL SCIENCES ACADEMIC PRESS (CHINA) 皮书系列

卡号：0203942373277438

密码：

S 子库介绍
Sub-Database Introduction

中国经济发展数据库

涵盖宏观经济、农业经济、工业经济、产业经济、财政金融、交通旅游、商业贸易、劳动经济、企业经济、房地产经济、城市经济、区域经济等领域，为用户实时了解经济运行态势、把握经济发展规律、洞察经济形势、做出经济决策提供参考和依据。

中国社会发展数据库

全面整合国内外有关中国社会发展的统计数据、深度分析报告、专家解读和热点资讯构建而成的专业学术数据库。涉及宗教、社会、人口、政治、外交、法律、文化、教育、体育、文学艺术、医药卫生、资源环境等多个领域。

中国行业发展数据库

以中国国民经济行业分类为依据，跟踪分析国民经济各行业市场运行状况和政策导向，提供行业发展最前沿的资讯，为用户投资、从业及各种经济决策提供理论基础和实践指导。内容涵盖农业，能源与矿产业，交通运输业，制造业，金融业，房地产业，租赁和商务服务业，科学研究，环境和公共设施管理，居民服务业，教育，卫生和社会保障，文化、体育和娱乐业等 100 余个行业。

中国区域发展数据库

以特定区域内的经济、社会、文化、法治、资源环境等领域的现状与发展情况进行分析和预测。涵盖中部、西部、东北、西北等地区，长三角、珠三角、黄三角、京津冀、环渤海、合肥经济圈、长株潭城市群、关中—天水经济区、海峡经济区等区域经济体和城市圈，北京、上海、浙江、河南、陕西等 34 个省份及中国台湾地区。

中国文化传媒数据库

包括文化事业、文化产业、宗教、群众文化、图书馆事业、博物馆事业、档案事业、语言文字、文学、历史地理、新闻传播、广播电视、出版事业、艺术、电影、娱乐等多个子库。

世界经济与国际政治数据库

以皮书系列中涉及世界经济与国际政治的研究成果为基础，全面整合国内外有关世界经济与国际政治的统计数据、深度分析报告、专家解读和热点资讯构建而成的专业学术数据库。包括世界经济、世界政治、世界文化、国际社会、国际关系、国际组织、区域发展、国别发展等多个子库。